香谱

〔宋〕陈敬 著

伍茂源 编著

江苏凤凰文艺出版社

JIANGSU PHOENIX LITERATURE AND
ART PUBLISHING, LTD

图书在版编目（CIP）数据

香谱 /（宋）陈敬著；伍茂源编著. — 南京：江苏凤凰文艺出版社，2019. 2
ISBN 978-7-5594-3222-3

Ⅰ.①香… Ⅱ.①陈… ②伍… Ⅲ.①香料植物－药用植物－基本知识 Ⅳ.① R282.71

中国版本图书馆CIP数据核字（2019）第013607号

书　　　名	香谱
著　　　者	〔宋〕陈敬
编 著 者	伍茂源
责 任 编 辑	孙金荣
特 约 编 辑	于晨苗
文 字 校 对	孔智敏
封 面 设 计	金牍文化·车球
版 面 设 计	李　亚
出 版 发 行	江苏凤凰文艺出版社
出版社地址	南京市中央路165号，邮编：210009
出版社网址	http://www.jswenyi.com
印　　　刷	莱芜市新华印刷有限公司
开　　　本	700毫米×1000毫米　1/16
印　　　张	25.5
字　　　数	390千字
版　　　次	2019年2月第1版 2019年2月第1次印刷
标 准 书 号	ISBN 978-7-5594-3222-3
定　　　价	68.00元

（江苏凤凰文艺版图书凡印刷、装订错误可随时向承印厂调换）

‖ 目录 ‖

【卷一】

　　"香"是一种雅事，真正的贤者把它作为训练心性的媒介。在古代中国，香草与香气常常和德行联系在一起：一个君王会选择煮熟谷物的香气来祭天，是为了向天帝报告治下五谷丰登——丰收意味着君王勤政爱民，有王者之德；而一个士大夫用芳草自喻，则可能由于香乃洁净易散之气，正与君子高洁感化之德相吻合。

香 品

香 异

修制诸香

【卷二】

用香之人千万种，或为美己悦人，或为驱病辟邪，或为宁神安志，皆为消费。若要上升至文化，却需有更高的发愿。一切雅事，皆异曲同工：赏的是物，修的却是波澜不惊的心。

【卷三】

香的运用，从上古就有了，可以供奉神明，可以使周遭明亮洁净。夏商、周三代举行祭天仪式贡献祭品，最重要的便是要向神明奉香。

凝和诸香

【卷四】

　　古代圣人对"香"的恭敬和推崇是十分深厚的，置办宝物的方法有着无穷的精妙，被世世代代敬奉香火的人忠守，几乎没有一日间断。

香　珠

香　药

香　茶

事　类

传

序

原序

　　香者，五臭[1]之一，而人服媚[2]之，至于为《香谱》，非世宦[3]博物[4]尝杭[5]舶浮海者不能悉也。河南[6]《陈氏香谱》自子中至浩卿[7]再世[8]乃脱稿。凡洪、颜、沈、叶[9]诸谱具在此编，集其大成[10]矣。《诗》《书》[11]言香，不过黍、稷[12]、萧、脂[13]，故香之为字，从黍作甘[14]。古者从黍稷之外，可焫[15]者萧，可佩者兰，可鬯[16]者郁，名为香草者无几，此时谱可无作。《楚辞》所录名物[17]渐多，犹未取于遐裔[18]也。汉唐以来，言香者必取南海之产，故不可无谱。

【注释】

〔1〕五臭：五种气味，即膻、焦、香、腥、朽。

〔2〕服媚：喜爱佩戴。

〔3〕世宦：世代做官。

〔4〕博物：辨识了解各种事物。

〔5〕杭：通"航"。

〔6〕河南：即古代的河南府，特指以洛阳为中心的地区。

〔7〕自子中至浩卿：从陈子中到陈浩卿。子中即陈敬，子中为其字，陈浩卿为陈敬之子。

〔8〕再世：两代。

〔9〕洪、颜、沈、叶：指洪刍、颜博文（字持约）、沈立、叶庭珪，均为宋代人，

分别作有《洪氏香谱》《香史》《沈氏香谱》《名香录》。

〔10〕大成：大的成就。

〔11〕《诗》《书》：《诗经》和《尚书》。《诗经》是中国已知最早的诗歌总集，由孔子在前人所收集的诗作基础上编订，包括了西周初年至春秋中叶的三百余篇诗歌。《尚书》是中国最古老的历史文献汇编，相传亦由孔子编订，保存了商周特别是西周初期的重要史料。

〔12〕黍(shǔ)、稷(jì)：均为五谷之一。通行的说法是黍为黄米。稷为高粱，但未有绝对定论。例如李时珍就认为古人所称黍、稷是同类不同种的禾本科植物，黏者为黍，不黏者为稷。

〔13〕萧、脂：萧为艾蒿。脂为动物油脂。上古祭祀前以油脂涂抹艾蒿叶，点燃以熏祭堂。

〔14〕香之为字，从黍作甘：这是就香字的篆体而言。

〔15〕爇(ruò)：同"爇"，点燃、焚烧。

〔16〕鬯(chàng)：鬯酒，一种黑黍酿成的酒。

〔17〕名物：名称和事物。

〔18〕遐裔：边远之地。

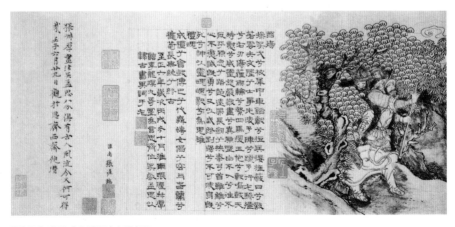

■〔元〕张渥《九歌图》（局部）

画卷根据屈原《楚辞·九歌》中的故事绘制而成，画作秀劲宛转，线条纤细飞扬，体现了元代的白描风格。

【译文】

　　香，是五种气味之一，而人人喜爱佩戴它。至于撰写《香谱》，如果不是世代做官、博学者或曾驾船航海的人，便不能做到对香有详细的了解。河南府陈氏所作的《香谱》，从陈子中到陈浩卿，历经两代人方才完成书稿。大体上，洪刍、颜博文、沈立、叶庭珪所作的各种谱录，都在其所编撰的这本书里，可谓汇集了诸家的大成就。《诗经》和《尚书》提到香，不外乎黍、稷、萧、脂，所以"香"这个字，由黍和甘组成。上古的香除了黍和稷之外，有可焚烧的萧草，有可佩戴的兰草，有可酿作黑黍酒的郁草，名为香草的却没有几个，这时《香谱》便没什么可写的。《楚辞》所载香草的名称和物类逐渐多了起来，但仍没有取自远方的。而汉代、唐代以后，一说起香，必定选取南海所产，所以不能没有谱录。

　　浩卿过彭蠡[1]，以其谱视钓者熊朋来[2]，俾[3]为序，钓者惊曰："岂其乏使而及我？子再世成谱，亦不易。宜遴[4]序者，岂无蓬莱玉署怀香握兰之仙儒[5]？又岂无乔木故家[6]芝兰芳馥[7]之世卿[8]？岂无岛服夷言[9]夸香诧宝[10]之舶官[11]？又岂无神州赤县[12]进香受爵之少府[13]？岂无宝梵琳房[14]闻思[15]道韵[16]之高人？又岂无瑶英玉蕊[17]、罗襦茝泽[18]之女士？凡知香者，皆使序之。若仆[19]也，灰钉[20]之望既穷，熏习[21]之梦久断，空有庐山一峰以为炉[22]，峰顶片云以为香，子并收入谱矣。"

【注释】

　　[1]彭蠡（lǐ）：指彭蠡泽，在古代一般指鄱阳湖。

　　[2]熊朋来（1246—1323）：宋末元初著名经学家和音乐家。

　　[3]俾（bǐ）：使。

　　[4]遴（lín）：谨慎选择。

　　[5]蓬莱玉署怀香握兰之仙儒：蓬莱通常指神话传说中的海外仙岛，但此处指的是蓬莱宫（唐高宗为大明宫所改的名字），代指皇宫，玉署为官署的美称，仙儒则指年老的儒士。怀香握兰，是汉代皇帝的近臣——尚书郎在宫中必

须遵行的礼仪。因此"蓬莱玉署怀香握兰之仙儒"可意译为"在皇宫或官署担任要职的老儒士"。

〔6〕乔木故家：世家大族。乔木是高大的树木，代指地位高、身份显赫者。

〔7〕芝兰芳馥：比喻君子德行的高尚。

〔8〕世卿：春秋时期指世代承袭为卿大夫，此处比喻世代为官。

〔9〕岛服夷言：穿着异国服装，说着外族语言。

〔10〕夸香诧宝：对香料和宝物表示夸赞和诧异。

〔11〕舶（bó）官：在市舶司（宋元明时期的海关）任职的官员。

〔12〕神州赤县：古时称中国为"赤县神州"，后用"神州"做中国的别称。

〔13〕少府：古代官名，主要掌管皇室奉养的重要机构。

〔14〕宝梵琳房：宝梵，指佛舍；琳房，指道家的炼丹房。

〔15〕闻思：佛家修行方法之一，即听闻佛法并对之进行思考。

〔16〕道韵：道家的情志。

〔17〕瑶英玉蕊：瑶英和玉蕊本意均为玉之精华，此处比喻女子的美丽。

〔18〕罗襦（rú）芗（xiāng）泽：罗襦，绸制短衣；芗泽，香草散发的香气。

〔19〕仆：古时男子对自己的谦称。

〔20〕灰钉：石灰和铁钉，乃殓尸封棺之物，比喻身死。

〔21〕熏习：熏陶学习。

〔22〕空有庐山一峰以为炉：庐山西北有香炉峰，其峰尖圆，烟云聚散，状如香炉。

【译文】

　　浩卿到彭蠡泽来，将其所作的《香谱》给钓鱼人熊朋来看，并请其作序。钓鱼人惊奇地说："难道没有能作序的人了，所以才找到我吗？您历经父子两代才完成此谱，也不容易，应该仔细挑选作序的人啊。难道皇宫官署里没有担任要职的老儒士了吗？又难道古老大院中没有德行高尚的显贵世家了吗？难道没有那些穿着异国服装、操着外族语言，对香料和宝物表示称赞和诧异的市舶司官员了吗？又难道华夏大地没有因进献奇香而加官授爵的少府了吗？难道佛院和道观中没有闻思佛法、道韵外显的世外高人了吗？又难道没有如美玉一样纯洁、身着绸制短衣并散发香草气息的女士了吗？这所有了解香的人，都该让他们作序啊。像我这样的人，已经离死不远了，一边熏陶一边学习的念头很久就放弃了，只有把庐山的那座山峰权当作香炉，峰顶的云块权当作香，可这两样您都已收入谱中了啊。"

每忆刘季和香僻[1]，过炉熏身，其主簿[2]张坦以为俗。坦可谓直谅[3]之友，季和能笑领其言，亦庶几[4]善补过者。有士[5]于此，如荀令君[6]至人家，坐席三日香。梅学士[7]每晨袖覆炉，撮袖以出，坐定放香，是富贵自好者所为，未闻圣贤为此，惜其不遇张坦也。按《礼经》[8]，容臭[9]者，童儒所佩；茝兰[10]者，妇辈所采。大丈夫则自流芳百世者在。故魏武犹能禁家内不得熏香[11]，谢玄佩香囊则安石患之[12]。然琴窗书室不得此谱，则无以治[13]炉熏[14]。至于自熏知见[15]抑存乎其人，遂长揖[16]谢客，鼓棹[17]去，客追录为《香谱序》。至治壬戌[18]兰秋[19]彭蠡钓徒熊朋来序。

【注释】

〔1〕刘季和香僻：刘季和，即西晋名将刘弘（236—306），字和季，季和疑讹。僻，通"癖"。据晋代史学家习凿齿（328—412）所作《襄阳耆旧记》记载，刘弘特别爱香，每回如厕之后都要在香炉边上熏一会儿。时任主簿的张坦撞见了，便说："别人说您是俗人，果然不假呢。"刘弘便说："荀彧拜访人家，席子上坐过的地方都要香三天呢。我和荀彧有何不同，你为什么要嫌弃我的爱好呢？"张坦便说："古时候有一个美妇人得了病，捧着心口皱着眉头，看见的人都说美，可是她隔壁的丑妇人一效法，看见的人就都跑开了。您也要让下官跑开吗？"刘弘明白了张坦的意思，于是大笑起来。这个故事展现了刘弘虚怀纳谏的胸襟。

〔2〕主簿：古代官名，是各级主官属下掌管文书的佐吏。

〔3〕直谅：正直诚信。

〔4〕庶几：差不多。

〔5〕士：士人，古代参与政治的知识分子阶层。

〔6〕荀令君：荀彧（yù）（163—212），东汉末年政治家，亦是当时有名的美男子，辅佐曹操统一北方，官至尚书令，因而人称"荀令君"。

〔7〕梅学士：指北宋官员梅询（964—1041），其侄子梅尧臣是北宋著名诗人。梅询性喜焚香，每天晨起之后一定要在官邸中焚两炉香来熏他的官服，出门的时候便揣起袖子，到了办公场所坐定后再撒开两袖，顿时满室浓香。

〔8〕礼经：即《礼记》，相传为西汉礼学家戴圣所编，主要记载了先秦的礼制，是中国古代重要的典章制度选集，体现了先秦的儒家思想。

〔9〕容臭：容纳香气之物，即香袋。

〔10〕茝（chǎi）兰：白芷与兰草的合称。

〔11〕魏武犹能禁家内不得熏香：魏武即魏武帝曹操。《太平御览》记载："魏武令曰：昔天下初定，吾便禁家内不得香薰。后诸女配国家，为其香，因此得烧香。吾不好烧香，恨不熟所禁，令复禁，不得烧香！其以香藏衣着身，亦不得！"

〔12〕谢玄佩香囊则安石患之：谢玄（343—388），东晋军事家，是东晋政治家谢安（320—385）的侄子，安石即是谢安的字。《世说新语》记载，谢玄年少时喜爱佩戴紫罗香囊，谢安见了很担忧，但又不愿伤害谢玄，于是假装与谢玄赌博，赢得香囊后就把它烧掉了。

〔13〕治：从事，研究。

〔14〕炉熏：焚香。

〔15〕自熏知见：通过熏香来识别事理、解除疑惑。

〔16〕长揖（yī）：古代汉族交际礼仪风俗，即拱手高举过头再鞠躬，多用于平辈之间。

〔17〕鼓棹（zhào）：划桨。

〔18〕至治壬戌：即元至治二年（1322）。

〔19〕兰秋：即农历七月。

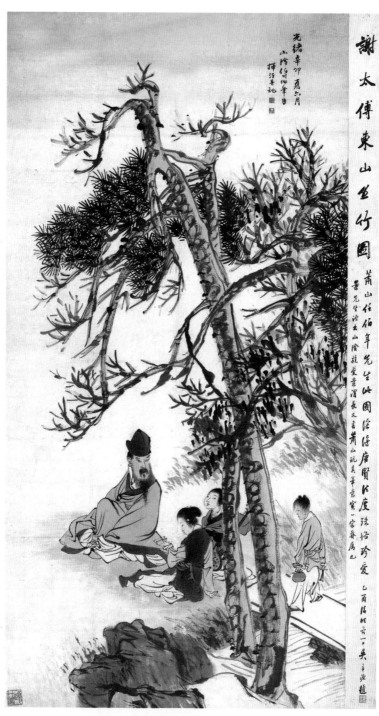

■〔清〕任颐《谢太傅东山丝竹图》

【译文】

常常想起刘弘的香癖，他经过香炉便要熏一下身子。其主簿张坦认为他是一个俗人。张坦可谓是正直诚信的朋友啊，而刘弘能笑着接受张坦的话，也可说是一个善于补过的人。士人做到这份儿上，也就与别人家做客坐过的席子三天香气不散的荀或差不多了。而梅学士每天清晨将衣袖覆盖在香炉上，撮起袖子出门办公，等到坐定后再散开袖子放出香气，这是富贵者所为，没有听说圣贤这样做的，可惜梅学士是没有遇到张坦啊。按照《礼经》的说法，香袋是学童、术士所佩戴的，茝兰是妇人之辈所采摘的。而大丈夫，自然就可流芳百世。古时候，魏武帝还能禁止家人熏香；谢玄佩戴香囊，谢安就为之担忧。不过，在弹琴读书的窗室，没有这本谱录，便不知怎样焚香，至于通过熏香来识别事理、解除疑惑，却要取决于熏香的人了。说罢，钓鱼人以长揖之礼谢客，划桨而去访客追录其言，撰成《香谱》之序。至治壬戌年七月，彭蠡泽钓鱼人熊朋来作序。

【延伸阅读】

宋末元初著名经学家熊朋来围绕香所发的议论，可以说代表了儒家对于香物的经典态度。

香是一种雅事，但溺于香本身，反而不能免俗。在古代中国，香草与香气常常与德行联系在一起：一个君王会选择煮熟谷物的香气来祭天，是为了向天帝报告治下五谷丰登——丰收意味着君王勤政爱民，有王者之德；而一个士大夫用芳草自喻，则可能由于香乃洁净易散之气，正与君子高洁感化之德相吻合。"大丈夫则自流芳百世者"，从熊朋来的这句论断，他以非常儒家的思维方式，在"香"与"德"之间建立了一种本末的分野。

香与茶、花一样，真正的贤者只把它们作为训练心性的媒介，在感官欲望的层阶上逗留则是初级的。熊朋来说，虽然焚香是文人雅士日常作乐之必需，但能否在作乐中达到"知见"、实现透悟、完成自我的提升，则是一件不太确定的事。他引经据典列举了几个比自己更为了解香的群体，公开表达了谦意，但透过那一串精致的排比，仍可以读出"世人皆醉我独醒"的味道——那些懂香的人，或许真的只是懂香而已啊。前朝遗子意在言外，南宋的记忆还留有余温，难道那场血染崖山的悲剧与只耽于物而放弃操守的人们毫无关系吗？

在《香谱》的序言中，熊朋来出人意料，竟用惆怅的语言追溯了那些禁香的往事，并引之为楷模。在元人的眼皮底下，此意尤为深沉。

习香之人，不可不慎。

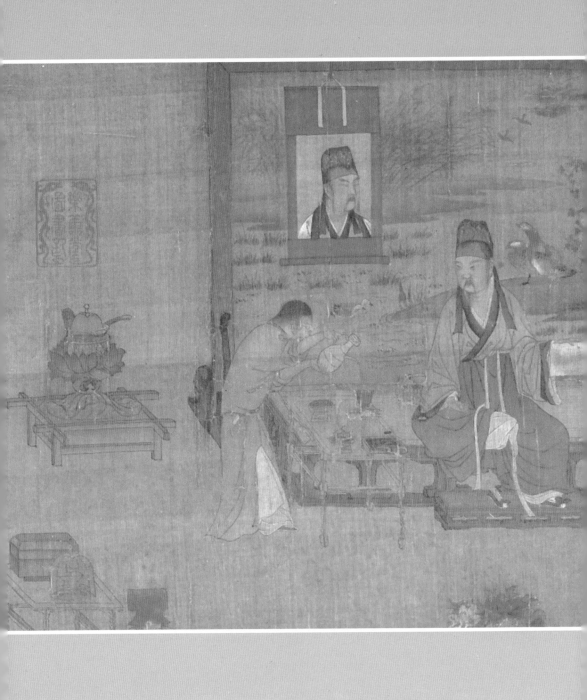

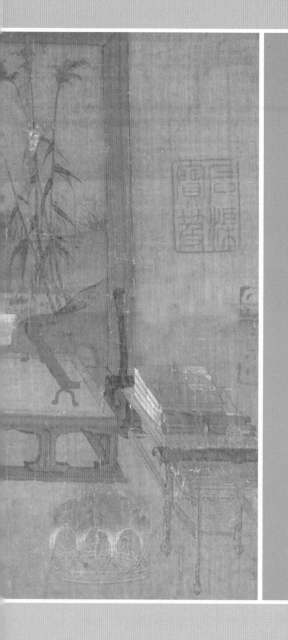

卷一

"香"是一种雅事，真正的贤者把它作为训练心性的媒介。在古代中国，香草与香气常常和德行联系在一起：一个君王会选择煮熟谷物的香气来祭天，是为了向天帝报告治下五谷丰登——丰收意味着君王勤政爱民，有王者之德；而一个士大夫用芳草自喻，则可能由于香乃洁净易散之气，正与君子高洁感化之德相吻合。

《香品举要》云："香最多品类出交，广[1]、崖州[2]及海南诸国[3]。"然秦汉以前未闻，惟称兰、蕙、椒、桂[4]而已。至汉武奢广[5]，尚书郎[6]奏事者始有含鸡舌香[7]，其他皆未闻。迨晋武时，外国贡异香始此。及隋，除夜火山烧沉香、甲煎[8]不计数，海南诸品毕至矣。唐明皇[9]君臣多有沉、檀、脑、麝[10]为亭阁，何多也。后周显德间，昆明国[11]又献蔷薇水[12]矣。昔所未有，今皆有焉。然香者一也，或出于草，或出于木，或花，或实，或节[13]，或叶，或皮，或液，或又假人力而煎和成。有供焚者，有可佩者，又有充入药者，详列如左[14]。

【注释】

〔1〕交广：交州是东汉十三州之一，管辖今天广东、广西、越南北部、中部的大部分。三国时期吴国从交州分出广州，史称"交广分治"，此时交州大致包括今粤西雷州半岛、广西南部和越南中、北部，原交州其余部分为广州。交、广两州历史上范围时有变动，古籍中常连用，泛指今两广至越南中部的广大地区。

〔2〕崖州：古代设于海南省的行政区，这里泛指海南岛。

〔3〕海南诸国：即南洋各国，主要散布于今天的东南亚。

〔4〕兰、蕙、椒、桂：兰，据考证为佩兰，非今日兰花；蕙，蕙草，据考证为即薰香，非今日蕙兰；椒，指花椒，先秦时胡椒和辣椒尚未传入中国；桂，指肉桂，非指桂花，先秦时桂花多称"木樨"。

〔5〕奢广：奢侈盛大。

〔6〕尚书郎：东汉始置的官名，为皇帝近臣，协助皇帝处理政务。

〔7〕鸡舌香：一般认为即丁香。据《汉官仪》记载，东汉尚书郎面奏皇帝时，常口含丁香，用于去除口气。

〔8〕除夜火山烧沉香、甲煎：除夜，即除夕夜；甲煎：一种香，以甲香（一种贝壳制药）和诸药调制，可燃烧，亦可作口脂（唇膏）。隋炀帝时，常在除夕夜宫中燃烧名贵香料作乐。

〔9〕唐明皇：即唐玄宗李隆基。

〔10〕沉、檀、脑、麝：分别指沉香、檀香、龙脑香（瑞脑）、麝香。

〔11〕昆明国：原为古代云南昆明族建立的国家，但此处别有所指。昆明国献蔷薇水一事，系源自南唐张泌的《妆楼记》。但据欧阳修所编《新五代史》记载，后周显德五年（958），献蔷薇水的是占城国（占婆）。五代时，占婆以南区域通称"昆仑"，"昆仑"常误为"昆明"。此处昆明国应指昆仑国，实为占婆。

〔12〕蔷薇水：玫瑰香水。

〔13〕节：草木茎上分枝长叶的部分。

〔14〕如左：古时书籍排版从右向左竖排，"如左"即今天常说的"如下"。

【译文】

《香品举要》载："香的品种是最多的，出产自交州、广州、崖州和南洋诸国。"但是，秦汉以前却没有听说过，那时只是叫作兰草、蕙草、花椒、肉桂而已。直到喜好奢侈盛大的汉武帝，以及东汉尚书郎们奏事的时代，才有了口含的鸡舌香，别的就没听说了。到晋武帝时，外国从此开始进贡特别的香料。到了隋炀帝时，除夕夜设起火山，燃烧无数的沉香和甲煎，南洋的各种香料就都到齐了。唐玄宗时，君王臣子中有许多都用沉香、檀木、瑞脑、麝香来建造亭台阁楼。所造亭楼实在是多啊！后周显德年间，昆明国又进献了蔷薇香水。以前所没有的香料，现在都有了。然而香都是一样的，或者生于草本植物，或者出于木本植物，有的是花朵，有的是果实，有的是茎节，有的是叶子，有的是树皮，有的是汁液，又或者是通过人工熬煎调和而成。有用来焚烧的，有能够佩戴的，还有充作药材的。详列如下。

【延伸阅读】

一谈起香，人们不免浮想联翩：芬芳袭人的花瓣、涤荡心绪的精油、宁神静思的古木……那是一群有着特殊"气质"的植物。不过，"香"最早的含义并非如此。按照小篆体的写法，"香"字上为"黍"，下为"甘"，合起来只表示谷物的香美。先秦时期，虽然像佩兰、蕙草、花椒、肉桂这些芳香植物不在少数，但却较少直接用"香"字来形容的，比如描绘奇花异草著称的《离骚》，全文竟找不着一个"香"字。由此不难懂得为何香"秦汉以前未闻"了。

悄然的转折发生在汉代。字典始祖《说文解字》在那时出现，其中载道："香，芳也。"看"芳"字的偏旁，便知乃指草香。这时的"香"字不再专指五谷的气味，而可以广泛地形容百草了。此后，随着丝绸之路、茶马古道和瓷器之路的连接和通达，层出不穷的香气结队撩过人们的鼻息，于是渐有必要寻一个词，来概括这些令人愉悦的体验。"香"字就逐步变成它今天的含义。

【名家杂论】

翻开香料的家史，通篇洋溢着翻山越岭、漂洋过海的异域情调。汉代的"口香糖"——鸡舌香，来自越南、西域、南洋和安息，皇帝和他的秘书们常用它来避免莫名的尴尬。唐代的口红——甲煎，其主要原料甲香，来自远离文明中心的南中国海周边诸国。诗人李峤曾得皇帝赏赐一二，激动地写下获奖感言，名为《谢腊日赐腊脂口脂表》，中间盛赞口脂："南国容华之人，从来未识；西京妖冶之姿，何时可见？"而现代香水的前身——占婆国进献的洒衣蔷薇水，当时还是阿拉伯人的新发明，引得宋人纷纷"山寨"，阴错阳差造就了流行至今的香水。

兴奋的背后是艰辛而又危险的香料贸易。异国之香完成一次旅行，代价自然不菲。这也给"香"烙下了深深的奢侈之印。所以文人史官笔下，喜好熏香的君王常难逃一个挥金如土的豪主形象。"沉香甲煎为庭燎，玉液琼苏作寿杯。"诗人中的取景高手李商隐，一字不评便道尽隋宫除夕夜的奢华。垒起座座火山的炀帝，点燃弥漫数十里的沉香甲煎，烧剩的，是一个帝国的灰烬。

与隋炀帝有关的故事总是成为寓言。用香之人千万种，或为美己悦人，或为驱病辟邪，或为宁神安志，皆为消费。若要上升至文化，却需有更高的发愿。

一切雅事，皆异曲同工：赏是的物，修的却是波澜不惊的心。

无论如何，香的故事还需娓娓道来。

香 品

龙脑香

《唐本草》[1]云："出婆律国[2]，树形似杉木，子似豆蔻，皮有甲错[3]。婆律膏是根下清脂，龙脑是根中干脂，味辛香人口[4]。"

段成式[5]云："亦出波斯国，树高八九丈，大可六七围[6]，叶圆而背白，无花实。其树有肥瘦，瘦者出龙脑香，肥者出婆律膏。香在木心中，婆律断其树劚取[7]之，其膏于木端流出。"

《图经》[8]云："南海山中亦有此木。唐天宝中交阯贡龙脑，皆如蝉蚕之形。彼人言有老根节方有之，然极难，禁中呼瑞龙脑。带之衣衿[9]，香闻十余步。"今海南龙脑多用火煏[10]成片，其中容伪。

【注释】

〔1〕《唐本草》：又称《新修本草》，是世界上最早的一部由国家权力机关颁布的具有法律效力的药学专著，被认为是世界上最早的药典。

〔2〕婆律国：在古籍中又称作婆露、婆鲁斯，位于今文莱的加里曼丹岛。

〔3〕甲错：甲壳交叠的样子，引申义为粗糙不平。

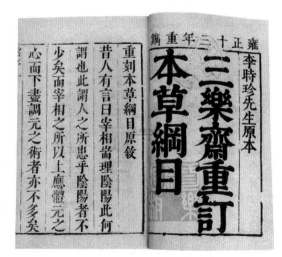

■《本草纲目》，明代李时珍撰于嘉靖三十一年（1552）至万历六年（1578）。

〔4〕香人口：四库版《陈氏香谱》作"香入口"，据《新修本草》改。

〔5〕段成式（803—863）：晚唐著名小说家，下文引自其代表作《酉阳杂俎》，其书包罗万象，记载各地与异域珍异之物，亦有部分内容为志怪传奇。

〔6〕围：计量圆周的约略单位，指两只胳膊合围起来的长度。

〔7〕翦取：剪取。

〔8〕《图经》：原指《本草》《药图》《图经》三部分文献。此处单指《本草》这一部分内容。

〔9〕衣衿（jīn）：衣领交接的部位。

〔10〕焙（bì）：用火烘干。

【译文】

《唐本草》载："出自婆律国，树形像杉树，果实如豆蔻，树皮粗糙不平。婆律膏是树根下的纯净的油脂，龙脑是树根中已经干结的油脂，味道辛辣，能使人口气清香。"

段成式称："龙脑也出自婆斯国，树高约八九丈，大的需要六七人合抱。叶为圆形，叶背白色，不开花不结果。此树有肥瘦之分，瘦的产龙脑香，肥的产婆律膏。龙脑香在木心，婆律国人将树砍断剪取，使婆律膏从树端流出来。"

《图经》载："南海地区的山里也有这种香木。唐天宝年间，交趾进贡的龙脑形状都像蝉蚕。那里的人说老的树根或树节才有龙脑香，但也特别难得，宫中称之为'瑞龙脑'。带在衣襟里，香味在十几步外都能闻到。"今天南海的龙脑，多用火烘干成片，中间可能掺假。

陶隐居〔1〕云："生西海〔2〕婆律国，婆律树中脂也，如白胶香〔3〕状，味苦辛，微温无毒，主内外障眼，去三虫〔4〕，疗五痔〔5〕，明目、镇心、秘〔6〕精。又有苍龙脑〔7〕，主风疹䵟面〔8〕。"入膏煎良〔9〕，不可点眼〔10〕。其明净如雪花者善久，经风日、或如麦麸者不佳。宜合黑豆、糯米、相思子〔11〕，贮之瓷器内则不耗。"

今复有生熟之异。称生龙脑即是所载是也，其绝妙者曰梅花龙脑。有经火飞结成块者谓之熟龙脑，气味差薄[12]，盖益以他物也。

叶庭珪[13]云："渤泥[14]、三佛齐[15]亦有之，乃深山穷谷千年老杉树枝干不损者。若损动则气泄无脑矣。其土人解为板，板傍裂缝，脑出缝中，劈而取之。大者成片，俗谓之梅花脑。其次谓之速脑[16]。速脑之中，又有金脚，其碎者，谓之米脑。锯下杉屑与碎脑相杂者，谓之苍脑。取脑已净，其杉板谓之脑本，与锯屑同捣碎，和置瓷盆内，以笠覆之，封其缝，热灰[17]煨煏，其气飞上，凝结而成块，谓之熟脑，可作面花[18]、耳环、佩带等用。"又有一种如油者，谓之脑油，其气劲于脑，可浸诸香。

陈正敏[19]云："龙脑出南天竺，木本如松，初取犹湿，断为数十块尚有香，日久木干，循理拆之，其香如云母者是也。与中土人取樟脑颇异。"今案[20]：段成式所述与此不同，故两存之。

【注释】

〔1〕陶隐居：陶弘景（456—536），梁朝医药家、炼丹家、文学家，号华阳陶隐居。

〔2〕西海：古时西海所指并不固定，此处或指印度洋。

〔3〕白胶香：药名，又名枫香脂，为金缕梅科植物枫香树的干燥树脂。

〔4〕三虫：小儿三种常见的肠寄生虫病（蛔虫、姜片虫、蛲虫）。

〔5〕五痔：肛门痔的五种类型（牡痔、牝痔、脉痔、肠痔、血痔）之合称。

〔6〕秘：封藏。

〔7〕苍龙脑：杂有木屑的龙脑屑，呈黑色。

〔8〕黚（gǎn）面：面色发黑。

〔9〕入膏煎良：按照膏方煎好。

〔10〕点眼：将药物研成干燥而极细的粉末，点入眼内。

〔11〕相思子：藤本植物，种子形如红豆，顶端黑色，有剧毒。但因相思子种壳坚硬，故可用于贮藏龙脑香。

〔12〕差薄：稍淡。差，稍微；薄，味道淡。

〔13〕叶庭珪（生卒年不详）：北宋学者，1148—1151年间任泉州军州事，著有《海录碎事》《名香谱》《南番香录》等书。

〔14〕渤泥：即古代文莱，位于今加里曼丹岛北部。

〔15〕三佛齐：中国唐代古籍又称室利佛逝、佛逝旧港。其鼎盛时期势力范围包括马来半岛和巽他群岛的大部分地区。

〔16〕速脑：与梅花脑、金脚脑、米脑、苍脑等皆以形色命名。《洪武正韵》说，鹿的脚印称为"速"。根据后文中的"金脚"推断，速脑应指状如鹿脚印的龙脑香，在《宋会要辑稿》中也被称为"鹿速脑"。

〔17〕热灰：有余热的灰烬。

〔18〕面花：即花钿（diàn），贴在眉间或脸上的一种小装饰。

〔19〕陈正敏：生卒年不详，宋代人，其著《遁（dùn）斋闲览》成书于宋徽宗崇宁、大观年间（1102—1110）。

〔20〕案：下按语。按语即作者对作品相关内容所做的说明。

【译文】

陶弘景说："龙脑香产自西海的婆律国，是婆律树中的树脂，形状如白胶香，味道苦而辛辣，药性微温，无毒，主要用于内外障眼、祛除三虫、治疗五痔，具有明目、镇心、固藏精气的功效。此外还有一种苍龙脑，主治风疹黯面。龙脑香应按照膏方煎好，不可磨成粉末点入眼内。明净如雪花的是好的龙脑香，久经风日或如麦麸一样的则是不好的。龙脑香宜与黑豆、糯米、相思子一起贮藏在瓷器中，这样便不会损耗。"

现在，龙脑香又有了生和熟的区别。生龙脑就是这里所记载的，最好的名为梅花龙脑。还有就是经过加热、挥发，再凝结成块的，叫作熟龙脑，气味稍淡，这是因为加了别的东西。

叶庭珪说："渤泥和三佛齐也有龙脑香，乃是来自幽远深僻的山谷中枝干未受损害的千年老杉树。如果枝干受损香气外泄，便不会有龙脑香了。当地人将老树分解成木板，木板边上裂开缝，缝中出现龙脑香，便劈开取之。大的香呈片状，俗称梅花脑。稍逊一点的叫作速脑。速脑里面，又有金脚脑，散碎的叫作米脑，锯杉板时掉落的木屑与碎脑混杂在一起，称之为苍脑。将龙脑香取干净之后，剩下的杉板称为脑本。将脑本与锯屑一同捣碎和匀，放在瓷盆内，用斗笠盖上，封上缝隙，再用热灰煨烤，香气就升腾而上，凝结成块，称之为熟龙脑。熟龙脑可以制成花钿、耳环和香囊等。"另外，还有一种油状的龙脑香，叫作脑油，气味比龙脑香更浓烈，可以用来浸泡其他的香料。

陈正敏说："龙脑香产于南印度，其树干像松树，刚伐倒后还是湿的，将其截断为几十块，仍然有香气。时间久了木头干燥，沿着树的纹理拆开，像云母一样的就是龙脑香了。这与中国人取樟脑的办法颇为不同。今按：段成式所述与此不同，所以两者都保留了。

婆律香[1]

《本草拾遗》[2]云："出婆律国，其树与龙脑同，乃树之清脂也，除恶气，杀虫蛀。详见龙脑香。"

【注释】

〔1〕婆律香：即龙脑香，也叫冰片。

〔2〕《本草拾遗》：唐代药学家陈藏器（约687—757）所撰。陈氏认为《神农本草经》问世以后，虽有各家修订补充，仍有遗漏未载之药，因此另作序录

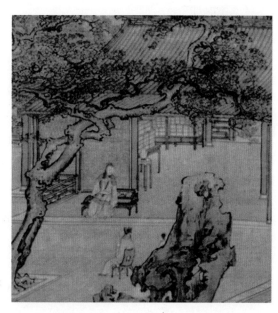

■〔清〕袁江《天香书屋图》（局部）

该画作布局饱满，笔法细密，画中人物树下焚香、对谈，很是惬意。

一卷、拾遗六卷、解纷三卷，总称《本草拾遗》。

【译文】

《本草拾遗》说："婆律香，出自婆律国，产婆律香之树与龙脑相同，是这种树的纯净树脂，能除去腐败难闻的气味，杀死蛀虫。详见龙脑香。"

【延伸阅读】

俗话说，神龙见首不见尾。龙已难觅，遑论龙脑了，那么以其命名的香，不可不谓诸香之中最为神秘者。一方面，这是因为龙脑被誉为"诸香之祖"的奇绝芳韵。另一方面则由于其生产条件确实殊为苛刻：树须极老，但老树也罕能结香。同时，古代南海贸易的特点亦加重了龙脑香的神秘：中国早期的香料进口要么为外国商人所操持，要么靠番国使节主动进献，因而极难拿到龙脑香的一手资源，以至连产地这个基本问题，从南朝到宋代，数百年来一直纷议不断。

诸多因素注定了龙脑的馨香只能飘绕在上流社会的厅堂，而于民间，则多半成为市井的传说与民众的想象。在身价方面，根据阿拉伯人的记载，最上等的龙脑香，乃是与黄金进行等重交换的。而从香味本身来说，我们稍后便会知道，"香闻十余步"并不是关于龙脑香最夸张的表述。

【名家杂谈】

段成式在《酉阳杂俎》中讲述了一个故事。

唐玄宗时，交州向朝廷进献龙脑香，玄宗赐给了杨贵妃。一个夏日，玄宗与亲王对弈，贵妃立旁观看，琵琶演奏家贺怀智身后弹拨助兴。此时清风拂来，将贵妃领巾吹到贺怀智的冠帻上。贺怀智回家以后，发觉周身香气异常，于是将领巾摘下放入锦囊中保存起来。后来，贵妃玉殒马嵬坡，玄宗回到长安，思念之至。贺怀智便将领巾献于玄宗，禀明来由。玄宗打开锦囊，潸然泪下："此物正是当时龙脑香啊！"

以博闻志怪见长的《酉阳杂俎》多次提及龙脑香，足见其当时具有怎样的传奇意味。段成式提到，龙脑香在其出产国称为"固不婆律"，这得到了后人证实：东南亚的马来人确实将龙脑称为 Kapur Barus，即"固不婆律"。到了南宋中后期，宋人越来越多地亲自驾船参与贸易往来，人们逐渐发觉，苏门答腊岛的婆律可能并非龙脑香的真正产地，而是类似于杭州之于杭白菊那样的关系，前者只是后者的交易中心。南宋地理学者赵汝适指出："世谓三佛齐亦有之，非也。"三佛齐这个以马六甲海域为中心的马来帝国，只是扼海峡之要冲，集聚各国货物，一跃而成龙脑香的贸易中转国。他指出龙脑香的真正故土在婆罗洲北部和苏门达腊的偏僻西海岸。古代商人对龙脑的狂热使得它在许多游记里留下了踪迹，由于东南亚留存的历史记载非常少，有历史学者便常常借助这些龙脑香的贸易记录来重构历史。这样，神秘的龙脑香反而变成了揭秘的线索，化身为一把打开东南亚历史的独特钥匙，而这将注定成为龙脑香文化的一部分。

沉水香

《唐本草》云："出天竺、单于二国[1]，与青桂、鸡骨、栈香[2]同是一树。叶似橘，经冬不凋。夏生花，白而圆细。秋结实，如槟榔[3]，其色紫似葚[4]而味辛。疗风水毒肿[5]，去恶气。树皮青色，木似榉柳[6]，重实，黑色，沉水者是。"

今复有生黄而沉水者谓之蜡沉。又有不沉者，谓之生结[7]，即栈香也。

《拾遗解纷》[8]云："其树如椿[9]，常以水试乃知。"

叶庭珪云："沉香所出非一，真腊[10]者为上，占城[11]次之，渤泥最下。真腊之香[12]又分三品：绿洋[13]最佳，三泺[14]次之，勃罗间[15]差弱。而香之大概生结者为上，熟脱[16]者次之；坚黑为上，黄者次之。然诸沉之形多异而名亦不一。有状如犀角者，如燕口者，如附子[17]者，如梭[18]者，是皆因形为名。其坚致而文[19]横者谓之横隔沉[20]。大抵以所产气色为高，而形体非所以定优劣也。绿洋、三泺、勃罗间皆真腊属国。

【注释】

〔1〕出天竺、单于二国：天竺，古人对印度诸国的统称。单于，指匈奴。但《唐本草》原文为"熏陆香，形似白胶，出天竺、单于国。"熏陆香与沉香有别，此处应为抄误。

〔2〕青桂、鸡骨、栈香：皆为香名，详见后文。

〔3〕槟榔：一种热带乔木，果实卵球形或长圆形，可作为一种咀嚼嗜好品。

〔4〕葚（shèn）：桑树的果实，成熟后呈紫色。

〔5〕风水毒肿：风水肿，中医学病名，指因脾肾气虚，外感风邪疮毒引发的水肿。

〔6〕椇（jǔ）柳：一种高大乔木。

〔7〕生结：生，指生木，活的树木。生结即通过人为的砍斫手段使活树结香。

〔8〕《拾遗解纷》：即陈藏器《本草拾遗》中的"解纷三卷"。

〔9〕椿：椿树，落叶乔木。

〔10〕真腊：中南半岛古国，其核心领土在今柬埔寨境内，鼎盛时期为著名的吴哥王朝。

〔11〕占城：即占婆国，其领土大致包括今越南中部和南部。史籍上先后称之为"林邑""环王""占城"等，1697 年亡于越南。

〔12〕香：四库版《陈氏香谱》作"真"，为抄误，据《香乘》改。

〔13〕绿洋：真腊属国，据《古代南海地名汇释》，在今柬埔寨或越南南部。

〔14〕三泺（pō）：真腊属国，据《古代南海地名汇释》，或位于今柬埔寨松博（Sambor）地区。

〔15〕勃罗间：真腊属国，据《古代南海地名汇释》，位于柬埔寨的土珠岛。

〔16〕熟脱：熟结和脱落。熟结指香木老朽自然结香，脱落指香木的一部分朽坏脱落而结香。

〔17〕附子：中药名，乌头属植物的子根，似圆锥体。

〔18〕梭：织布工具，两头尖，中间粗，像枣核形。

〔19〕文：纹理。

〔20〕横隔沉：纹理为平行的横隔线的沉香。隔，意为将上下隔开。横隔线即横线连贯无断裂，此种纹路体现出横隔沉的致密坚实的特点。

【译文】

《唐本草》称："沉水香出于天竺、单于两国，与青桂香、鸡骨香、栈香同出于一种树。叶子像橘树，冬季不落叶。夏天开出圆而细长的白花。秋天结果，果实形如槟榔，有桑葚一样的紫色，味道辛辣。可治疗风水毒肿，去除腐败恶气。树皮深绿色，树干似榉柳。沉重厚实、黑色，能够沉入水中的就是沉香。"

现在又有了颜色发黄、可沉水的，叫作蜡沉。还有不沉水的，叫作生结香，也即栈香。

《拾遗解纷》载："沉香树像椿树，一般用水测试才知道是不是沉香。"

叶庭珪称："出产沉香的地方不只一个，真腊的最为上等，占婆的其次，渤泥的最下等。真腊的沉香又分三种，绿洋的最佳，三泺的次之，勃罗间的稍逊一点。就沉香而言，大体以生结的为最好，熟结和脱落的其次；坚实而黑色的最好，黄色的其次。然而各种沉香的形状大不相同，名称也不一致。有形状如犀角的，有如燕嘴的，有如附子的，有如梭子的，这些都是根据形状来命名的。其中，坚实致密而有横向纹路的，叫作横隔沉。沉香基本上是通过所生的香气和颜色来判定高下，形状并不是断定优劣的标准。"绿洋、三泺和勃罗间，都是真腊的附属国。

《谈苑》[1]云："一树出香三等，曰沉、曰栈、曰黄熟。"

《倦游录》[2]云："沉香木，岭南濒海诸州尤多，大者合抱，山民或以为屋、为桥梁、为饭甑[3]，然有香者百无一二。盖木得水方结，多在折枝枯干中，或为栈，或为黄熟。自枯死者谓之水盘香。高、窦[4]等州产生结香，盖山民见山木曲折斜枝，必以刀斫成坎，经年得雨水渍，遂结香。复锯取之，刮去白木，其香结为斑点，亦名鹧鸪[5]斑，沉之良久[6]。在琼崖等州[7]，俗谓之角沉[8]，乃生木中取者，宜用熏裹[9]。黄沉，乃枯木中得者，宜入药。黄腊沉尤难得。"按《南史》[10]云："置水中则沉，故名沉香。浮者，栈香也。"

陈正敏云："水沉，出南海，凡数重，外为断白[11]，次为栈，中为沉。今岭南岩高峻处亦有之，但不及海南者香气清婉耳。"诸夷以香树为槽而饲鸡犬，故郑文宝[12]诗云："沉檀香植在天涯，贱等荆衡[13]水面槎[14]。未必为槽饷鸡犬，不如煨烬向豪家[15]。"今按：黄腊沉，削之自卷，啮之柔韧者是。

余见第四卷丁晋公《天香传》[16]中。

【注释】

〔1〕《谈苑》：此即《杨文公谈苑》，记载北宋文学家杨亿（974—1020）言谈的语录笔记，为其门人黄鉴所撰。

〔2〕《倦游录》：北宋官员张师正（1016—？）所撰，记录其生平所见。《文

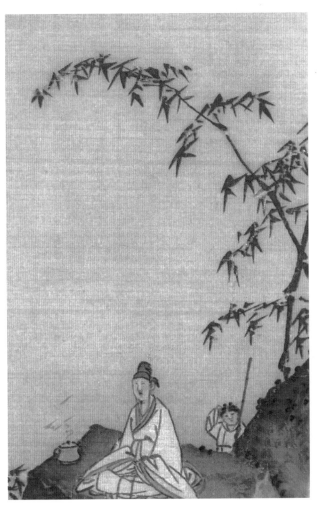

■〔宋〕马远《竹涧焚香图》（局部）

焚香、点茶、插花、挂画，是宋代文人的四大雅事。宋人闲居时有烧香的习惯，这叫"燕居焚香"。许多宋诗都写到燕居焚香的生活趣味，如苏轼的《三月二十九日》诗："酒醒梦回春尽日，闭门隐几坐烧香。"陆游的《初夏》："床有蒲团坐负墙，室无童子自烧香。"

献通考》亦认为系北宋士人魏泰托名伪作。

〔3〕饭甑（zèng）：一种蒸饭的木制桶具，有边而无底。

〔4〕高、窦：高州和窦州，均为古代行政区划，在今广东西南部。

〔5〕鹧鸪斑：鹧鸪是一种胸背布满显著白斑的鸟类，鹧鸪斑即指密布的白斑。

〔6〕沉之良久：四库本作"香之良者"，据《香乘》改。

〔7〕琼崖等州：古代设于海南岛的行政区划。

〔8〕角沉：形如牛角的沉香。

〔9〕裛（yì）：用香气熏染。

〔10〕《南史》：唐代史学家李延寿所撰纪传体史书，上起宋武帝刘裕永初元年（420），下迄陈后主陈叔宝祯明三年（589），记载南朝宋、齐、梁、陈四国170年史事，为官修正史"二十四史"之一。

〔11〕断白：断白香，香的一种。

〔12〕郑文宝（953—1013）：生于南唐，为北宋官员、学者。

〔13〕衡：荆山和衡山，泛指今湖南、湖北。

〔14〕槎（chá）：木筏。

〔15〕四库本作"高家"，据《香乘》改。

〔16〕丁晋公《天香传》：丁晋公，即丁谓（966—1037），北宋官员，官至相位，封晋国公。后贬至崖州，作《天香传》，叙海南诸香。

【译文】

《谈苑》载："同一种树出三个等级的香：沉香、栈香、黄熟香。"

《倦游录》载："沉香树在岭南靠海各州中特别多，大的需要数人合抱，有的山里人用来建造茅庐、桥梁和饭甑，然而一百棵香木中，结香的不到一两棵。这是因为香木遇水才能结香，且多在断枝枯干当中，有的变成沉香，有的变成栈香，有的变成黄熟香。自然枯死的叫作水盘香。高州、窦州等地出产生结香，是山民见山上香木树干弯曲、树枝倾斜，必定用刀砍出刀坑，经过多年雨水浸渍，而凝结成香。锯取下来，将上面白木刮去，结成的香为斑点状，也叫作鹧鸪斑。好香产于琼州、崖州等地。民间说的角沉，是从活树上取得的，适合用来熏香。黄沉是从枯死的香木中得到的，适合药用。黄蜡沉则特别难得。"按，《南史》载："其放入水中则下沉，所以叫作沉香，浮起来的叫栈香。"

宋人陈正敏说，水沉香出于南海诸国，总共有几层，外层为断白香，其次为栈香，中等的为沉香。今天岭南高峻的山岩上也产沉香，只是比不上南海所产的香气纯净柔和罢了。南海诸国用香木做食槽给鸡和狗喂食，所以郑文宝有一首诗写道："沉香和檀香种植在天边很远的地方，地位低贱得如同湖广水面的木筏。难道非要做喂养鸡犬的食槽吗？还不如在豪门面前烧个干净啊！"今按：所谓黄蜡沉，用刀削过会自动卷起，嚼起来柔软有韧劲的便是了。

其余关于沉香的内容参见第四卷丁晋公所作《天香传》。

生沉香

一名蓬莱香。叶庭珪云："出海南山西，其初连木[1]，状如粟棘房，土人谓棘香[2]。刀刳[3]去木而出其香，则坚倒[4]而光泽。士大夫目为蓬莱香，气清而长耳。品虽侔[5]于真腊，然地之所产者少，而官于彼者乃得之，商舶罕获焉。故直[6]常倍于真腊所产者云。"

【注释】

〔1〕连木：与木质部分相连。

〔2〕状如粟棘房，土人谓棘香：粟棘房或为"粟棘蓬"之误。粟、栗二字形近，房、蓬二字音近，故误。栗，栗子；棘，刺；蓬，外壳。栗棘蓬，意为栗子带刺的外壳，该词多在佛经中用来比喻禅理的难以参透，也有"蓬栗棘"的说法。"蓬莱香"和"棘香"二名，可能皆来自"蓬栗棘"一词。"蓬莱香"最初或叫作"蓬栗香"，意为栗壳香，后因莱栗二字音近而传为"蓬莱香"。"棘香"即刺香。

〔3〕刳（kū）：剖开。

〔4〕坚倒：为"坚緻"之误。

〔5〕侔（móu）：等同。

〔6〕直：价值。

【译文】

又叫蓬莱香。叶庭珪说，"出自海南岛上山岭西麓。最初与木质部分相连，形状如栗子带刺的外壳，当地人称为棘香。用刀剖开去掉木质部分，香便露出来，坚固致密而有光泽。士大夫看作蓬莱仙山之香，不过因香气纯净持久罢了。品质虽和真腊的相当，但其地产量少，在那里做官的人才能得到，商船很难获得。所以价格常常两倍于真腊所产的香。"

蕃香

一名蕃[1]沉。叶庭珪云："出渤泥、三佛齐，气犷[2]而烈，价视真腊、绿洋减三分之二，视占城减半矣。治冷气[3]，医家多用之。"

【注释】

〔1〕蕃：同"番"，泛指域外或外族。

〔2〕犷：粗野。《四库》本作"矿"，据《香乘》改。

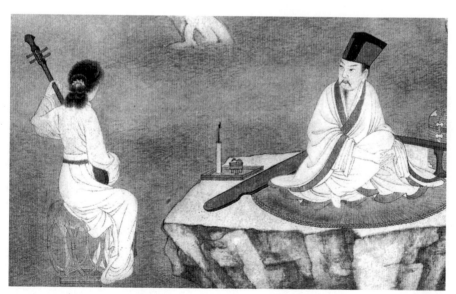

■〔清〕刘彦冲《听阮图》（局部）

图中文人身着高冕宽服，抱膝而坐，边焚香边听一位歌女弹奏阮琴。四处芳草如茵，梧桐枝叶繁茂，又配以湖石、芭蕉、翠竹，清幽异常。

〔3〕冷气：脏腑之气与寒冷相搏所致的疾患。

【译文】

又叫作蕃沉。叶庭珪称："此香出自渤泥、三佛齐，气味粗猛，价格比照真腊绿洋沉香减去三分之二，比照占城沉香减半。医家多用来治疗冷气病证。"

青桂香

《本草拾遗》云："即沉香同树细枝紧实未烂者。"

《谈苑》[1]云："沉香依木皮而结，谓之青桂。"

【注释】

〔1〕《谈苑》：有《杨文公谈苑》《国老谈苑》《孔氏谈苑》等多种，今本皆未见此句，故无法确定出自哪本《谈苑》。

【译文】

《本草拾遗》记载："青桂香和沉香同树，是该树紧致坚实而未朽烂的细枝。"

《谈苑》载："沉香树依树皮所结之香，叫作青桂香。"

栈香

《本草拾遗》云："栈与沉同树，以其肌理有黑脉者为别。"

叶庭珪云："栈香乃沉香之次者，出占城国，气味与沉香相类，但带木，颇不坚实，故其品亚于沉而复于熟逊焉。"

【译文】

《本草拾遗》载："栈香与沉香出自同一种树，区别是木纹有无黑色的脉络。"

叶庭珪说："栈香是沉香的次品，出自占婆国，气味与沉香类似，但夹带着木质部分，很不坚实，所以品质亚于沉香，但又优于黄熟香。"

黄熟香

亦栈香之类也，但轻虚枯朽不堪者，今和香[1]中皆用之。

叶庭珪云：“黄熟[2]香、夹栈黄熟香，诸蕃皆出，而真腊为上，黄而熟，故名焉。其皮坚而中腐者，形状如桶，故谓之黄熟桶。其夹栈而通黑者，其气尤朦[3]，故谓之夹栈黄熟。此香虽[4]泉人之所日用，而夹栈居上品。”

【注释】

〔1〕和香：多味香药合成的香。

〔2〕熟：干枯。

〔3〕朦：朦胧，含混不清。

〔4〕虽：只。

【译文】

黄熟香也与栈香同类，但是轻虚枯朽到了极点。今天调和香料都会使用它。

叶庭珪说：“黄熟香和夹栈黄熟香，各番国皆产，而以真腊的为上品，黄而熟，所以这样命名。树皮坚硬而中间腐朽的，因形状如桶，所以叫黄熟桶。夹带栈香而通体发黑的，气味含混，所以叫夹栈黄熟香。黄熟香只是泉州人日常所用，而夹栈香是其中的上品。”

叶子香

一名龙鳞香，盖栈之薄者，其香尤胜于栈。

《谈苑》云：“沉香在土岁久，不待刓[1]剔而精者。”

【注释】

〔1〕刓（wán）：削剃，雕琢。

【译文】

又叫龙鳞香。是体薄的栈香，香气比栈香还好。《谈苑》载：“是埋于土中多年，无须削剔只余精华的沉香。”

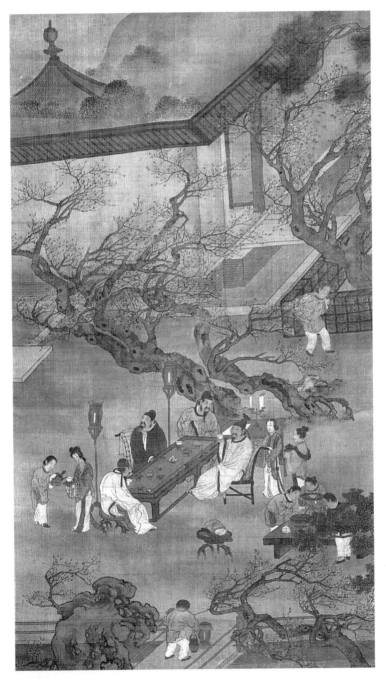

■〔明〕仇英《春夜宴桃李园图》(局部)

　　画作以李白《春夜宴桃李园序》为题材，描绘李白与其四从弟，春夜于桃李园中设宴，斗酒赋诗焚香的情景。

鸡骨香

《本草拾遗》云:"亦栈香中形似鸡骨者。"

【译文】

《本草拾遗》载:"鸡骨香也是栈香中形如鸡骨的香。"

水盘香〔1〕

类黄熟而殊大,多雕刻为香山、佛像,并出舶上。

【注释】

〔1〕水盘香:又名水盘头。香木被伐后盘根部分所结的香,因此常常体积较大。

【译文】

与黄熟香类似但特别大,大多雕刻为香山、佛像,全部来自海外。

白眼香

亦黄熟之别名也。其色差白,不入药品,和香或用之。

【译文】

也是黄熟香的别名。颜色偏白,不入药,调配香料有时会用到。

【延伸阅读】

如果说龙脑香是神秘的,沉香则是纷纭的。没有一种香似沉香一样留下这般丰富多彩的描写和故事,却依旧令世人难定究竟。沉香星罗棋布的出生地、莫衷一是的源树种、一树多香的品质、参差琳琅的名目、争奇斗妍的形态、芬芳殊异的香型、各显神通的出香方式、彼此交叉的分类方法、相互砥砺的品级论断……都让无数的事香者疑云莫散、争论不休。

这种浑然未开的状态,恰使得事香者沐浴芳馥的同时缭绕着解谜之趣。人们或者通过辨析感官的微妙差别进行着嗅觉的修行，或者收集沉香的来龙去脉，在浩繁的卷帙中追溯其传奇的身世。于是既有纯粹无扰的感同身受，亦有不辞其累的格物致知。一张一弛，反倒赋予了香文化无限的生命力。

【名家杂论】

尽管纷杂如此，古人仍在不懈的求索中建构出一个相对公认的参照体系。根据李时珍的总结，沉香有广义、狭义之分。蜜香树等特定树种所产之香皆可叫作沉香，此为广义。广义沉香之中，又根据入水后的沉浮状态（实际也就是香脂的丰富程度）分为沉水香、栈香和黄熟香三类，其中沉水香便是狭义的沉香。

这三类香，最初都是指香木特定部位所结之香。根据晋代嵇含《南方草木状》记载，沉水香是"木心与节坚黑沉水者"，由于心材和结节部位分泌树脂的导管密集，所结之香密度大，自然容易沉水；"其干为栈香"，来自树干中较外围部分，此处导管密度较为疏松，树脂丰度不及木心，故而结香后呈悬浮状态。"其根为黄熟香"，质地疏松，结香后木质部分较多，因此轻虚上浮。由于下沉、悬浮、漂浮三种状态可以作为明确的区分标准，因此沉香、栈香和黄熟香也逐渐泛化为类别的代称。

不过，一旦确定以沉、栈和黄熟作为标准类别，其他同样以形态命名的香便不得不重新各就各位，这便引发了一些困难。例如鸡骨香，在《本草纲目》中就既有沉水的，又有不沉水的，但李时珍只明确将它归为栈香；又如蓬莱香，据其半木半香、入水悬浮的特性当为栈香，可是剔除木质后它又可以沉水，因此模棱两可；再如丁谓《天香传》中提及的茅叶香，虽可沉水，但因结构不致密又被时人贬低为黄熟香。此种情况不一而足。因此翻阅诸家香谱，须时时把握这个前提：绝对一致的分类法当时是不存在的。

檀香

《本草拾遗》云："檀香其种有三，曰白、曰紫、曰黄。白檀树出海南，主心腹痛、霍乱[1]、中恶鬼气[2]、杀虫。"

《唐本草》云："味咸，微寒，主恶风毒[3]，出昆仑[4]盘盘[5]之国，主消风肿[6]。又有紫真檀[7]，人磨之以涂风肿，虽不生于中土而人间遍有之。"

叶庭珪云："檀香出三佛齐国，气清劲而易泄，爇之能夺众香。皮在而色黄者谓之黄檀，皮腐而色紫者谓之紫檀，气味大率相类，而紫者差胜。其轻而脆者谓之沙檀，药中多用之。然香树头长，商人截而短之以便负贩，恐其气泄，以纸封之，欲其滋润故也。"[8]

陈正敏云："亦出南天竺末耶山[9]崖谷间。然其他杂木与檀相类者甚众，殆不可别。但檀木性冷，夏月多大蛇蟠绕，人远望见有蛇处，即射箭记之，至冬月蛇蛰，乃伐而取之也。"

【注释】

〔1〕霍乱：一种以严重胃肠道症状为主的人和家畜的传染性疾患，因其"挥霍之间，便致缭乱"而得名。

〔2〕中恶鬼气：古病名，泛指感受秽毒和不正之气，突然厥逆不省人事的病证，民间俗称"中邪"。

〔3〕恶风毒：恶风之毒。恶风，古病名，厉气中人所致的病患。

〔4〕昆仑：古代泛指中南半岛南部及南洋群岛一带的居民，以头卷体黑为特征。昆仑一词也指昆仑人所生活的地区或建立的国家。

〔5〕盘盘：公元3—7世纪时马来半岛东岸古代国家。

〔6〕风肿：肿病之一。又称痛风肿，症状为皮粗麻木、走路疼痛。

〔7〕紫真檀：佛家称檀香为旃（zhān）檀，后讹为真檀，紫真檀即紫檀。

〔8〕此段与《本草纲目》所引有所不同："皮实而色黄者为黄檀，皮洁而色白者为白檀，皮腐而色紫者为其木并坚重清香，而白檀尤良。宜以纸封收，则不泄气。"

〔9〕末耶山：《大唐西域记》作"秣剌耶山"，即今印度半岛南端的豆蔻山。因盛产檀香，印度文学中常用来自秣剌耶山的风比喻香风。

【译文】

《本草拾遗》载："檀香有三种，白檀、紫檀和黄檀。白檀树出自南海，主治心腹痛、霍乱、中恶鬼气、杀虫。"

《唐本草》载："檀香味咸，性微寒，主治恶风之毒，出自昆仑盘盘国，主治消退风肿。另外有紫真檀，人们磨成汁用来涂风肿，虽然没有长在中国，但世界上很多地方都有。"

叶庭珪说，檀香出自三佛齐国，香气纯净而强劲，但容易外泄，焚燃起来气味能盖过许多香。留有树皮而色黄的叫作黄檀，树皮腐朽而色紫的叫作紫檀，气味大概类似，紫檀略胜一筹。又轻又脆的檀香叫作沙檀，药里常用。然而檀香的树头较长，于是商人将其截短以便贩运，为防止香气外泄，就用纸封包起来，这是为了保持润泽的缘故。

陈正敏说，檀香也产自南印度末耶山的山谷间。因那里与檀木相似的其他杂木非常多，几乎不能分别。不过，檀木性冷，夏季常有大蛇盘绕。人们远远望见树上有蛇，就朝树上射箭做标记，等到冬季蛇蛰伏之时，才伐树取香。

木香[1]

《本草》[2]云："一名密香[3]，从外国舶上来。叶似薯蓣[4]而根大，花紫色。功效极多。味辛，温，无毒，主辟瘟疫，疗气劣、气不足，消毒，杀虫毒。"

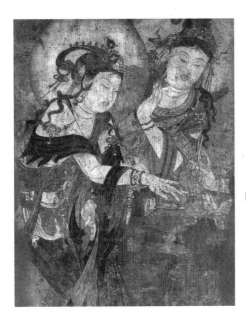

■ 五代壁画《菩萨焚香图》（局部）

此画绘制于五代后周广顺二年（952）。画中菩萨面貌圆润，眉清目秀，神态安详端庄、体态丰腴高贵；举止优雅，婀娜多姿；头光玲珑剔透，衣带轻柔飘举。整个画作线描纯熟流畅，高超造型技巧令人叹为观止。

今以如鸡骨[5]坚实、啮之粘牙者为上。又有马兜铃根，名曰青木香[6]，非此之谓也。或云有二种，亦恐非耳。一谓之云南根。"

【注释】

〔1〕木香：菊科植物木香的根。

〔2〕《本草》：指诸家本草学著作。本段文字主要来自《证类本草》，系《证类本草》从《陶隐居本草》《唐本草》《蜀本草》等书概括而来。《证类本草》为北宋药学家唐慎微（1056—1136）所撰，是宋代本草学的集大成之作。

〔3〕密香：《名医别录》《香乘》作"蜜香"。

〔4〕薯蓣（yù）：即山药。因唐代宗名叫李豫，为避讳而改为"薯药"，又因宋英宗名叫赵曙而避讳改为"山药"。

〔5〕鸡骨：现存本草类著作多作"枯骨"。

〔6〕青木香：中药名，在《证类本草》中也被称为"土青木香"，是马兜铃的干燥根。马兜铃为蔓生草本植物，果实如铃，叶子掉落后果实仍在，如同挂于马颈下的响铃，故得名。

【译文】

《本草》载："又名密香，来自外国商船上。其植物叶如山药，根大，花呈紫色。木香效用很多。味辛，性温，无毒，用于祛除瘟疫，治疗气血虚弱、正气不足，可以消毒和杀死毒虫。"现在将像鸡骨一般坚实且咬起来黏牙的作为上品。此外还有马兜铃的根，叫作青木香，不是这里所说的木香。有人说木香有两种，恐怕也不正确。青木香也叫作云南根。

降真香[1]

《南州记》[2]云："生南海诸山，大秦国[3]亦有之。"《海药本草》[4]云："味温平，无毒。主天行时气[5]、宅舍怪异，并烧之有验。"《列仙传》[6]云："烧之感引鹤降。醮[7]星辰，烧此香妙为第一。小儿佩之能辟邪气。状如苏枋木[8]，然之初不甚香，得诸香和之则特美。"

叶庭珪云："出三佛齐国及海南，其气劲而远，能辟邪气。泉人每岁除，家无贫富，皆爇之如燔柴[9]，虽在处有之，皆不及三佛齐者。一名紫藤香，今有蕃降、广降之别。"

【注释】

〔1〕降真香：豆科黄檀属藤本植物受创后分泌油脂所结的香料。

〔2〕《南州记》：成书于公元5世纪，作者为徐表，其人其事已不可考。

〔3〕大秦国：古代中国对罗马帝国及近东地区的称呼。

〔4〕《海药本草》：晚唐五代年间词人李珣（约855—930）所撰，专门记述由海外传入中国的药物，惜南宋时亡佚。李珣为波斯后裔，因此为官同时亦兼营香药买卖。

〔5〕天行时气：因气候不正常而引起的流行病。

〔6〕《列仙传》：中国最早且较有系统的叙述古代黄老道者事迹的著作，为后人假托西汉文学家刘向之名所作。此处引文未在今本《列仙传》中找到，《洪氏香谱》《海药本草》等书中只写作《仙传》，此处疑有抄误。

〔7〕醮（jiào）：祭祀神灵。

〔8〕苏枋木：即苏方木，为苏方（一种豆科云实属常绿小乔木）的干燥心材。

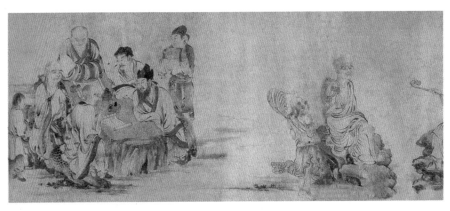

■〔宋〕张激《白莲社图》（局部）

　　该画是一幅纸本水墨人物故事画，运用连环画的形式，描绘了东晋元兴年间，高僧惠远在庐山东林寺同十八位贤士建白莲社专修净土法门，并与陆修静、陶渊明、谢灵运相善的故事。全图共分八段，描绘了经筵会讲、焚香赞佛等情节。

〔9〕燔（fán）：焚烧。

【译文】

《南州记》载："降真香生于南海诸山，大秦国也有之。"《海药本草》载："降真香味温，性平，无毒，主要用于气候反常的流行病及住宅留有怪异之气，把降真香烧光后有效果。"《列仙传》载："烧降真香能让仙鹤感知并降落。祭祀星辰神灵，烧此香是非常好的。小孩子佩戴的话能辟除邪气。形状像苏方木，燃起来最初不是很香，能与诸香进行调和，气味便特别美妙了。"

叶庭珪称："降真香出自三佛齐国及海南，气味强劲而远播，能辟邪气。每年除夕，泉州人无论家境贫富，都像烧柴一样焚烧降真香。虽然到处都有，但都比不上三佛齐所产。降真香又叫作紫藤香，现在有番降和广降之别。"

【延伸阅读】

1974 年，一艘长眠七百余年的宋代古船在泉州湾海岸重见天日。人们在船舱中发现了数量可观的香料，其中就有大量的降真香。这些降真香是印度黄檀的心材，它们借风帆之力登陆中国，时人呼为"番降"。

与此相对的，是习用已久的本土降真香。本土降香并非单一的物种，而是以黄檀属植物为主的大家族，随着时空变幻，这个家族不断吸纳着新的成员。早至晋代，《南方草木状》就记载了熏燔茎条以迎降神灵的"紫藤香"。而唐宋时期，土产的降真香多被描述为一种古藤的紫根，因其带刺，闽台地区的地方志称之为"棘钩藤"，即现在的藤黄檀。除被用于道教醮礼之外，降真香在当时也是一种流行的装饰材料。宋代人在降真香上刻出水纹，填入金银，贴在各类棋盘上作为点衬。明代以后，降真香被推崇到了极致，这使得藤本降香盛名之下渐绝芳迹。清代人不得不寻求形态或功能类似的物材作为替身，于是，花梨木（降真黄檀）和山油柑（一种芸香科植物）以降真之名粉墨登场。而在此前，粤琼一带地方载籍对这几种植物是有着明确区分的。

【名家杂论】

降真香之名源于道教。世人传说，直上云霄的降真之香能够招引神的使者——仙鹤。元末文学家陶宗仪在《南村辍耕录》中提及，自己常常亲历此种盛况：典行醮事的高功法师通过降真香向紫虚元君祷告，从她那里借来仙鹤数只，一时"青鸾导卫，翔鹜澄空"。

如今，仙鹤与降真香均已十分罕见。"香引仙鹤"有无科学依据恐怕再难验证。不过，元末明初降真香的地位扶摇直上，一跃而为道家首香却是不争的事实。有宋之时，降真香在祭祀中的超绝地位尚未得到特别的强调。北宋宰相丁谓在传世名文《天香传》中说："沉、乳二香，所以奉高天上圣。"祭祀至尊的规格尚未提及降真。而元末明初，由于民族情绪高涨，此时成书的《法海遗珠》论调一变："沉檀笺乳虽妙，然自是海外石壁之气，难以告真，更以降真香尤妙。"到了朱元璋之子朱权编撰《太清玉册》，更直言："降真香乃祀天帝之灵香也。除此之外，沉速次之……安息香、乳香、檀香，外夷所合成之香，天律有禁，切宜慎之。"

在儒士眼里，降真香被赋予了新的寓意。明中期学者桑悦作《降真香说》一文，称其"霜饕雪虐，积以岁月，皮肉俱烂，赤心如铁"。"降真"一语，即是降其腐朽、现其真香。在桑悦看来，做人之道与结香之道是殊途同归的。上天赋予人的纯真之心，常因流落尘俗而伪装包裹，人们应该像降真结香一样放下虚伪之皮，拾回自己的本真。正所谓"物降其假，其真香于一时，人降其假，其真香于万世"。

生熟速香[1]

叶庭珪云："生速香出真腊国，熟速香所出非一，而真腊尤胜，占城次之，渤泥最下。伐树去木而取香者，谓之生速香。树仆于地，木腐而香存者，谓之熟速香。生速气味长，熟速气味易焦，故生者为上，熟者次之。"

【注释】

〔1〕速香：《广东新语》载："凝结仅数十年，取之太早，故曰速香。"李时珍认为速香是黄熟香的讹称，恐误。《南海志·香货》将两种香并列。《明实录·孝宗实录》载："速香初取于南京库，后速香用尽，以黄速香代之，又尽，以黄熟香代之。"可见速香、黄速香、黄熟香各不等同。

【译文】

叶庭珪说:"生速香出自真腊国,熟速香不只一个产地,但真腊的最好,占婆的其次,渤泥的最差。将树砍倒去掉木质部分而取香的,叫作生速香。树倒在地上,木头腐烂而留下香的,叫作熟速香。生速香气味持久,熟速香气味容易发焦,所以生速香为上品,熟速香次之。"

暂香

叶庭珪云:"暂香,乃熟速之类,所产高下与熟速同,但脱者谓之熟速,而木之半存者谓之暂香,其香半生熟,商人以刀刳其木而出香,择尤美者杂于熟速而货之,故市者亦莫之辨。"

【译文】

叶庭珪说:"暂香与熟速香同类,产地及其品级高下与熟速香相同,只是脱去木质部分的叫作熟速香,而留有一半木质部分的叫作暂香。暂香一半结香一半不结香,商人用刀挖掉木质部分取出香,挑其中最好的夹杂在熟速香中来卖,所以买者也不能分辨。"

鹧鸪斑香

叶庭珪云:"出海南,与真腊生速等,但气味短而薄,易烬,其厚而沉水者差久。文如鹧鸪[1]斑,故名焉。亦谓之细冒头,至薄而沉。"

【注释】

〔1〕鹧鸪:一种胸背布满显著白斑的鸟类。

【译文】

叶庭珪说:"鹧鸪斑香出于海南,与真腊产的生速香相同,但气味短而淡薄,容易烧尽,其中厚而可沉水的香气稍微持久一些。花纹如鹧鸪鸟的斑点,因此得名,也叫作细冒头,最薄的也能下沉。"

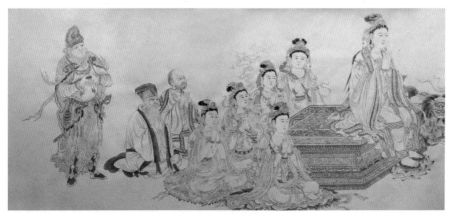

■〔宋〕李公麟《维摩演教图》（局部）

　　该画表现维摩向文殊师利宣扬佛教大乘教义的情景。维摩坐于榻上，面目清癯，风度文雅，对面坐的文殊，相貌端庄，雍容自在。静坐倾听维摩讲话，四周陪衬着天女散花眷属、护法等人物，都在倾听讲话的情景。

乌里香

　　叶庭珪云："出占城国，地名乌里[1]。土人伐其树，札之以为香，以火焙干，令香脂见于外，以输[2]租役。商人以刀刳其木而出其香，故品下于他香。"

【注释】

〔1〕乌里：占婆属地，位于今越南承天顺化省。

〔2〕输：缴纳。

【译文】

　　叶庭珪说："乌里香出自占婆国，产地名叫乌里。当地人砍伐香树，捆起来作为香，用火烤干，让香脂溢出表面，来缴纳地租或抵消劳役。商人用刀挖掉木质部分取出香，所以其品质比其他香要差。"

生香[1]

　　叶庭珪云："生香[1]所出非一树，小[2]老而伐之，故香少而末[3]多。其直虽下于乌里，然削木而存香，则胜之矣。"

【注释】

〔1〕生香：可能是广义沉香中结香程度最低的一种。宋代赵汝适《诸番志》说生香"乃是斫倒香株之未老者，若香已生在木内，则谓之生香。结皮三分为暂香，五分为速香，七八分为笺香，十分即为沉香也。"

〔2〕小：略微。

〔3〕未：味道。后来写作"味"。

【译文】

叶庭珪说：生香并非出自一种树，树稍老就伐倒，所以结香少但香味种类多。价格虽在乌里香之下，但削掉木质部分只留下香的话，则卖得比乌里香贵。"

交趾香

叶庭珪云："出交趾〔1〕，微黑而光，气味与占城栈香相类。然其地不通商舶，而土人多贩于广西之钦州〔2〕，钦人谓之光香。"

【注释】

〔1〕交趾：今越南北部。

〔2〕钦州：位于今广西南部沿海，宋代时与交趾毗邻。

【译文】

叶庭珪说："交趾香出于交趾，微微发黑而有光泽，气味与占城栈香相似。不过交趾不通商船，所以当地人多将此香卖到广西的钦州，钦州人称之为光香。"

乳香〔1〕

《广志》〔2〕云："即南海波斯国〔3〕松树脂，紫赤色如樱桃者名曰乳香，盖薰陆之类也。仙方〔4〕多用辟邪。其性温，疗耳聋、中风、口噤〔5〕、妇人血风〔6〕。

能发酒[7]，治风冷[8]，止大肠泄澼[9]，疗诸疮疖[10]，令内消[11]。今以通明者为胜，目曰滴乳，其次曰拣香[12]，又次曰瓶香，然多夹杂，成大块，如沥青之状。又其细者，谓之香缠。"

沈存中[13]云："乳香本名薰陆，以其下如乳头者谓之乳头香。"

【注释】

〔1〕乳香：根据下文描述，《陈氏香谱》中的乳香是指橄榄科乳香属植物的树脂，现主要产自阿拉伯半岛南部、埃塞俄比亚、索马里和印度等地。由于历史原因，"乳香"一词有时也指其他种类的树脂，后文详述。

〔2〕《广志》：晋代学者郭义恭所撰史籍，成书于公元3世纪，原书已佚。

〔3〕波斯国："波斯"除指古代伊朗外，亦指古代南洋地区的一个马来人国家，此处即为后者。据美国汉学家劳费尔（Laufer）的考证，南海波斯国与古代缅甸毗邻，活跃于唐宋，经陆路与南诏、大理相通，同时经海路与中国南部沿海通商。

〔4〕仙方：仙人所赐药方，比喻具有神效的药方。

〔5〕口噤：中医证名，指牙关紧急、口不能张开的症状。

〔6〕妇人血风：中医病名，指风寒侵入血脉所引起的系列疾病，统称"妇女血风"，有身体疼痛、惊悸、瘙痒、烦闷等不同症候。

〔7〕能发酒：能发散酒力。《海药本草》作"能发粉酒"，有学者认为是制作粉色的乳香酒，存疑。

〔8〕风冷：即风寒，指风和寒相结合的病邪。

〔9〕大肠泄澼（pì）：古病名，又称肠澼，是多种慢性肠道疾患的总称，以久痢久泻为特征，可伴有便血、下白沫等症状。

〔10〕疮疖：皮肤毛囊或皮脂腺的急性化脓性炎症，是外科中最常见的疾病。

〔11〕内消：中医治疗方法之一，指运用消散的药物，使初起尚未化脓的肿疡得到消散。

〔12〕拣香：拣，挑选。拣香即精选的乳香。

〔13〕沈存中：即沈括（1031—1095），字存中，北宋政治家、科学家，其

代表作《梦溪笔谈》是集前代科学成就之大成的著作。

【译文】

《广志》说:"乳香即南海波斯国的松树树脂,颜色如樱桃一般紫红的叫作乳香,与薰陆同类。仙方中多用来辟邪。乳香性温,可治疗耳聋、中风、口噤、妇人血风,能发散酒力,治风寒病邪,能止住大肠泄澼,能治疗各种疮疖,使其从内化消散。乳香现在以通体透明者为上,名为滴乳,其次的叫作拣香,再次的叫作瓶香,不过大多夹有杂物,形成如沥青一样的大块状。另有细的乳香叫作香缠。"

沈存中称:"乳香本来叫作薰陆香,其中下垂如乳头的叫作乳头香。"

叶庭珪云:"一名薰陆香,出大食国[1]之南数千里深山穷谷中。其树大抵类松,以斤[2]斫树,脂溢于外,结而成香,聚而为块。以象辇[3]之,至于大食,大食以舟载易他货于三佛齐,故香常聚于三佛齐。三佛齐每岁以大舶至广与泉。广、泉二舶[4]视香之多少为殿最[5]。而香之品十有三:其最上品者为拣香,圆大如乳头,俗所谓滴乳是也;次曰瓶乳,其色亚于拣香;又次曰瓶香,言收时量重[6]置于瓶中,在瓶香之中又有上中下三等之别;又次曰袋香,言收时只置袋中,其品亦有三等;又次曰乳塌,盖镕塌在地[7],杂以沙石者;又次黑塌,香之黑色者;又次曰水湿黑塌,盖香在舟中为水所浸渍,而气变色败者也。品杂而碎者曰斫削,簸扬为尘者曰缠末,此乳香之别也。"

温子皮[8]云:"广州蕃药多伪者。伪乳香以白胶香搅糟[9]为之,但烧之烟散多,此伪者是也[10]。真乳香与茯苓[11]共嚼则成水。又云:晼山[12]石乳香[13],玲珑而有蜂窝者为真,每爇之次爇沉檀之属,则香气为乳香,烟置定难散者是[14],否则白胶香也。"

【注释】

〔1〕大食国:中国唐宋时期对阿拉伯帝国的专称。

〔2〕斤:伐木斧。

〔3〕辇（niǎn）：拉车。

〔4〕广、泉二舶：广州市舶司和泉州市舶司。市舶司是宋、元、明初在各海港设立的管理海上对外贸易的官府，相当于现在的海关。

〔5〕殿最：古代考核政绩或军功，下等为"殿"，上等为"最"。"殿最"泛指等级高低。

〔6〕量重：量，估量；重，价格高。

〔7〕盖镕塌在地：此句四库本原作"盖香在舟中，镕搨在地"，对比《诸番志》《香乘》等书相关内容，此处均无"香在舟中"，实为衍文，故删去。"搨"字，据《梦溪笔谈》《香乘》《本草纲目》等书改为"塌"。镕塌，熔化而下塌。

〔8〕温子皮：著有《温氏杂记》一书，其人其事已不可考。

〔9〕搅糟：《香乘》作"搅糖"。

〔10〕此伪者是也：《香乘》作"叱声者是也"。

〔11〕茯苓：中药名。为真菌茯苓的干燥菌核。

〔12〕晥山：乳香产地，即今安徽省天柱山。

〔13〕石乳香：可能是一种中国本土的松树。从后文可知，石乳香并不是乳香，只是气味相似。对此，宋代道士沈庭瑞所著道书《华盖山浮丘主郭三真君事实》讲得非常明确："岩下出石乳，香与真乳相类。"

〔14〕则香气为乳香，烟置定难散者是：此句《香乘》作"则香气为乱，香烟罩定难散者是"。

【译文】

叶庭珪说："乳香又名薰陆香，出自大食国南方数千里的深山穷谷之中。乳香树大体如松树，用伐木斧将树砍伤，树脂外溢而凝结成香，香脂聚集则为块状。人们用大象将香驮到大食，大食人再用船将乳香运到三佛齐交换别的货物，所以乳香常在三佛齐集散。三佛齐每年用大船把乳香运到广州和泉州，广州、泉州两地市舶司就看所收乳香的多少来评定政绩的高下。乳香的品种有十三个：其中最上等的品种是拣香，拣香又圆又大如同乳头，俗称滴乳；其次是瓶乳，色相亚于拣香；再次为瓶香，是说收香时估量能卖个好价钱，因而放入瓶中，瓶香里面，又分为上、中、下三等；瓶香再次为袋香，是说收获时只放在口袋里，品级也有三等；再次是乳塌，是熔化下塌到地面上混入了沙石的乳香；再次是黑塌，为黑色的乳香；再次为水湿黑塌，是在船上被水浸渍而变味败色的乳香。品相不纯粹而细碎的称为斫削，扬起到空中化为粉尘的叫作缠末，这便是乳香的分类。"

温子皮说："广州的外来药多有假货。假乳香是用白胶香与酒糟搅拌制作的，只要烧起来烟气散得厉害，那就是假的了。真乳香与茯苓一起嚼会化成水。又说：畹山的石乳香，玲珑剔透而有蜂窝状的为真货，每次烧后再烧沉檀一类的香，香气为乳香且烟位固定、不易散开的便是，否则为白胶香。"

【延伸阅读】

论历史的厚重，乳香称得上诸香中的元老。世界上许多地方尚未沐浴文明的曙光之时，从古埃及到古巴比伦，从古希腊到古印度，人们出于祭祀和医疗

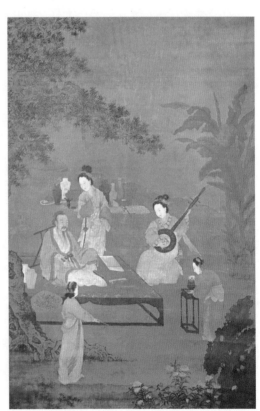

■〔宋〕李嵩《焚香听阮图》（局部）

此图园中高木奇石，枝叶掩映葱郁，树下士人持拂闲坐于榻上，左腿盘起，聆听拨阮演乐并赏古玩。旁有仪态娇美仕女，焚香、拈花、持扇随侍。

的需要，已萌生出对乳香的无限憧憬。古埃及人认为焚烧乳香能向神借取魔力。约三千五百年前，古埃及女王哈特谢普苏特为了更方便地获取乳香，远征索马里半岛，并从那里带回三十一株乳香树，移植在尼罗河畔的凯尔奈克神庙旁。

在《圣经》中，乳香与黄金、没药一样，是献给初生耶稣的礼物，这种珍贵的价值折射出人们对乳香蓬勃不衰的推崇。商人们不惜千里迢迢穿沙越海，在文明中心与"深山穷谷"之间，辟出一条闻名后世的乳香之路。"以象辇之，至于大食"，当叶庭珪如此描绘乳香的启程时，这条商道其实已经繁荣了数千年。

【名家杂论】

"乳香热"在远东的全面点燃是在有宋一朝。当时无论朝野还是华夷，乳香都受到特别的垂青。数百年的医学铺垫，让乳香的药用价值在民间得到了普遍推广。作为消炎杀菌的口服药和活血生肌的特效药，乳香的地位被《唐本草》《本草拾遗》《理伤断续方》《海药本草》等重要著作肯定。许多乳香制成的药品，在宋代成为百姓的日常用药。同时，各类宗教活动亦离不开乳香。据陆游的《老学庵笔记》记载，福建明教教徒"烧必乳香，食必红蕈，故二物皆翔贵"。明教只是崇尚乳香的宗教之一，但由此可窥乳香消费之巨。

"飞入寻常百姓家"的乳香尾随着盐、铁、茶，成为宋代国家财政收入的重要支柱。三百年间，政府始终对乳香实行专买专卖的"禁榷"制度，有此殊遇的香品屈指可数。番舶来华的乳香，悉数以关税和低价商品的形式移交当时的海关——市舶司，再发送各地官市销售，由此获利有时高达朝廷收入的十分之一。

北宋宰相蔡京的经历，能让我们体会到乳香在市面上受到的追捧。蔡京上任之初，国家刚刚结束对西夏的战事，为此筑下高达三百七十万贯钱的巨债高台。商人拿着借条向朝廷索款，然而官库一时吃紧无法应对。正在皇帝着急之时，蔡京想出"打套折钞"之法，将中央府库中的旧货打包，用这些货物折价抵债。起初商人们不敢接招，于是蔡京鼓励商人试卖。结果，打包货物中仅凭乳香的销售就能回本。于是商人们欣然接受此法，不到半年，朝廷即清偿了巨款。

薰陆香

《广志》云："生南海。又僻方即罗香也。"《海药本草》云："味平，温毒，清神。一名马尾香，是树皮鳞甲[1]，采复生。"《唐本草》云："出天竺国及单于[2]，似枫松脂，黄白色，天竺者多白，邯郸者夹绿色。香不甚烈，微温，主伏尸[3]恶气，疗风水肿毒。"

【注释】

[1] 树皮鳞甲：指香脂凝结如鳞甲状。

[2] 单于：《四库本》作"邯郸"，据《新修本草》改。

[3] 伏尸：指潜藏于五脏之中多年的病根，未发作时如同无病。

【译文】

《广志》载："薰陆香产于南海，又有偏方说薰陆香就是罗香。"《海药本草》载："薰陆香味平，性温，有毒、能安神，又名马尾香，是树皮的鳞甲，采后会再生。"《唐本草》载："薰陆香出自天竺国和单于国，类似枫树和松树的树脂，呈黄白色。产自天竺的多为白色，产自匈奴的则杂有绿色。香气不很浓烈。性微温，用于去尸毒恶气，治疗风水肿毒。"

【延伸阅读】

早在西汉，熏陆这种香药就出现在黄海沿岸一座大型兵站的库藏清单中，当时尚未叫"薰陆"，而称为"薰毒"。无独有偶，敦煌附近一处西汉驿站的遗址中，出土了一份文书，上面亦载有"薰力"一物，据学者考证，这是早期薰陆香的另一种叫法。

数千年来，汉语的发音有着不同程度的变化。对今人而言，"薰陆""薰毒"和"薰力"三者听来已有很大的差别，可在当时却是极为接近的。上古时期，薰陆的发音拟作"run mruk"，薰毒拟作"run duk"，薰力拟作"run ruk"，它们都是梵语"kunduruka"的音译，意为献给神的香。考古学和语言学的证据意味着，薰陆香在中国的使用可能要追溯到公元前。

后来，随着汉语发音的继续演变，又出现了不同的译法。唐代译成的佛经

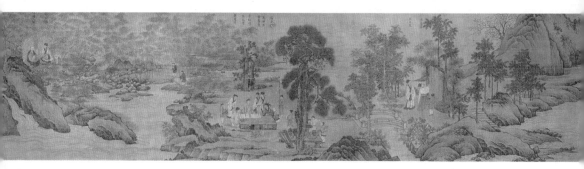

■〔宋〕刘松年《西园雅集卷》（局部）

　　该画作描绘了宋代雅士盛会于王诜西园的场景。图中绘十六人，分四组：王诜、蔡肇和李之仪围观苏轼写书法；秦观听陈景元弹阮；王钦臣观米芾题石；苏辙、黄庭坚、晁补之、张耒、郑靖老观李公麟画《陶潜归去来图》；刘泾与圆通大师谈无生论。

如《观自在菩萨随心咒经》《佛说陀罗尼集经》等，便按照唐代汉字的读音将"kunduruka"译作"君杜噜香"，后来又进一步简称为"杜噜香"，从而使熏陆香的别名更加多样化。

【名家杂论】

"薰陆香"和"乳香"在古代文献中常常交织在一起。尽管《广志》将二者并列，但没有足够的证据断定它们完全是两种香。晋代的薰陆香可确定为橄榄科乳香——《南方草木状》中对薰陆香的描述，与今日的阿曼乳香高度一致。而晋代人所称的乳香则身份莫辨，因为南洋波斯国当初贩运的，既可能是来自西亚、东非或者印度的橄榄科乳香，亦可能是东南亚的土特产——南洋松（一种热带松树）的松脂。

人们在佛经中可以寻到薰陆香与乳香关系的蛛丝马迹。唐代译成的《大悲心陀罗尼经》（大悲咒源自于此）提到，如果心脏突发疼痛，可以取"薰陆香乳头成者一颗"放入口中嚼咽。这种形如乳头的薰陆香即为乳香。正如陈藏器在《本草拾遗》中所说："薰陆是总名，乳是薰陆之乳头也。"

从宋代起，薰陆香与乳香逐渐合而为一。苏颂在《本草图经》中说道："今人无复别薰陆者，通谓乳香为薰陆耳。"与其同时出现的《梦溪笔谈》表达了相同的看法。"薰陆香即乳香"的观点亦被后来的李时珍继承。

1394 年，明王朝的禁海令终结了盛极一时的番香热潮。宋人司空见惯的乳香也从市场上销声匿迹，与此伴随而来的是认识的大衰退。曾被斥为冒牌货的枫胶和松脂，现在普遍地冠以乳香和薰陆之名。同时，一种由回回商人从陆路输入中土的香料——"马思答吉"，即维吾尔族药典中的"洋乳香"（漆树科乳香），因形态功用均与宋代的乳香（熏陆香）相类，自此分享了这两个古老的头衔。

安息香

《本草》云："出西戎[1]。树形似松柏，脂黄色为块，新者亦柔韧。味辛苦，无毒，主心腹恶气，鬼疰[2]。"

《后汉书[3]·西域传》："安息国[4]去雒阳二万五千里，比至康居[5]。其香乃树皮胶，烧之通神明、辟众恶。"

《酉阳杂俎》云："出波斯国，其树呼为辟邪，树长三丈许，皮色黄黑，叶有四角，经冬不凋。二月有花，黄色，心微碧，不结实。刻皮出胶如饴，名安息香。"

叶庭珪云："出三佛齐国，乃树之脂也。其形色类胡桃瓤[6]而不宜于烧，然能发众香，故多用之，以和香焉。"

温子皮云："辨真安息香，每烧之，以厚纸覆其上，香透者是，否则伪也。"

【注释】

〔1〕西戎：古代中国对西方部落的泛称。

〔2〕鬼疰（zhù）：中医病证名，指流窜无定随处可生的多发性深部脓疡。

〔3〕《后汉书》：南朝宋史学家范晔（398—445）编撰，记载东汉历史的纪传体史书。

〔4〕安息国：伊朗古代奴隶制王国，即帕提亚帝国（前 247—224）。

〔5〕康居：古西域国名，在安息国东北方。

〔6〕胡桃瓤（ráng）：即核桃肉。

【译文】

《本草》载："安息香产于西戎。树的外形似松柏，其香脂为黄色块状，新结成的香也是柔韧的。安息香味辛且苦，无毒，主治心腹恶气和鬼疰。"

《后汉书·西域传》载："安息国距离雒阳二万五千里，与康居国为邻。其香是树皮上的胶，焚烧它可连通神明、辟除众恶。"

《酉阳杂俎》载："安息香出自波斯国，其树称作辟邪树，高三丈有余，树皮黄黑色，叶有四个棱角，整个冬天都不凋谢。二月开花，花为黄色，花心微碧，不结果。划开树皮，树胶像麦芽糖浆一样涌出，名为安息香。"

叶庭珪说："安息香产于三佛齐国，是一种树脂。它的形态和颜色类似核桃肉，不适合焚烧，但能引出诸香，所以多用它来调香料。"

温子皮说："辨别真的安息香，每次烧香之时要用厚纸覆盖在上面，香气能穿透厚纸的则是真香，否则为假。"

【延伸阅读】

安息香又称为"安悉香"，有时也按照梵文音译为"局崛罗香""拙具罗香""求求罗香"等名。在佛经中，安息香是与各路神鬼沟通的媒介，作法的僧人按照特定方法焚燃安息香，念诵不同的咒语来祈祷不同的愿望，此所谓"通神明，辟众恶"。据《晋书》记载，北方十六国之一的后赵，其都城水源突然枯竭，国主石勒请龟兹高僧佛图澄求水。佛图澄与其弟子"坐绳床，烧安息香，咒愿数百言，如此三日，水泫然微流"。

尽管传说灵验如此，但在《菩萨地持经》《瑜伽师地论》等释家典籍中，安息香仍被视作有染之香。这些文献认为：安息香点燃后会散发浓烈的胶臭味，因而只可供养鬼神，不可用于礼佛。佛经中的安息香是产于印度的齿叶乳香树的树脂，后来，安息香这一名字保留了下来，而实质却不断发生着改变。

【名家杂论】

安息香最初产自西域诸国，可能系由安息商人输入中国而得名。早期的安息香主要通过陆上丝路进入中原，迟至北宋尚有此香自西而来的记载。宋人龚鼎臣所撰《东原录》提到了一件值得注意的事：北宋嘉祐七年（1062年），西夏国大臣携安息香等物来宋贸易，却遭逢市价低迷，从此再也不愿贩运安息香入宋。

当时，陆路输入的安息香可能受到了南洋安息香的冲击——后者与前者类似，但成本更为低廉，所以逐渐被取而代之。南洋安息香是安息香科植物的树脂，当时阿拉伯人称之为"爪哇乳香"，随后，人们又在东南亚的许多地方发现了它的亲属植物。

进入明代，安息香开始分化。诚如李时珍所言，人们对安息香有了两种理解：一种是来自安息国的香，此为原义；一种则按照字面意义释为安息诸邪之香。当时京城教坊司附近（明代有名的红灯区）有一位名叫刘鹤的商家，所制之香非常出名，安息香正是其招牌产品。据《长物志》所载，"安息香，都中有数种，总名安息，月麟、聚仙、沉速为上"。可见，刘鹤所制的安息香，已虚化为一种商品名称，只取"安息诸邪"之概念，而与最初药用的安息香渐渐脱离。到了清末，这种分离已经非常明显。出版于民国初年的《清稗类钞》提到："今通用之安息香则多以他种香料合木屑作线香状，但袭安息香之名，实无安息香料也。"

明清以后的这种变化，诸家实当察之。

笃耨香[1]

叶庭珪云："出真腊国，亦树之脂也。树如松杉之类。而香藏于皮，树老而自然流溢者也。色白而透明，故其香虽盛暑不融[2]，土人既取之矣，至夏月，以火环其树而炙之，令其脂液再溢，及冬月沍[3]寒，其凝而复取之，故其香冬凝而夏融。土人盛之以瓠瓢[4]，至暑月则钻其瓢而周为孔，藏之水中，欲其阴凉而气通，以泄其汗，故得不融。舟人易以瓷器不若于瓢也。其气清远而长，或以树皮相杂则色黑而品下矣。香之性易融，而暑月之融多渗于瓢，故断瓢而爇之，亦得其典型，今所谓葫芦瓢者是也。"

【注释】

〔1〕笃（dǔ）耨（nòu）香：笃耨香的来源植物目前未有定论。一种说法认为笃耨香是红脂乳香树（一种漆树科植物）的树脂，恐误。根据宋人的记载，

笃耨香树应是一种主产于中南半岛的针叶植物，而红脂乳香树主产于地中海，为阔叶植物，这很难让人相信它就是古人所说的笃耨香。

〔2〕盛暑不融：根据夏天是否融化，笃耨香分为三个品级：盛夏不融的称为"白笃耨香"，夏融冬凝的称为"黑笃耨香"，被融化香脂所浸透的葫芦瓢称为"笃耨瓢"。

〔3〕沍（hù）：冻结。

〔4〕瓳（hù）瓢：葫芦瓢。

【译文】

叶庭珪称："笃耨香产自真腊国，也是一种树脂。笃耨香树如同松杉这类树，而香是藏在树皮里的，树老了会自然流出。笃耨香白色透明，所以即使盛夏也不融化，当地人立即可以取香。到了夏季，便围着树生火炙烤，令其再次溢出脂液，到了冬季寒气冻结脂液凝固时重新取香，所以这种香冬天凝固而夏天融化。当地人用葫芦瓢来装香，夏天时就在瓢的周身钻上孔，放入水里贮藏，好让它处在阴凉而又空气流通的环境，排出香中的水汽，从而能不融化。船商换用瓷器来盛装，是比不上葫芦瓢的。笃耨香气清远持久，有的混入树皮而呈黑色，这就是下品了。由于此香容易融化的特性，所以夏天所融的香大多渗入瓢中，因而将瓢碎成断片焚烧，也能得其代表性的香味，这就是今天所称的"葫芦瓢"。

【延伸阅读】

对 12 世纪的宋代人来说，笃耨香的横空出世着实是个令人兴奋的新闻。从宣和元年（1119）算起，一百多年间，空前绝后地涌现了大量以笃耨香为主角的歌咏和逸事。与薰陆、沉水、龙脑等前辈相比，笃耨乃不折不扣的新锐。当它最初进军宋朝奢侈品市场时，一两的身价一度高达二十万钱，即使从高峰滑落，一两黑笃耨的售价仍需三万钱，白笃耨更要卖到每两八万钱。

陆游不无"颓废"地说，有了西域的兜罗被和南番的笃耨香，他可"惯眠三丈日，不识五更霜"。北方金国的诗人元好问则特地写诗告诉他的好友雷渊，说自己的香已不多了，能否讨点笃耨香来——"悬知受用无多在，试往新诗乞断瓢"。最为后人引为谈资的是两浙市舶使张苑，因向朝廷进献笃耨香而得到了"龙图阁直学士"的荣誉称号，被时人戏称为"笃耨学士"。

【名家杂论】

与高企的价格形成反差的是，笃耨香的实用价值一直未受充分认可。南宋建立之初，财政吃紧，一度禁止市舶司采购笃耨香。从有限的资料来看，笃耨香多用于制作美容用品，有时也用来储藏食物。首次将其收入药典的是《本草纲目》，功能为制作美白面膜。

因此，与平民化的乳香比起来，笃耨香的贵族气息是异常浓郁的。据《高斋漫录》记载，有一天蔡京宴请宾客，用盒子盛了笃耨香二三两，让侍女拿着席间走一圈，请宾客自取焚香。结果走到右丞相范致虚面前，范氏径直拉开衣领，将整盒的香都倒入怀中。侍女见状，便假装敬酒，趁机拉开范致虚的衣领，将酒全部倾入其怀中，于是里面的笃耨香悉数尽毁。当时笃耨香的价格恰处于最高点，一杯酒的"任性"可想而知。

当达官贵人正歇斯底里的时候，贬谪在外的诗人吴则礼却用诗歌，记录了一次截然相反的心路历程。在《竹炉次韵》一诗中，他写道："薰炉好妙非吾欲，古铜惟怜鼎三足。手中一瓣非碌碌，传语此君惊世俗。快烧笃耨置一床，枕上

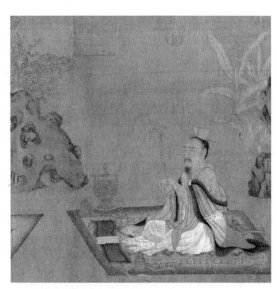

■〔唐〕孙位《高逸图》（局部）

又名《竹林七贤图》，是一幅彩色绢本人物画。画面上主体人物坐于华丽的毡毯上焚香、休憩，身旁有一名小童侍候。

觞觞气味长。似是马曹真未会，不唤此君闻妙香。"据清代学者徐文靖推测，笃耨香是宣和二年（1120）由来访的真腊使者首度进献的。吴则礼于1121年去世，因此，这首绝命之诗恰以一场悲凉的晚景，佐证了清人关于时间的论断。当京城一派莺歌燕舞时，不得志的诗人正垂死病中，无心赏此绝世异香。而五年之后，就是刻骨铭心的"靖康之变"。

瓢香

《琐碎录》[1]云："三佛齐国以匏瓢[2]盛蔷薇水，至中国。水尽，碎其瓢而爇之，与笃耨瓢略同。又名干葫芦片，以之蒸香最妙。"

【注释】

〔1〕《琐碎录》：北宋教育家、藏书家温革（1006—1076）所撰，系其广泛搜集前人精粹语录而编成。

〔2〕匏（páo）瓢：葫芦瓢。

【译文】

《琐碎录》载："三佛齐国用匏瓢装蔷薇水，运至中国，蔷薇水没了，就将瓢弄碎焚烧，与笃耨瓢的用法略同。又名干葫芦片，用它来蒸香是最妙的。"

金颜香

《西域传》[1]云："金颜香类薰陆，其色赤紫，其烟如凝漆[2]沸超，不甚香而有酸气。合沉、檀为香，焚之极清婉。"

叶庭珪云："出大食及真腊国。所谓三佛齐出者，盖自二国贩至三佛齐，三佛齐乃贩入中国焉。其香则树之脂也，色黄而气劲，善于聚众香，今之为龙涎软香佩带[3]者多用之，蕃之人多以和气涂身。"

【注释】

〔1〕《西域传》：《后汉书》《北史》《新唐书》等史书都作有《西域传》，但均未见下文。另隋时高僧彦琮（556—610）也作有《西域传》，但原书已佚，

因此尚不能确定此段文字的出处。

〔2〕凝漆：浓度很高的漆。

〔3〕龙涎软香佩带：一种以和香制成的配饰。四库版《陈氏香谱》作"龙涎软者佩带"，据《诸蕃志》和《香乘》改。

【译文】

《西域传》载："金颜香类似薰陆香，紫红色，其烟如浓浓的漆浆沸腾跃动，不是特别香，却有酸气。若与沉香、檀香调和，烧起来极为清雅婉柔。"

叶庭珪称："金颜香出自大食国和真腊国。所谓三佛齐所产，其实是从这两国先卖到三佛齐，再卖到中国的。金颜香是香树的树脂，色黄气劲，优点是能将各种不同的香聚合起来。今天蕃国人则多用它来和香涂抹身体。"

【延伸阅读】

关于金颜香为何物，历来众说纷纭。但有确凿的证据表明，金颜香与安息香有着千丝万缕的联系。成书于元代的越南史书《安南志略》说："金颜，一云甘麻然，俗烧辟邪。"其辟邪的功用正与《酉阳杂俎》对安息香的描述一致。但更为重要的是，《安南志略》特别提到了"金颜"与"甘麻然"在名称上的对应关系——这是我们追溯金颜香身份极其重要的线索。

"甘麻然"一词显然来源于马来语的"kemenyan"。在越南语和中古时期的汉语中，"甘麻然"都读作"kam ma nhien"，听来与"kemenyan"相差无几。马来人用"kemenyan"特指现在的苏门答腊安息香，也即古代阿拉伯商人习称的"爪哇乳香"。这说明，别名"甘麻然香"的金颜香与苏门答腊安息香的关系非常密切。

【名家杂论】

当然，金颜香毕竟不是苏门答腊安息香。据明代笔记《五杂俎》记载，金颜香与笃耨香同是北宋宣和年间进入中国的。与传统的安息香相比，当时金颜香被视为一种时髦的"异香"。叶庭珪非常清楚地知道金颜香不产自三佛齐，而安息香（叶庭珪用它特指苏门答腊安息香）则恰恰产自三佛齐。

赵汝适的《诸蕃志》也将金颜香的主产地标记为东南亚的大陆强国真腊，

当时其属地包括今天的柬埔寨及老挝、泰国、越南的部分地区。因此，金颜香与苏门答腊安息香既有感官上的相似（否则语言上的联系难以发生），又有产地上的差异。

或许由于追求时髦的新鲜感退却，也或许由于"甘麻然香"曾列入海禁名单而造成了"文化记忆断层"，明代人对金颜香与安息香在产地上的差异不再如宋代人那样敏感。产于真腊的金颜香与产于苏门答腊的安息香逐渐合并，继而共享了"安息香"这一称号。一如《本草纲目》所言，安息香"今安南、三佛齐诸地遍有之"——言下之意，安南（今越南中、北部）以前是没有安息香的。越南安息香的出现，可能与安息香的概念泛化有关，而非安南的土地上突然长出了安息香树。正如汉学家劳费尔所言："商标仍然是一样的，而物品却常变。"

詹糖香[1]

《本草》云："出晋安[2]、丰州[3]及交广以南。树似橘，煎枝叶为之，似糖而黑，多以其皮及蠹粪杂之，难得纯正者，惟轻乃佳[4]。"

【注释】

〔1〕詹糖香：其植物来源待考。

〔2〕晋安：因此段文字源于陶弘景之说，所以此处指晋安郡，是晋代时设于福建东部和南部的行政区，治所在今天的福州。

〔3〕丰州：四库版《陈氏香谱》及诸《本草》均作"岑州"，但南北朝时期未有岑州建置，实为"丰州"之误，所以改之。"岑"与"丰"的异体字相似，所以古书多有抄误。丰州隶属于晋安郡，曾是闽南的政治、经济、文化中心。

〔4〕惟轻乃佳：四库版《陈氏香谱》作"惟软乃佳"，据《新修本草》改。原文作"詹糖出晋安岑州，上真淳泽者难得，多以其皮及柘虫屎杂之，唯轻者为佳，其余无甚真伪，而有精粗耳"。这里是说詹糖香普遍含有杂质，只是杂质多少不同，所以表示程度的"轻"字方符合上下文原意。

【译文】

《本草》云："詹糖香出自晋安郡的丰州，以及交广二州以南的地区。詹糖香树似橘树，香乃煎其枝叶而成，形状似糖而色黑，大多夹杂有树皮和蛀虫的排泄物，难有纯净的，混杂程度轻的才是好的詹糖香。"

苏合香

《神农本草》[1]云："生中台川谷[2]。"

陶隐居云："俗传是狮子粪，外国说不尔。今皆从西域来，真者难别。紫赤色如紫檀，坚实，极芬香，重如石，烧之灰白者佳。主辟邪、疟、痫[3]、鬼痓，去三虫。"

《西域传》云："大秦国，一名犁靬[4]，以在海西亦名云汉。海西国地方数千里，有四百余城，人俗有类中国，故谓之大秦国。人合香谓之香，煎其汁为苏合油，其滓[5]为苏合油香。"

叶庭珪云："苏合香油亦出大食国，气味类于笃耨，以浓净无滓者为上。蕃人多以之涂身。以闽中病大风[6]者亦做之。可合软香及入药用。"

【注释】

〔1〕《神农本草》：即《神农本草经》，为现存最早的中药学专著。传说源于神农氏，成书年代或谓战国，或谓秦汉，是中药的第一次系统总结。

〔2〕中台川谷：四库本作"中台州谷"，据诸家本草著作改。今本《神农本草经》未见收录苏合香。中台，星名，与上台、下台合称"三台星"。古代按星野划分地域，中台对应古九州中的雍州、梁州以及冀州的一部分，大致包含今河北、山西、陕西、甘肃、四川、重庆等省范围。《太平御览》引《论语·摘辅象》："兖、豫属上台（九州系于三台），荆、杨属下级，（下级，上之下等，一台各有上下）梁、雍属中上，（中台之上）冀州属错，（错，杂也。属中台之下，下台之上）青州属下上，（下台之上）徐州属下下。（下台之下也）。"

〔3〕疟、痫：疟疾、癫痫。

〔4〕犁（lí）靬：据学者考证为拉丁语 legion 的音译，意为罗马军团。

〔5〕滓：四库版《陈氏香谱》作"津"，据《香乘》改。

〔6〕大风：即麻风病。

【译文】

《神农本草经》载："苏合香生于中台川谷。"陶弘景说："苏合香俗传是狮子粪，外国人说并非如此。如今苏合香都从西域来，难以认出真货。苏合香呈紫红色，如紫檀，坚固结实，气味非常芬芳，像石子一样重，烧后香灰为白色的为佳。主要用于辟邪，治疟痫、鬼疰、祛除三虫。"《后汉书·西域传》称："大秦国又名犁犍，因为位于西海，也叫作云汉海西国。大秦国土地方圆数千里，有四百余座城池，国民风俗类似中国，所以称为大秦国。其国人所合之香叫作苏合香，煎好的汁为苏合油，余渣为苏合油香。"叶庭珪说："苏合香油也出自大食国，气味与笃耨香类似，浓而纯净且无渣的为上品。蕃人多用它来涂抹身体。闽地患麻风病的人也这样做。苏合油可用来合成软香及入药使用。"

【延伸阅读】

"苏合"既是一种成品和香，又是制作这种香所必备的一味原料——这种原料如今来自几种金缕梅科植物，比如土耳其南部的苏合香树，以及东南亚的高阿丁枫（又称东印度苏合香树）。

有人认为"苏合"这个诗意的名称来自海外，但从《本草经》与陶弘景的措辞来看，"苏合"更可能源自某种本土植物，后来才被胡货所取代。

古时的记载，将"苏合"的起源与一种名叫"棪（yǎn）木"的树关联起来。宋代的官修韵书《集韵》说："棪。木名，胶可和香为苏合。"《山海经》提到了这种树，据说它能结出类似苹果的果实——碰巧，今天的阿丁枫也能散发出苹果的香味。中国最早的词典《尔雅》告诉我们：棪木又名"遬（sù）其"。根据语言学家的拟音，上古时"遬其"和"苏合"发音极为相仿。当然，棪木与苏合的暧昧关系并不表明它们是两位一体的，毕竟，从果树演化为香料，中间定还隔着许多未知的剧情。

【名家杂论】

从大秦国远道而来的苏合香，最初或以深色丸状造型示人，"狮子粪"的外号便可见端倪。有趣的是，这不是苏合香唯一一次被用来与消化产物对比——

整个中古时代，人们还喜欢用"蛣蜣（即屎壳郎）转丸"来与之对照，比喻价值的云泥之别。黄庭坚就用"蛣蜣转丸贱苏合，飞蛾赴烛甘死祸"的诗句来寓理，意为：偏执于权势终会错过真正的美好，免不了飞蛾扑火的命运。

约从北宋起，膏状苏合香开始流行。这种苏合香油除了制药以外，常用于各类雅事。宋徽宗曾以苏合油烟为墨，同样喜爱书画的金章宗听说了这种墨，命人四处购买，一两墨的价格竟等同一斤黄金。这是当时顶级的奢侈品之一。

苏合香可以礼佛，这是只供鬼神的安息香所不能的。《西游记》中唐僧师徒行至天竺国金平府，遇到三个妖精假扮佛祖，目的就是骗取昂贵的苏合香油。

苏合香油别名"帝膏"，这是源于义净法师所译的佛经故事：相传古天竺的猛光王患上了不眠之症，唯有酥油可治。可这位暴戾的国君偏偏只爱喝酒，而十分厌恶酥油，凡是当他面提起酥油的人都被会杀掉。猛光王听说王舍城的太子侍缚迦是一名神医，于是武力胁迫其前来治病。国人皆为之担忧，但侍缚迦巧施妙法，以酥油为料调制了一种膏药，形色味皆如酒，并让药童伺候猛光王服下歇息。猛光王醒来发觉口中有酥油味，大发雷霆，此时侍缚迦早已乘着大象溜之大吉。不过故事的结尾是圆满的：后来猛光王病愈，原谅了这个"骗局"，并对侍缚迦大加赏赐，而这种以酥合成的药膏也被后人误会为"给帝王服用的酥合膏"，从此有了"帝膏"这一美名。

亚湿香[1]

叶庭珪云："出占城国，其香非自然，乃土人以十种香捣和而成，味温而重，气和而长，爇之胜于他香。"

【注释】

〔1〕亚湿香：即后文的辛押陀罗亚悉香。

【译文】

叶庭珪称："亚湿香产于占城国，这种香不是天然的，乃是当地人用十种香料捣碎和合而成的。亚湿香的气味温和厚重、和谐持久，烧起来比别的香要好。"

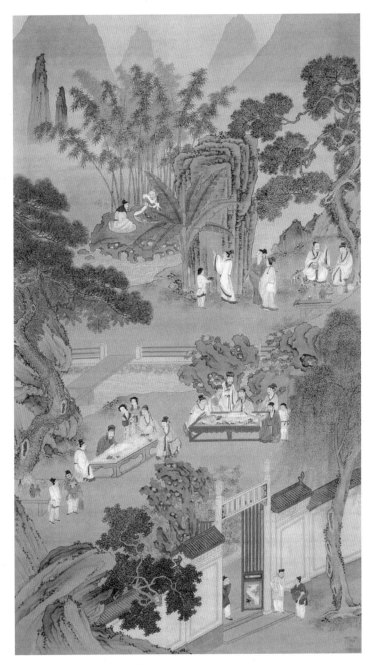

■〔明〕仇英《西园雅集图卷》(局部)

　　该画作描绘了奇石、松、栏杆、庭院、亭、棕榈、梧桐、芭蕉、香炉、火盆、文玩、乐器、文房用具、花器、家俱、竹、高士等众多元素。是仇英的代表作之一。

涂肌、拂手香

叶庭珪云："二香俱出真腊、占城国。土人以脑、麝诸香捣和而成，或以涂肌，或以拂[1]手。其香经宿[2]不歇，惟五羊[3]至今用之，他国[4]不尚焉。"

【注释】

〔1〕拂：轻轻地擦。

〔2〕宿（xiǔ）：一夜。

〔3〕五羊：即广州。相传有五位仙人骑着五色彩羊，各手执一茎六出的稻穗来到广州，从此广州五谷丰登，因而又名"五羊城"。

〔4〕国：地方。

【译文】

叶庭珪称："两种香都出自真腊和占城国。当地人用龙脑香、麝香等多种香捣碎调和而成，有的用来涂抹肌肤，有的用来擦手，香气过了一夜也不消失。只有五羊城至今仍在使用，其他地方都不流行。

鸡舌香

《唐本草》云："出昆仑国及交、广以南。树有雌雄，皮叶并似栗，其花如梅。结实似枣核者，雌树也，不入香用；无子者，雄树也。采花酿以成香。香微温，主心痛、恶疮，疗风毒，去恶气。"

【译文】

《唐本草》载："鸡舌香出自昆仑国和交州、广州以南的地区。鸡舌香树分雌树和雄树，树皮和叶子都像栗树，花则如梅花。结出的果实像枣核的是雌树，不适合用作香料使用；不结子的是雄树，采集雄树的花来酿成鸡舌香。鸡舌香性微温，主要用于心痛、恶疮，治疗风毒，祛除恶气。"

丁香

《山海经》[1]云:"生东海及昆仑国。二三月开花,七月方结实。"《开宝本草》[2]注云:"生广州[3],树高丈余,凌冬不凋。叶似栎而花圆细,色黄。子如丁,长四五分[4],紫色,中有粗大长寸许者,俗呼为母丁香,击之则顺理拆。味辛,主风毒,诸肿,能发诸香,及止心疼、霍乱呕吐,甚验。"

叶庭珪云:"丁香,一名丁子香,以其形似丁子也。鸡舌香,丁香之大者,今所谓丁香母是也。"

《日华子》[5]云:"鸡舌香治口气,所以《三省故事》[6],郎官含鸡舌香,欲其奏事对答,其气芬芳,至今方书为然。出大食国。"

【注释】

〔1〕《山海经》:先秦古籍,记载了包括古代神话、地理、物产、巫术、宗教、古史、医药、民俗、民族等方面的内容,具体成书年代和作者不详。此段文字系《海药本草》引述《山海经》内容,在今本《山海经》中未见对应文字。

〔2〕《开宝本草》:北宋医家刘翰、马志等人在《新修本草》《蜀本草》《本草拾遗》等本草著作基础上重修增订的药典,因编纂于开宝六至七年(973—974)而得名。原书早已散佚,但《证类本草》《本草纲目》等后世著作多有引用,故仍可见部分内容。

〔3〕广州:此处指与交州相对的广州,泛指岭南地区。

〔4〕分:长度单位,一寸的十分之一。宋代时一分的长度约为 3.09 ~ 3.29 毫米。

〔5〕《日华子》:五代时期本草学家日华子所作。日华子原名大明,日华子为其号,代表作《日华子诸家本草》,也称《日华本草》或《大明本草》。

〔6〕《三省故事》:其书已不可考。三省是中国隋唐宋辽时期的中央行政机构,包括中书省、门下省和尚书省,分别负责起草诏书、审核诏书和执行政令。

【译文】

《山海经》载:"丁香生于东海和昆仑国,每年二三月开花,到七月才结果。"《开宝本草》注称:"丁香生于广州,树高一丈有余,寒冬不凋萎。树叶似栎树，花朵圆而细，呈黄色。果实如钉子，长四五分，紫色，果实中较粗大的长约一寸，俗称母丁香，一敲打就顺着纹理裂开。丁香味辛，主治风毒诸肿，能引发诸香，并且在止心疼、霍乱呕吐方面特别有效。"

叶庭珪说："丁香，又名丁子香，因为它的形状像钉子而得名。鸡舌香是大的丁香，即今天所称的丁香母。"

《日华子》载："鸡舌香治疗口臭，所以《三省故事》中，郎官口含鸡舌香，是为了使其禀奏政事和回答皇帝问题时能够口气芬芳，至今医书仍这样认为。鸡舌香产自大食国。"

【延伸阅读】

鸡舌香是现存典籍记载中时间最早的外来香料之一。因为以形定名的关系，历史上许多外观类似鸡舌之物都被称为"鸡舌香"，例如《南越志》认为鸡舌香是沉香树的花朵，而北宋年间，人们却把夹杂在乳香堆里一同输入中国的椰枣核当作鸡舌。虽有鱼目混珠，众医家仍然不断辨别求索，一代代将鸡舌香的真实身份传递了下来：鸡舌香即是丁香，两者同种，只是一阴一阳。正如李时珍在《本草纲目》中总结的那样："雄为丁香，雌为鸡舌。"

关于丁香，人们一定会想起李商隐的"青鸟不传云外信，丁香空结雨中愁"或者"芭蕉不展丁香结，同向春风各自愁"。但千万记住，这种充满哀怨的丁香与作为香料的丁香没有什么亲属关系。无论紫丁香还是白丁香，它们都来自木樨科丁香属，是中国原生的花卉。而香料丁香却是桃金娘科蒲桃属植物的干燥花蕾，很早以前，人们便知道它来自遥远的南洋海岛。

【名家杂论】

古代的言情小说常用鸡舌香来表现情人间的浓情蜜意，爱人们用极亲昵的方式传递鸡舌香的情节，在香艳故事中曾经反复出现。显然，小说家们的这种青睐源于鸡舌香最原始的功能——清新口气、调和气氛。

据《太平御览》引用东汉学者应劭的《汉宫仪》记载，汉桓帝的近臣刁存上了年纪，患有口臭，为此，桓帝拿出鸡舌香让刁存含服。由于鸡舌香辛辣蜇舌，刁存不敢吞咽，他以为自己无意中犯了什么过错，皇帝赐给他毒药。于是刁存带着鸡舌香回到家，向家人一一诀别。家人悲伤地哭起来，不知出了什么事。他的同僚见此，请求试一下"毒药"，结果出口成香，真相大白。

刁存的笑话或许催生了一项宫廷礼仪的建立：汉代尚书郎向皇帝奏事，必须口含鸡舌香。从此，"含鸡舌香"便成为得到君主重用的象征。据《魏武帝文集》收录，曹操曾写给诸葛亮一封信，这封信的内容尚不为世人熟悉，信上说："今奉鸡舌香五斤，以表微意。"由于暂不清楚书信的具体背景，因此曹孟德通过赠送鸡舌香，向诸葛孔明传达的信号就变得扑朔迷离。根据鸡舌香典故的象征意义，曹操既可能是嘲笑诸葛亮有生理瑕疵，也可能希望借此表达与诸葛亮合作共事的愿望。做出确切的判断需要更多的证据，但可以肯定的是，无论哪一种可能，都注定让三国故事更生逸趣。

郁金香

《魏略》[1]云："生大秦国。二三月花，如红蓝[2]。四五月采之，甚香。十二叶为百草之英[3]。"

《本草拾遗》云："味苦无毒，主虫毒、鬼疰、鸦鹘等臭[4]，除心腹间恶气，入诸香用。"

《说文》[5]云："郁金香，芳草也，十叶为贯，百二十贯采以煮之为鬯[6]。一曰郁鬯，百草之华，远方所贡方物，合而酿之以降神也。"《物类相感志》[7]云："出伽毗国[8]，华而不实，但取其根而用之。"

【注释】

〔1〕《魏略》：曹魏末期至晋朝初期的学者鱼豢（huàn）私撰的纪传体史书，记事起于魏武帝曹操，止于魏元帝曹奂，原书已散佚。

〔2〕红蓝：即红花（Carthamus tinctorius），一年生菊科草本植物，其花可用来制作红色染料和胭脂。

〔3〕英：开花不结果的草。"木谓之'华'，草谓之'荣'。不荣而实者谓之'秀'，荣而不实者谓之'英'。"

〔4〕鸦鹘（hú）等臭：泛指狐臭。鸦臭、鹘臭都是古代对狐臭的别称。

〔5〕《说文》：即《说文解字》。东汉文字学家许慎（约58—约147）所撰，是中国最早的字典。《说文》首创了部首编排法，分为540部，收录汉字9353个，每字均按"六书"（指事、象形、形声、会意、转注、假借）分析字形，诠解字义。

〔6〕鬯（chàng）：一种黑黍酿成的酒。

〔7〕《物类相感志》：一种类书，分身体、衣服、饮食、器用、药品、疾病、文房、果子、蔬菜、花竹、禽鱼、杂著十二门，相传为苏轼所撰，但《四库提要》认为系后人伪撰。此处引文原出《唐会要》，原文作"太宗时，伽毗国献郁金香，叶似麦门冬。九月花开，状如芙蓉，其色紫碧。香闻数十步。华而不实，欲种者取根"。引文最后一句与《唐会要》有别，应为误解或抄误。

〔8〕伽毗（pí）国：位于今克什米尔地区的古国。

【译文】

《魏略》称："郁金香产自大秦国。二三月间开出类似红蓝花的花朵，四五月间采收，特别香。郁金香有十二片叶子，是百草之精华。"《本草拾遗》载："郁金香味苦，无毒，主治虫毒、鬼疰、狐臭，祛除心腹中的邪气，可用于各种合香。"《说文解字》载："郁金香是一种香草。十片叶子为一串，采集一百二十串来煮，用来制作鬯酒。另一种说法是，郁鬯是由百草的花与远方的贡物合酿而成的，用来迎降神灵。"《物类相感志》载："郁金香产自伽毗国，开花但不结果，只取它的根来用。"

【延伸阅读】

古时的郁金香，并不是如今闻名世界的荷兰国花——百合科郁金香，也不是中药里的"郁金"——某些姜黄属植物的块根，而是指另一种同样为我们所熟知的名贵中药——番红花，或称藏红花。

郁金之名，来自西周时一种极为神秘而珍贵的远方贡物——郁草，《说文解字》中解释"郁"字时，所描绘的就是这种植物。当时出现了一种专门加工郁草的职业——郁人，郁人将熬成的郁草汁与黑黍酒调和，制成最尊贵的祭祀用酒——郁鬯（可能是一种调味的啤酒）。由于郁鬯是金黄色的，所以郁草又称为郁金草。

虽然番红花在古罗马也被用于调配甜酒，但没有明确证据表明上古中国的郁草就是番红花。郁草究竟是何物，目前未有确切的结论，但"郁金香"这个名字却流传了下来，并且大部分时间用来特指番红花。

【名家杂论】

李时珍在《本草纲目》中同时列举了"郁金香"和"郁金"两种药材，并准确指出郁金香"乃郁金花香，与今时所用郁金根，名同物异"。一言以蔽之，"郁金香"来自番红花的花朵，而"郁金"除了有时是"郁金香"的省称之外，多半是指姜黄属植物的块根。由于颜色相近，又多磨成粉末使用，二者常常混同。

郁金香是古代最为昂贵的花卉之一，它是番红花的干燥柱头（雌蕊），由于每朵番红花只有3根柱头，大约15000朵花才能制成100克的郁金香。因此，郁金香的身影常常只能在上流社会的诗词中才能见到，尤其是在唐和五代，人们把它藏于服饰中增添芳韵，段成式曾写下"郁金种得花茸细，添入春衫领里香"的诗句。有时也用于调和美酒，李白曾作诗盛赞"兰陵美酒郁金香，玉碗盛来琥珀光"。又或者铺于帝王将相的床榻，构成豪华的情趣，如花蕊夫人描

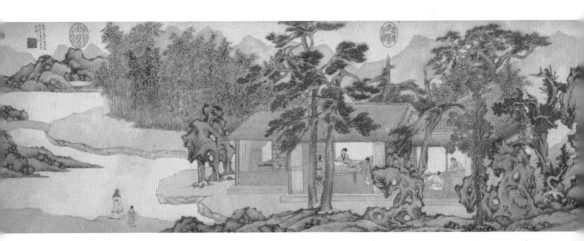

■〔明〕文征明《真赏斋图》（局部）

　　该画作是文征明80岁时为好友华夏所作。画中草堂书屋内，画家和友人焚香对坐，旁立侍童；草堂周围，古桧高梧掩映，假山怪石剔透，异常幽雅。

写的"青锦地衣红绣毯，尽铺龙脑郁金香"。

在印度，番红花除用于礼佛外，还是一种高档的颜料。据史料记载，天竺有一座名为"郁金香"的金色佛塔，塔身就是用郁金香泥涂抹的。而位于印度西南海岸的故临国，当地人沐浴后喜用郁金香抹身，这样做的目的是为了看起来如同佛像的金身。

对大众来说，用郁金香作色剂就太奢侈了，古罗马历史学家普林尼感叹郁金香的冒牌货比什么都多。在中国也是如此，张泌《妆楼记》说郁金"染妇人衣最鲜明，然不奈日炙。染成，衣则微有郁金之气"。此处的郁金，实为姜黄，是中国古代郁金香最主要的替代品。《物类相感志》说郁金香"取其根而用之"，便是把番红花当成了姜黄。

迷迭香[1]

《广志》云："出西域。魏文帝[2]有赋，亦尝用。"《本草拾遗》云："味辛温无毒，主恶气。今人衣香，烧之去臭[3]。"

【注释】

〔1〕迷迭（dié）香：为唇形科常绿灌木迷迭香。

〔2〕魏文帝：曹魏开国皇帝曹丕（187—226），三国时期著名政治家、文学家，作有《迷迭香赋》。四库版《陈氏香谱》作"魏文侯"，据洪刍《香谱》改。

〔3〕烧之去臭：《普济方》《本草拾遗》均作"烧之去鬼"。

【译文】

《广志》载："迷迭香出自西域，魏文帝作有《迷迭香赋》，并曾使用过。"《本草拾遗》载："迷迭香味辛，性温，无毒，主治恶气。现在人们把香包起来焚烧，能去除异味。"

【名家杂论】

曹丕、曹植和"建安七子"中的应玚、王粲都写过《迷迭香赋》。"生中堂以游观兮，览芳草之树庭""播西都之丽草兮，应青春而凝晖"……诗人们不掩爱意的歌咏表明，迷迭香在曹魏皇宫的成功种植，曾引发激动人心的话题，他们也许为此召开了一场隆重的诗会。

而在这以前，迷迭香就已是西域胡商携入中国的重要商品了。正如《古乐府》所唱的："行胡从何方？列国持何来？氍（qú）毹（shū）毾（tà）㲪（dēng）五木香，迷迭艾蒳及都梁。"氍毹和毾㲪都是经西域输入的毛毯，而迷迭香、艾蒳香和都梁香皆带着强烈的汉魏时期的印记，那是沐浴在曙光中的丝绸之路飘扬着的一缕缕芳香。

隋唐以后，关于迷迭香的传世文献并不多。三国时人们主要用阴干的迷迭香来制作香袋佩戴，而到了五代，从李珣《海药本草》的描述来看，人们对迷迭香的认识仍未出现很大的变化。李珣认为，迷迭香不能用来治病，首要的作用是焚烧驱鬼，以及用来制作古代的蚊香——与羌活合制成药丸或散剂，"夜烧之，辟蚊蚋，此外别无用矣"。这与迷迭香在其家乡（地中海沿岸）的广泛应用形成了鲜明对照，在那里，迷迭香不仅是一种提神醒脑的香料，同时也是有名的药品和保健品。

木密香[1]

内典[2]云："状若槐树。"

《异物志》[3]云："其叶如椿。"

《交州记》[4]云："树似沉香。"

《本草拾遗》云："味甘，温，无毒，主辟恶、去邪、鬼疰。生南海诸山中，种之五六年，乃有香。"

【注释】

[1]木密香：又作木蜜香。其树为沉香的源树种之一。

[2]内典：指佛经。

[3]《异物志》：作者是汉代杨孚，字孝元，南海郡番禺（今广州番禺）人。汉章帝和汉和帝时，任议郎之职。该书又名《南裔异物志》《交州异物志》是我国有关异物志第一书，现散佚。

〔4〕《交州记》：晋人刘欣明所撰史书，记载了我国岭南地区与今越南中北部地区的物产。

【译文】

内典载："木密香外观像槐树。"

《异物志》载："木密香树的叶子如椿树。"

《交州记》载："木密香树像沉香树。"

《本草拾遗》载："木密香味甘，性温，无毒，主要用于祛除恶气、辟邪，治疗脓疮。木密香树生于南海诸国的众山之中，种植五六年后才结香。"

藕车香〔1〕

《本草拾遗》云："味辛，温，主鬼气，去臭及虫鱼〔2〕蛀物。生彭城〔3〕，高数尺，黄叶白花。"

《尔雅》〔4〕云："藕车，芞舆〔5〕。"注曰："香草也。"

【注释】

〔1〕藕车香：据学者考证为菊科植物茅苍术，又称苍术。参见杨力人《唐〈本草拾遗〉"藕车香"的本草考证》。

〔2〕虫鱼：一种无翅昆虫，身体细长而扁平，有银灰色细鳞，昼伏夜出，以各种食物、浆糊、胶质、书籍、丝绸衣服等为食，又名蠹鱼、白鱼或书虫。

〔3〕彭城：今江苏徐州。

〔4〕《尔雅》："十三经"（儒家最重要的十三部经典）之一，中国最早的词典，一般认为是秦汉时期学者所作，收录词语四千三百多个。

〔5〕芞（qì）舆：藕车香的别名，上古时"芞舆"的发音与"藕车"相似。

【译文】

《本草拾遗》载："藕车香味辛，性温，主治不正之气，去除异味及书虫蛀蚀物品。藕车香产自徐州，高数尺，叶子黄色，花白色。"《尔雅》载："藕车，又名芞舆。"注称是一种香草。

【延伸阅读】

《离骚》中一句著名的诗写道："畦留夷与揭车兮，杂杜衡与芳芷。"屈原喜爱香草，世人皆知，但少有人知道他也是种植香草的能手。这句诗为我们勾勒了一幅战国时期药材种植业的图景：诗中的留夷是芍药，芳芷是白芷，而揭车便是藕车香，也就是苍术。芍药、白芷和苍术是相对较高大的草本植物，它们共同为矮小而喜阴的杜衡（本书中的马蹄香）提供荫庇，因此四种植物能够和谐相处。这意味着，楚国人已经掌握了对不同药材进行科学间种的技术。

这不仅表现出较高的农艺水平，也从侧面反映了当时社会对藕车香的需求之高。综观史料，除了端午节用来焚熏驱邪之外，防蛀驱虫也是藕车香重要的日常用途。据《齐民要术》记载，如果树木被虫鱼所侵害，可以用藕车香煎熬成汁，待汤液冷却后浇至树上，即可将其驱除。

必栗香[1]

内典云："一名化木香，似老椿。"

《海药本草》[2]云："味辛温，无毒，主鬼疰、心气痛[3]，断一切恶气。叶落水中，鱼暴死[4]。木可为书轴，辟白鱼[5]，不损书。"

【注释】

〔1〕必栗香：胡桃科植物化香树的木材，以商山（位于今陕西商洛）所产最为有名。

〔2〕《海药本草》：四库版《陈氏香谱》错为"海叶本草"，改之。

〔3〕心气痛：中医病证名，气滞于心胸而引起的疼痛。

〔4〕鱼暴死：鱼突然死亡。化香树叶中的萘醌类化合物具有杀鱼作用。《本草拾遗》作"鱼暴腮而死"，意为"鱼露腮而亡"。

〔5〕辟白鱼：驱除书虫。四库版《陈氏香谱》作"碎白鱼"，据洪刍《香谱》改。

【译文】

内典说："必栗香又叫化木香，像年老的椿树。"

《海药本草》说："必栗香味辛，性温，无毒，主治鬼疰、心气痛，断除一切恶气。树叶落入水中，会使鱼暴毙。木材可制作书轴，能驱除书虫而不损害书画。"

艾蒳（nà）香

《广志》云："出西域，似细艾。又有松树皮上绿衣，亦名艾蒳，可以合诸香，烧之能聚其烟，青白[1]不散。"

《本草拾遗》云："味温，无毒，主恶气，杀蛀虫，主腹内冷、泄痢[2]，一名石芝。"

《字统》[3]云："香草也。"

《异物志》云："叶如枅榈[4]而小，子似槟榔，可食。"

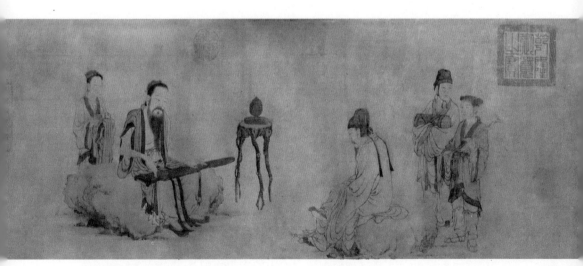

■〔元〕王振鹏《伯牙鼓琴图》（局部）

画中描绘的是春秋名士伯牙过汉阳在舟内鼓琴时，路遇知音钟子期的故事。画中他们二人对坐，三侍者分立二人身后，各人神态不一，颇具神韵。画中俞伯牙专注弹琴，钟子期焚香听琴。整幅画人物刻画惟妙惟肖，跃然纸上。

【注释】

〔1〕青白：颜色的一种，为微泛青色的白色。

〔2〕泄痢：腹泻。

〔3〕《字统》：南北朝时燕人阳尼祖孙共同编撰。阳尼去世后，阳承庆在其祖父《字释》的基础上，扩充内容，将其完成，并改名为《字统》，共二十卷，今已亡佚，只能从《一切经音义》《太平御览》等书的引文中略见原貌一斑。

〔4〕栟（bīng）榈：棕榈树。

【译文】

《广志》载："艾蒳香产自西域，形似细艾。另外有一种长在松树皮上的绿衣，也名叫艾蒳，可以用来和合诸香，烧起来能聚集烟气，烟呈青白色，并且不飘散。"

《本草拾遗》载："艾蒳香性味温，无毒，能防不正之气，杀蛀虫，主治腹内冷和腹泻，又叫作石芝。"《字统》载："艾蒳香是一种香草。"

《异物志》载："艾蒳香叶如棕榈，不过更小，果实如同槟榔，可以食用。"

【名家杂论】

艾蒳，这个名字同时承载了两种生命：一种是菊科植物艾蒳香，泰语中称为"蒳艾"，意为"大蒳草"。因叶子可提取冰片，菊科艾蒳又称为"冰片艾"，在中国南方、东南亚、南亚的民间医学中有着广泛的应用；另一种艾蒳通常认为是松树上的苔藓，佛经中称为"世黎也"，是一种名叫"浅草"的青色地衣，在南亚常常作为一种食用香料来使用。

与松树共生的艾蒳，在古代文艺界可谓大名鼎鼎，许多诗人为之倾倒，写下了"凭仗幽人收艾蒳，国香和雨入青苔"（苏轼《再和杨公济梅花十绝》）、"夹径幽香吹艾蒳，隔林艳绝点燕支（燕支即用来制作胭脂的红蓝花）"（洪咨夔《次韵西山》）等名句。艾蒳脱俗的气质可见一斑。

在香的世界里，艾蒳以其聚烟塑形的独特能力而著称。宋人洪刍编撰的《香谱》录有一种以艾蒳为主要原料的香，点燃后"其烟袅袅，直上如线，结为球状，经时不散"，因此叫作"宝球香"。艾蒳香的这种功能，有时也被江湖术士利用，宋人储泳所撰的《祛疑说》记载了一种叫作"烧香召雷神"的把戏：术士点燃艾蒳等药合成的香，烟气聚集在香炉上方，形成人身鸟翼的雷神模样，看到的人都虔诚地敬拜，孰不知，其实只是艾蒳所起的神奇功效罢了。

兜娄香

《异物志》[1]云："生海边国[2]，如都梁香[3]。"

《本草》云："性微温，疗霍乱、心痛，主风水肿毒、恶气，止吐逆[4]。亦合香用。茎叶如水苏[5]。"

今按：此香与今之兜娄香不同。

【注释】

〔1〕《异物志》：据《证类本草》记载，此处文字应引自《南州异物志》。《南州异物志》是三国时期吴国太守万震所撰，记载了岭南、南海诸国，甚至远及大秦等国的方物风俗，惜原书已佚。

〔2〕海边国：即南海边国，泛指马来半岛东岸诸国。

〔3〕都梁香：见后文"都梁香"条。

〔4〕吐逆：气逆而呕吐。胃气以降为顺，以上为逆，故称"吐逆"。

〔5〕水苏：唇形科多年生草本植物。

【译文】

《异物志》载："兜娄香产自南海周边国，形如都梁香。"

《本草》载："兜娄香性微温，主要治疗霍乱、心痛、风水肿毒和不正之气，可治疗因胃气上逆引发的呕吐。也用于合香。兜娄香的茎叶如同水苏。"

今按：此香与今天的兜娄香不同。

【延伸阅读】

"兜娄香"这个称呼令人心生怪异，显然，这又是一个来自海外的名字。在现存汉译佛经中，"兜娄香"有许多的变体——《楞严经》称其为"兜娄婆香"，《法华经》称其为"多摩罗跋香"，《金光明经》称其为"钵怛罗香"，这些名字其实都源自梵语。

在古代，人们认为这个词指的是"藿香"。"藿"，本义是指豆科植物的叶子，大概因藿香的叶子与豆科植物相似而被借用，渐渐地这个名字也便"久借不还"了。

同时，"兜娄"一词的含义也有了一些变化。从宋人留下的记载看，"兜娄"逐渐被用来指称一种用于焚烧的炷香，例如僧人绍昙的102首偈颂中，便有"一炷兜娄怨结成""烧炷兜娄苦告天"之句。这与此前兜娄香的"叶香"形象有着较大的差别（植物来源也极可能不同），这或许可以解释作者为何特意写下"此香与今之兜娄香不同"的注解。

【名家杂论】

提起藿香，今天人们会毫不犹豫地想起一种绿叶紫花的草本植物，但在曾经很长一段时间里，不少人认为它是一种树，并且为此引起了不小的争论。南北朝时期，"主草派"和"主木派"都极为盛行。当时东南亚的扶南流行着关于"五香一木"的说法，即："根是旃檀，节是沈香，花是鸡舌，叶是藿香，胶是薰陆"，五种香出自同一种树。东晋人俞益期和梁元帝萧绎都接受这种看法。而另一方面，三国时的《南州异物志》及晋代的《南方草木状》则都认为藿是一种香草，即今日的广藿香。

随着中国人对香料认识的逐渐加深，"五香一木"的说法渐渐被推翻了。沈括的看法最具代表性："旃檀与沉香两木元异。鸡舌即今丁香耳，今药品中所用者亦非。藿香自是草叶，南方至多。薰陆小木而大叶，海南亦有，'薰陆'乃其胶也，今谓之'乳头香'。五物迥殊，元非同类。"

"主木派"被戴上"似涉欺罔"的帽子，而"主草派"似乎大获全胜。不过到了现代，研究者们发现"主木派"的说法也并非全无来由。佛经中的"藿香"，在南亚地区，本来就是指一种樟科的木本植物——柴桂。南亚人用它的树叶来制作本土的"香叶"，用于日常烹饪及宗教生活。

剧情的反转如此有趣。然而，多亏了文明传播过程中屡见不鲜的张冠李戴与鸠占鹊巢，才让世界如此多样和精彩。

白茅香[1]

《本草拾遗》云：“味甘，平，无毒，主恶气，令人身香，煮汁服之，主腹内冷痛。生安南[2]，如茅根[3]，道家以之煮汤沐浴云。”

【注释】

〔1〕白茅香：为禾本科多年生草本植物香根草，又名岩兰草，其根可提香。较著名的品种有高地香根草以及低地香根草。

〔2〕安南：越南的古称，得名于唐代设置于越南中、北部地区的安南都护府。

〔3〕茅根：禾本科植物多年生草本植物白茅的根茎。

【译文】

《本草拾遗》载：“白茅香味甘，性平，无毒，主治恶气，令人身体发香，煮成汤汁服下，治疗腹内冷痛。白茅香产于安南，形如茅根，道家用它来煮汤沐浴。”

茅香花[1]

《唐本草》[2]云：“生剑南[3]诸州，其茎、叶黑褐色，花白，非白茅也。味苦，温，无毒，主中恶，反胃，止呕吐。叶苗可煮汤浴，辟邪气，令人身香。”

【注释】

〔1〕茅香花：禾本科草本植物茅香的花序。

〔2〕《唐本草》：即《新修本草》。

〔3〕剑南：指剑南道。唐代贞观元年（627）划分的十个省级行政区之一，因位于剑门关以南而得名，辖区包括今四川省大部，云南省澜沧江、哀牢山以东，以及贵州省北端、甘肃省文县一带，治所在益州蜀郡（即今成都）。

【译文】

《唐本草》载：“茅香花产于剑南道的各个州，其茎、叶为黑褐色，花为白色，但并不是白茅。茅香花味苦，性温，无毒，主治内中恶心，止呕吐。茅香花的叶和苗可煮汤沐浴，驱除邪气，令人身体芳香。"

兜纳香〔1〕

《广志》云："生骠国〔2〕。"

《魏略》云："出大秦国。"

《本草拾遗》云："味甘，温，无毒，去恶气，温中〔3〕除冷。"

【注释】

〔1〕兜纳香：其植物学归属暂不可考。

〔2〕骠（piào）国：公元 7—9 世纪世纪缅甸的骠族在伊洛瓦底江下游建立的古国，其音乐艺术（"骠国乐"）曾风靡唐朝，832 年骠国亡于南诏。

〔3〕温中：中医名词。温暖脾胃的一种疗法，用于因脾胃受寒而导致的腹中冷痛、大便稀薄等症。

【译文】

《广志》载："兜纳香产于骠国。"

《魏略》载："兜纳香产自大秦国。"

《本草拾遗》载："兜纳香味甘，性温，无毒，能去除恶气，温暖脾胃，驱除寒气。"

耕香〔1〕

《南方草木状》〔2〕云："耕香，茎生细叶。"

《本草拾遗》云："味辛，温，无毒，主臭鬼气，调中〔3〕。生乌浒国〔4〕。"

【注释】

〔1〕耕香：其植物学归属暂不可考。

〔2〕《南方草木状》：晋代文学家、植物学家嵇含（263—306）编撰，成书于公元 304 年，记载了生长在我国广东、广西等地及越南的植物，是我国现存最早的植物志。查今本《南方草木状》未见以下引文。

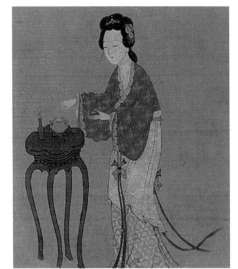

■〔明〕仇英《崔莺莺造像》(局部)

画中莺莺焚香祷月的情景,是杂剧中
的一个场面。

〔3〕调中:中医名词,意为调和中焦阻塞。中焦是"六腑"中的"三焦"
(上焦、中焦、下焦)之一,位于上腹部位,主要功能为助脾胃消化食物。

〔4〕乌浒国:位于今广西西部的原始部落,据元人周致中所撰《异域志》
记载,乌浒国又名啖人国,因其国有食人风俗:"人生长子,辄解而食之,谓之
宜弟;味甘则献其君,君赏之,谓之忠。凡父母老则与邻人食之,遗其骨则归
之。其邻人之父母老,亦还彼食之。不令自死,则葬污地;食,则死后免在生
之业。"

【译文】

《南方草木状》载:"耕香茎上生出的是细细的叶子。"

《本草拾遗》载:耕香味辛,性温,无毒,用于去除臭气和恶气,能调理
脾胃,产自乌浒国。"

雀头香〔1〕

《本草》云:"即香附子也,所在有之。叶、茎都是三棱〔2〕,根若附子,周
匝多毛〔3〕。交州者最胜,大如枣核,近道〔4〕者如杏仁许,荆襄〔5〕人谓之莎草。

根大，能下气[6]，除胸[7]腹中热，合和香用之尤佳。"

【注释】

〔1〕雀头香：为莎（suō）草科植物莎草的干燥根茎，中医又称香附子、雷公头，雀头香是其早期的名称。

〔2〕三棱：三条棱线。"棱"是指物体表面的条状突起，或不同方向的两个平面的交接线。莎草的叶子和茎都有三条棱线，叶子的棱线有如剑脊，茎的截面为三角形。

〔3〕周匝（zā）多毛：周匝，周身。香附子上的毛乃是莎草的须根。

〔4〕近道：附近的省份。道是唐代行政区划单位，相当于现在的省。"近道"在药书中常用来与"道地药材"相区别。道地药材，是对特定产区的名优正品药材的称呼，离开特定的产区，所产药材功效往往会发生改变。

〔5〕荆襄：泛指今湖南、湖北一带。东汉建安十三年（208），曹操从原荆州七郡中分出襄阳郡、南乡郡（一说章陵郡），合称"荆襄九郡"，"荆襄"一词源自于此。

〔6〕下气：中医术语，意为使上逆之气下降，又名降气。

〔7〕胸：四库版《陈氏香谱》作"脑"，查《新修本草》《证类本草》均作"胸"，因改之。

【译文】

《本草》载："雀头香即是香附子，到处都有。雀头香的叶和茎都有三条棱线，根则长得像附子，周身有许多毛。交州所产的最好，大的像枣核，就近采的则如同杏仁一般大小，荆襄一带的人称之为莎草。根大，雀头香能让上逆之气明显下降，除去胸腹中的热气，调制成合香使用特别好。"

【名家杂论】

香附子的故乡在非洲、欧洲中南部和南亚，但很久以前，它便成为一种世界性的香料。古希腊人把它同时当作药物和香料来使用。在古印度，已逾七千年历史的阿育吠陀医学使用香附子来治疗发烧、消化不良和痛经等疾病。地中海东岸的阿拉伯人则习惯把香附子烤热或烧成灰，治疗跌打损伤和痈肿。由于莎草根具有抗菌功效，两千年前的苏丹农民食用它来保持牙齿健康。

香附子在中国的历史至少可以追溯到三国时期。据西晋人虞溥所撰《江表传》记载，魏帝曹丕曾遣使到东吴求要雀头香，可见此时香附子还没有传入北方。按照《新修本草》的观点，直到唐代，香附子的道地产区仍在南方的交州。

五代北宋之间的笔记小说《清异录》，详细介绍了当时香附子的炮制方法：将香附子在砂盆中摩擦去毛，切作细末，用水搅匀，浸泡二十四小时后倒去水，再熬成稠膏，接着将稠膏捏成饼状，用小火焙干，再次放入水中浸泡。"如此五七遍入药，宛然有沉水香味，单服尤清。"

《清异录》还提到，当时的湖南人将香附子称作"回头青"，就是说，如果将香附子就地铲去，回头一看又会发现萌生了青芽。不过，这种夸张的说法并不是在歌颂香附子顽强的生命力，相反，香附子依靠球茎就能生长的特性使它变成令耕作者无比头痛的对象。如今，香附子已成为农田里的头号杂草。

芸香 [1]

《仓颉解诂》[2] 曰："芸蒿 [3]，叶似邪蒿 [4]，可食。"

鱼豢《典略》[5] 云："芸香，辟纸鱼蠹 [6]，故藏书台称芸台。"

《物类相感志》云："香草也。"

《说文》云："似苜蓿 [7]。"

《杂礼图》[8] 云："芸即蒿也，香美可食，今江东人 [9] 饵 [10] 为生菜 [11]。"

【注释】

〔1〕芸香：为芸香科多年生草本植物，枝叶含芳香油，可作调香原料。全草入药，有驱风镇痉、通经、杀虫之效。

〔2〕《仓颉解诂》：《仓颉篇》是我国古代启蒙识字课本，它最初由秦丞相李斯的《仓颉篇》、中车府令赵高的《爱历篇》和太史胡毋敬的《博学篇》三篇文章构成，称为"秦三仓"，是秦始皇"书同文"政策的产物。汉初，"秦三仓"合为一篇，仍称《仓颉篇》。到了晋代，秦本《仓颉篇》与扬雄《训纂篇》，以及贾鲂、班固二人所续《滂喜篇》合并，称之为"汉三仓"。至此，《仓颉篇》

发展演变为一部收纳 7380 字的大型字典。《仓颉解诂》系晋代学者郭璞对"汉三仓"的训释之作，今已亡佚。

〔3〕芸蒿：据学者考证，此处之"芸蒿"与后面《说文》《杂礼图》所说的"芸"均指伞形科植物前胡，与芸香为不同的植物。

〔4〕邪蒿：菊科蒿属植物青蒿。

〔5〕鱼豢《典略》：鱼豢（生卒年待考），三国时期曹魏国郎中、史学家，除著有《典略》三十八卷外，还著有《典略》五十卷。《典略》是古代野史著作，内容上起周秦，下至三国，记事颇广，体裁驳杂，系作者抄录诸史典故而成，原书已失传。

〔6〕鱼蠹：即书虫，参见"藕车香"条"虫鱼"注释。

〔7〕苜蓿：苜蓿属植物的通称，俗称"三叶草"。

〔8〕《杂礼图》：其书暂不可考。

〔9〕江东：核心区域在长江下游江南一带。三国时有江东六郡，北宋时有省级行政区江南东路，俱称"江东"，而所指范围有别。因《杂礼图》不可考，所以不能断定此处确指。

〔10〕饵：吃。

〔11〕生菜：野菜。

【译文】

《仓颉解诂》载："芸蒿的叶子像邪蒿，可以食用。"

鱼豢《典略》载："芸香能驱除纸中的书虫，所以藏书合称为芸台。"

《物类相感志》载："芸香是一种香草。"

《说文解字》载："芸，形似苜蓿。"

《杂礼图》载："芸，即是蒿草，味道香美可以食用，今天江东人当成野菜来吃。"

【延伸阅读】

芸香与书籍的亲密关系，是别的芳香植物难以比拟的。只要将芸香夹于书页中，便能达到驱除虫蠹的效果。使用起来如此方便经济，实在令大多数香草

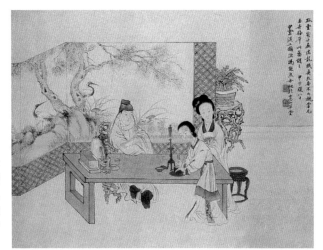

■《焚香读书图》

　　焚香是古代文人雅士的心爱之事。古人将香器置于厅堂或摆于书房案头，读书时点上一炷清香，便有了"红袖添香夜读书"的美妙意境。

望尘莫及。

　　古代书籍中往往置入一株芸香，除了防蛀，又可充当书签，可谓一举两得。由于芸香的庇护，翻开书页，常常飘出一缕清香之气，又能充当书签之用，因此获得了"芸签"的美名。

　　芸香与诗书的这层关系，使得芸香渐渐成为书籍的代称。那些与书籍有关的事物，也因此诞生了一系列诗意的别名：如书籍称为"芸编"、读书仕进者称为"芸人"、校书郎称为"芸香吏"、专司典籍的秘书省称为"芸香阁"或"芸台"、藏书处称为"芸局"、书斋称为"芸窗"（书斋窗前常种芸香），等等。

【名家杂论】

　　芸香是从西域传入中原的。晋代时，人们常在殿前或中庭畦种芸香，常能感受微风送香的惬意。魏晋之交的文学家成公绥作《芸香赋》，赞曰："美芸香之修洁，禀阴阳之淑精。去原野之芜秽，植广厦之前庭。"这便是那个时代的风俗写照。

　　在印刷业突飞猛进的唐宋，芸香成为文人们的心头之好，不断见诸于诗篇，如"芸香能护字，铅椠善呈书"（杨巨源）、"闲书闲画满芸香，卧读行看固是常"（李至）、"请君架上添芸草，莫遣中间有蠹鱼"（梅尧臣）……

　　芸香辟蠹的常识也被化用于明代小说的创作中。《续西游记》，顾名思义为《西游记》的续作，便讲述了唐僧师徒用芸香驱除蠹妖的故事：唐僧一行西天取经归来，被一只老蠹妖觊觎。这只老蠹妖乃是吃了仙书而成精的，对唐僧所取佛经垂涎欲滴，因此伙同蛙精意图夺取经书。但唐僧得过路高僧所助，蠹妖未能得逞。混战之中，几只小蠹妖乘机混入装载经书的包袱。这时高僧又化身药材商人，赠孙悟空以芸香，并告之"休思棒打伤生命，全仗芸烟却蠹妖"。凭着焚熏芸香，包袱中的蠹妖被驱除，经书和小蠹妖性命得以两全。

不过，《续西游记》中的芸香可能已不是从前的草本芸香。由于芸香下端会逐渐木质化，明以后的人们常误以为其来自某种木本植物。《本草纲目》认为芸香是山矾，明末《正字通》则提到"外国之芸为木汁，今中国枫脂亦名芸香"，清代《广东通志》也说"古时芸香乃草叶，今芸香乃山中树液所结，杂诸香焚之，可薰衣"，因此，"芸香"与"安息香"一样有着严重的同名异物的情况，读者亦当察之。

零陵香[1]

《南越志》[2]云："一名燕草，又名薰草。生零陵[3]山谷，叶如罗勒[4]。"

《山海经》云："薰草，麻叶[5]而方茎，赤花而黑实，气如蘪芜[6]，可以止疠[7]。即零陵香。"

《本草》云："味苦，无毒，主恶气注心腹痛[8]，下气，令体香[9]，和诸香，或作汤丸用，得酒良。"

【注释】

〔1〕零陵香：现今被称为零陵香的植物有多种，有报春花科植物灵香草、菊科植物铃铃香，以及唇形科植物罗勒等。但据学者汤忠皓在《古代兰蕙辨析》一文中考证，宋代以前的零陵香是指唇形科多年生草本植物蕓香。

〔2〕《南越志》：南朝宋沈怀远（生卒年不详）所撰，内容涉及岭南地域沿革、地方山川名由、民间传说、风俗习惯，以及珍稀物产，尤以动、植物为最。

〔3〕零陵：公元前221年秦始皇始设零陵县，治所在今广西全州县。汉武帝征服南越以后，为了加强对南越地区的统治，于公元前111年在原零陵县一

带建置零陵郡，辖域最大时包括今湘中，到湘西南，再到桂东北的永州、桂林、邵阳、衡阳、湘潭、娄底等地区。郡治起初设在全州，后迁往永州，零陵一名所指地区亦随之迁移。零陵香之"零陵"当指全州一带。

〔4〕罗勒：唇形科植物罗勒。

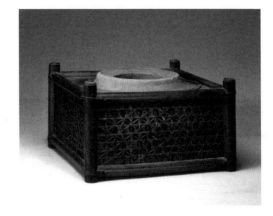

■ 竹香炉

〔5〕麻叶：叶子密密麻麻。麻，众多而繁密之意。

〔6〕蘼（mí）芜（wú）：是伞形科植物川芎的苗叶，有香气。

〔7〕疠：瘟疫。

〔8〕恶气注心腹痛：邪戾之气灌注引发的心腹疼痛。

〔9〕令体香：四库版《陈氏香谱》作"令体"，据《证类本草》增"香"字。

【译文】

《南越志》载："零陵香别名燕草，又称薰草，产自零陵县的山谷之中，叶子如罗勒。"

《山海经》载："薰草叶子繁多，茎为方形，开红色的花，结黑色的果实，香气如同川芎苗，可以止瘟疫。这即是零陵香。"

《本草》载："零陵香味苦，无毒，主治邪戾之气灌注引发的心腹疼痛，能使上逆之气下降，令身体芳香，可用来调和诸香，或制成汤丸服用，用酒送服效果更佳。"

都梁香〔1〕

《荆州记》〔2〕云："都梁县〔3〕有山，山上有水，其中生兰草，因名都梁香。形如藿香。"古诗："博山炉〔4〕中百和香，郁金苏合及都梁。"

《广志》云："都梁在淮南，亦名煎泽草也。"

【注释】

〔1〕都梁香：或为唇形科植物地瓜儿苗的茎叶。

〔2〕《荆州记》：南朝宋人盛弘之（生卒年不详）所撰区域志，共三卷，成书于宋文帝元嘉十四年（437）前后。正文分郡县记述了当时荆州地区（地跨今河南南部、两湖、江西、两广北部）的名胜古迹、洞穴矿藏、地方特产、历史典故、神话传说和高山大川等情况。

〔3〕都梁具：最初在今江苏省盱眙县，周代时为东夷之地，因梁伯国在此建都而得名。盱眙县的都梁即下文《广志》所说的淮南之都梁。梁伯国后为徐国吞并，而徐国于公元前512年被吴国吞并。徐人奔楚，在楚地建立新的徐国，后亦被楚国吞并。其后徐人南迁，与徐人同姓同族的梁人亦迁至湖南武冈，于是有了新的都梁。公元前124年，西汉于此地置都梁侯国，后于公元8年废侯国，改置都梁县，即《荆州记》之都梁县，直至隋开皇十年（590）废止。

〔4〕博山炉：汉晋时期焚香用具，常见的有青铜器和陶瓷器。炉体呈豆形（豆是古代盛食品的一种高脚器皿），上有盖，盖高而尖，呈重叠的山形，其间雕有飞禽走兽，象征着蓬莱三山中的博山（蓬莱、博山、瀛洲并称蓬莱三仙山）。

【译文】

《荆州记》载："都梁县有山，山上有水，水中长有兰草，所以叫作都梁香，形状如同藿香。"古诗写道："博山炉中百和香，郁金苏合及都梁。"

《广志》载："都梁香产自淮南，又名煎泽草。"

【延伸阅读】

据东晋时译成汉文的《佛说灌洗佛经》记载，古时每年的四月初八乃是浴佛日。每当浴佛日，各个寺庙都会设斋举办龙华会，并以"五色水"灌洗佛顶。所谓五色，即赤、白、黄、黑、青。赤色水乃郁金香（番红花）所制，白色水为丘降香所制，黄色水为香附子所制，黑色水为安息香所制，而青色水则是由藿香、艾蒳香和都梁香这三种极为相似的叶香所制成。（据成书于南朝梁代的《荆楚岁时记》记载，当时荆楚地区可能全部使用都梁香来制作青色水。）

用五色水灌洗佛像之后，便要用棉花一样洁白的白练擦拭佛身。事毕，信众再以剩下的五色水灌洗自己的身体，以获取同样的福报。这第二次灌顶，有一个极具禅意的名字，称为清净灌。

白胶香[1]

《唐本草》云："树高大，木理细，鞭叶三角[2]，商洛间[3]多有。五月斫为坎，十二月收脂。"《经史证类本草》[4]云："枫树，所在有之，南方及关陕[5]尤多。树似白杨，叶圆而歧[6]，二月有花，白色乃连，着实大为鸟卵，八九月熟，曝干，可烧。"《开宝本草》云："味辛苦，无毒，主瘾疹[7]、风痒[8]、浮肿，即枫香脂也。"

【注释】

〔1〕白胶香：金缕梅科植物枫香树的树脂，又名枫香脂。

〔2〕木理细，鞭叶三角：洪刍《香谱》作"木理细，茎叶三角"。查今本《唐本草》，仅言"叶三角"，而未见"木理细，鞭"相关内容。由于此处"鞭"字疑有抄误，故暂按洪刍《香谱》作译文。

〔3〕商洛间：商山和洛水之间，范围主要在今陕西省商洛市。

〔4〕《经史证类本草》：疑为宋人唐慎微等编撰的《重修政和经史证类本草》。该书汇集药物1746种，是本草学重要文献。

〔5〕关陕：今陕西关中一带。

〔6〕歧：分岔。

〔7〕瘾疹：中医病名，一种瘙痒性、过敏性皮肤病，临床特征表现为皮肤出现红色或苍白的瘙痒性风团，发无定处，骤起骤退，消退后不留痕迹。

〔8〕风痒：中医病名，指无原发性皮肤损害，而以瘙痒为主要症状的皮肤感觉异常性皮肤病，相当于西医的皮肤瘙痒症。

【译文】

《唐本草》载："枫香树高大，木纹细腻，茎上叶子有三个角，商山洛水之间有很多这种树。五月时在树干上用刀斧凿出坑洞，十二月再收集树脂。"《经史证类本草》载："枫树到处都有，南方和关中一带特别多。树如白杨，叶圆而有分叉，二月开花，白色相连，果实大如鸟蛋，八九月成熟，晒干后可以焚烧。"《开宝本草》载："白胶香味辛苦，无毒，主治瘾疹、风痒、浮肿，即为枫香脂。"

【延伸阅读】

《西游记》中，孙悟空破坏了五庄观的人参果树，得到观音菩萨杨枝甘露相助，才将人参果树救活。这个神奇的故事情节，其实来源于佛家对杨柳枝起死回生的神力崇拜。不过，根据佛经记载，除了杨枝甘露，还需白胶香的配合才能创造枯木逢春的奇迹。唐时译入中国的《陀罗尼法术灵要门经》记载，想要让枯树生出枝叶，须取"白胶香一大两"，涂在枯树树心，然后挥动杨枝，每天晨朝、日中、黄昏对枯树念咒语一百遍，连续三日即可令枯树开花结果。

在佛典中，白胶香是供奉东方天神之香，但其植物来源在印度和中国却是不同的。印度人使用的白胶香，是娑罗树的树脂，而中国人使用的白胶香，则是枫香树的树脂。香文化在传播过程中发生香料植物的本土化，这种情况是屡见不鲜的。

芳草

《本草》云："即白芷[1]也，一名莍[2]，又名莞，又名符离，一名泽芬。生下湿地，河东川谷[3]尤胜，近道亦有之。道家以此香浴，去尸虫[4]。"

【注释】

〔1〕白芷：伞形科草本植物白芷的干燥根。

〔2〕莍（chǎi）：古书上说的一种香草，白芷在方言中的叫法。

〔3〕河东川谷：四库版《陈氏香谱》作"河东州谷"，据《新修本草》改。河东指河东道，是唐贞观元年设于黄河以东的省级行政区划，包括今山西省和河北省西北部。

〔4〕尸虫：又名埋葬虫，昆虫种类之一，属鞘翅目埋葬虫科，该科昆虫主要以动物尸体为食，由于进食时总不停挖掘尸体下面的土壤，最后自然而然将尸体埋葬在地下，因而得名。

【译文】

《本草》载："芳草即是白芷，又叫作茝、莞、符离、泽芬。芳草生长在低洼的湿地，河东道的山谷中尤其多，周边地区也有。道家用它来进行香浴，可驱尸虫。"

龙涎香[1]

叶庭珪云："龙涎出大食国。其龙多蟠伏于洋中之大石，卧[2]而吐涎[3]，涎浮水面。人见乌林上异禽翔集，众鱼游泳争噆[4]之，则殳[5]取焉。然龙涎本无香，其气近于臊，白者如百药煎[6]而腻理[7]，黑者亚之，如五灵脂[8]而光泽，能发众香，故多用之，以和香焉。"

《潜斋》[9]云："龙涎如胶，每两与金等，舟人得之则巨富矣。"

温子皮云："真龙涎，烧之，置杯水于侧，则烟入水，假者则散。尝试之，有验。"

【注释】

〔1〕龙涎香：是抹香鲸的肠道分泌物。由于抹香鲸以大王乌贼、章鱼等枪鲗鱼类为食，这些食物不被消化的尖嘴可能会扎伤抹香鲸的肠道，从而刺激其分泌出浅黑色的蜡状物质，即龙涎香。和沉香树脂一样，龙涎香也是生物自我修复的产物。

〔2〕卧：趴着。

〔3〕涎：唾液。

〔4〕噆（zǎn）：叮咬。

〔5〕殳（shū）取：殳，古代一种长柄兵器，八棱，无刃。殳取，即用殳取物。

〔6〕百药煎：中药名，是五倍子与茶叶等物一起发酵制成的块状物。五倍子是漆树科植物盐肤木的果实。

〔7〕腻理：肌理细润。

〔8〕五灵脂：中药名，有灵脂米、灵脂块两种，多为黑棕色。灵脂米是复

齿鼹鼠的干燥粪便，灵脂块是其粪便与尿液的混合物，夹以少量砂石干燥凝结而成。此处五灵脂或指灵脂块。

〔9〕《潜斋》："潜斋"为清代名医王士雄的书斋名，《潜斋医学丛书》系王氏等医家所撰辑若干医书之合称，有八种本和十种本之分。

【译文】

叶庭珪说："龙涎香出自大食国。这龙多蟠曲俯伏在海洋中的大石头上，趴着吐出唾液，唾液浮在水面上。人们看见黑色的树林上方有奇怪的鸟类飞到一起，各种鱼类游过去争着去叮咬，便用长柄的工具将它取过来。然而龙涎香本来不香，其气味有点腥臊，白色的龙涎香如百药煎而纹理润泽，黑色的龙涎香要逊色一些，如同有光泽的五灵脂。龙涎香能引出众香，所以多用它来调和香料。"

《潜斋》载："龙涎香形如胶，每两与黄金等价，船夫得到它就能变为巨富。"

温子皮称："真的龙涎香烧起来，放一杯水在旁边，烟就会跑到水里去，假的烟则会飘散。我曾经尝试过，得到了验证。"

【延伸阅读】

龙涎香系由抹香鲸的肠道分泌物与不能消化的鱼骨混合凝结而成的。大多数时候，抹香鲸会将其呕吐出来，从而产生了"巨龙吐涎"的传闻。有时候，龙涎香也会通过鲸鱼的肠道排出体外，"藏着掖着"的抹香鲸只是极少数。

初排的龙涎香是黑而软的，且腥臭难闻，此即"龙涎本无香，其气近于臊"。经过海水的浸泡，杂质不断漂去，才渐渐地变浅、变硬，散发出香气，最后成为品质最上乘的白色龙涎香。白色龙涎香须经过百年以上的漂流，才能成为龙涎香中的极品，而杀生取出的新鲜龙涎香因为缺少时光的打磨，只是最末等的半成品。清代时，台湾的海岸经常发现抹香鲸（当地人称为海翁鱼）吐出的黑色、浅黄色的龙涎香块，"番每取之，假作龙涎香以贾利"。可见，年成尚浅的龙涎香有时甚至不被承认是真的龙涎香。

【名家杂论】

尽管宋代以前断断续续有关于龙涎香的传说，但这种香正式以"龙涎"之名出现，可能晚至宋徽宗时期。北宋宣和年间，海外异香频频进入中国，包括笃耨香、金颜香和亚湿香等品种，但其中最有名、影响亦最深远的则是龙涎香。

翻阅宋代文献，不时还能读到当时龙涎香惹出的各种趣事。据《双桥随笔》，有一位名叫茹芮的学师得到了一盒"龙涎饼"，却不知道其实是香，于是在宴席上给每位客人都备了一小碟"龙涎饼"。他将自己的饼吃完（当然味道不怎么可口），又勉强劝客人吃。结果客人们纷纷捂住嘴，只是称赞饼好吃，却偷偷把它们放在袖子里带走了。

当然，宋徽宗起初也是不识货的。据《宋类稗钞》记载，政和四年(1114)，徽宗得到两罐龙涎香，这些龙涎香都是比较大块的，外观看起来不是很好，于是大多分给了近臣。直到有一天，有人将龙涎香点燃，霎时芳香满座，芬芳整日，徽宗才感到惊奇，又让得赐龙涎香的官员无论大小悉数将香归还。由于这些形制大块的龙涎香看起来质朴古老，所以又称为"古龙涎香"，这正是古龙水之"古龙"的起源。

明代时，龙涎香仍是珍稀之物。据《涌幢小品》记载，嘉靖四十年(1561)，宫中起火，库藏的龙涎香尽毁。皇帝十分愤怒，下令再行购买。户部尚书高耀此时进献了八两龙涎香，皇帝大喜，给价七百六十两白银，并加官太子少保。其实，这八两龙涎香乃是宫中失火时有人悄悄偷出去的，高耀看准皇帝心急，于是重贿窃香者，方才购得。

甲香 [1]

《唐本草》云："蠡 [2] 类，生云南者大如掌，青黄色，长四五寸，取壳烧灰用之。南人亦煮其肉噉 [3]。今合香多用，谓能发香，复聚香烟 [4]，倾酒密煮制方可，用法见后。"

温子皮云："正甲香，本是海螺压子 [5] 也。唯广南 [6] 来者，其色青黄，长三寸。河中府 [7] 者，只阔寸余。嘉州 [8] 亦有，如钱样大。于木上磨，令热即投酽 [9] 酒中，自然相近者是也。若合香偶无甲香，则以鲎壳 [10] 代之，其势力与甲香[11]均，尾尤好。

【注释】

〔1〕甲香：蝾螺科动物蝾螺或其近缘动物的壳背。

〔2〕蠃（luó）：通"蠃"，即螺。

〔3〕啖（dàn）：同"啖"，吃。

〔4〕复聚香烟：四库版《陈氏香谱》作"复末香烟"，据《香乘》改。

〔5〕压子：应为"厣（yǎn）子"之误，"压"之繁体字"壓"与"厣"之异体字"靥"相近而抄误。厣，是指螺类介壳口圆片状的盖。

〔6〕广南：宋代地理概念，指广南东路和广南西路，并称"广南两路"。宋太宗至道三年（997）分宋朝全境为十五路，广南东路和广南西路为其中之二，范围大致包括今天广东、广西和海南。

〔7〕河中府：今山西省永济县蒲州镇。唐开元八年（720），开蒲州升为河中府，因位于黄河中游而得名。以后历代屡有变动，明洪武二年（1369）河中府改为蒲州。

〔8〕嘉州：今四川省乐山市。

〔9〕酽（yàn）：浓，味厚。

〔10〕鲎（hòu）：剑尾目鲎科海生节肢动物，形似蟹，身体呈青褐色或暗

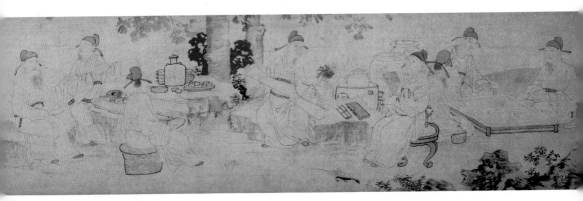

■〔明〕吴伟《词林雅集图》（局部）

　　画作描绘了弘治十八年（1505）浙江按察金事龙霓在金陵与友人雅集的场景，记录了这种以棋、文、书、香、画等形式相聚的雅集茶会。

褐色，包被硬质甲壳，尾如剑。

〔11〕甲香：四库版《陈氏香谱》误作"中香"，改之。

【译文】

《唐本草》载："甲香属于螺类，产自云南的大如手掌，青黄色，体长四五寸，取其壳烧成灰后使用。南方人也煮它的肉来吃。甲香现在多为合香所用，认为它能引发香气，又能凝聚香烟，倒入酒密闭煮制后才能使用。制法后文可见。"

温子皮称："真正的甲香，原本是海螺的壳背。只有来自广南东西两路的甲香颜色是青黄色，长三寸。河中府的甲香，只有一寸多宽。嘉州也有甲香，如钱币一样大。将甲香在木头上磨，磨热后马上投入醇酒当中，自然相近的就是真的甲香。如果合香时偶尔没有甲香，则用鲨壳来替代它，其效果与甲香差不多，鲨尾尤其好。"

麝香〔1〕

《唐本草》云："生中台川谷〔2〕及雍州〔3〕、益州〔4〕皆有之。"陶隐居云："形类獐〔5〕，常食柏叶及噉蛇。或于五月得者，往往有蛇骨。主辟邪，杀鬼精，中恶风毒，疗蛇伤。多以当门一子〔6〕真香分揉作三四子，括取血膜，杂以余物，大都亦有精粗，破皮毛共在裹中者为胜。或有夏食蛇虫，多至寒者香满，入春，患急痛，自以脚剔出。人有得之者，此香绝胜。带麝非但取香，亦以辟恶。其真香一子着脑间枕之，辟恶梦及尸瘵〔7〕鬼气。"或传有水麝脐〔8〕，其香尤美。洪氏〔9〕云："唐天宝〔10〕中，广中〔11〕获水麝脐，香皆水也，每以针取之，香气倍于肉脐。"《倦游录》云："商、汝〔12〕山多群麝，所遗粪尝就一处，虽远逐食，必还走之，不敢遗迹他处，虑为人获。人反以是求得，必掩群〔13〕而取之。麝绝爱其脐，每为人所逐，势急，即自投高岩，举爪裂出其香，就絷〔14〕而死，犹拱四足保其脐。"李商隐诗云："逐岩麝香退〔15〕香。"

【注释】

〔1〕麝香：鹿科动物林麝、马麝或原麝雄体香囊中的干燥分泌物。

〔2〕中台川谷：参见"苏合香"条注释。

〔3〕雍州：古九州之一，位置相当于现在陕西省关中地区、甘肃大部、青海东北部，及宁夏部分地方。

〔4〕益州：汉武帝所设十三刺史部之一，大致包括今四川、重庆、贵州、云南及陕西汉中盆地。

〔5〕獐：小型鹿科动物之一，被认为是最原始的鹿科动物，比麝略大。

〔6〕当门一子：即当门子，是麝香囊内的麝香仁。

〔7〕尸疰：鬼疰的别名。参见"安息香"条注释。

〔8〕水麝脐：液体状的麝香。段成式《酉阳杂俎》记载："水麝脐中，唯水沥一滴于斗水中，用洒衣，衣至败其香不歇。每取以针刺之，捻以真雄黄，则合香气倍于肉麝。天宝初，虞人（看山人）获，诏养之。"

〔9〕洪氏：即洪刍，北宋进士，所著《香谱》为现存最早的香谱。

〔10〕天宝：唐玄宗李隆基的年号（742—756）。

〔11〕广中：指两广一带，尤言"蜀中""晋中"各指四川、山西一带。

〔12〕商、汝：商州和汝州，均为古代行政区名。商州在陕西东部，汝州在河南中西部，商汝泛指今陕西商洛至河南汝州一带。

〔13〕掩群：乘其不备一网打尽。

〔14〕就絷（zhí）：脚被捆住。絷，拴住马脚的绳索。

〔15〕逐岩麝香退：意为被猎人追到无处可逃的地方时，它会撕裂自己的麝香囊，然后投崖而亡。出自李商隐《商於》，此处所引与原诗有别。

【译文】

《唐本草》载："麝香生于中台川谷，在雍州和益州都有。"

陶弘景说："麝的形体与獐相似，常常吃柏树的叶子，也吃蛇。有人在五月的时候得到麝的香囊，里面往往有蛇骨。麝香主要用于辟邪、杀鬼精，治中邪、风毒，疗蛇咬伤。多将一粒"当门子"真香，分开揉成三四粒，刮取血膜，与剩下的部分相杂，大都也有精粗之别，有破皮毛在囊中的为好。有的麝夏天以蛇虫为食，到了天寒时大多囊中香满，入春后，麝患上急痛之症，便自己用脚将香别出。有人得到这种香囊，这种香是最好的。佩戴麝香，不但能获得香气，也可用之辟邪。将一子真麝香枕于脑后，可消除噩梦和尸疰、鬼气。"听人传说还有一种水麝脐，其香气特别美。洪刍说："唐天宝年间，岭南一带有人得到水麝脐，香完全是液体，每次用针取之，香气是肉状麝脐的两倍。"《倦游录》说："商州、汝州的山中多麝群，所留下的粪便只要曾经聚在一处，即使到远处觅食，也一定要跑回来，不敢在别的地方留下痕迹，担心被人捕获。但人们反而因为这个缘故而觅得其踪，必定乘其不备而一网打尽。麝最珍爱自己的肚脐，每当被人追逐，情况紧急便自己从高高的山岩上跳下，举蹄撕裂香囊使香落下，被逮住死时，还拱起四足保护它的肚脐。"正如李商隐的诗中写道："逐岩麝香退"，描写的就是这种情形。

【延伸阅读】

在古人眼里，麝是传奇性的生灵，常在山岭中闪现，又瞬间消失于林间。麝以柏树为主食，而柏树有香气，所以晋代文学家嵇康认为麝能生香乃是其食物的关系。

麝香拥有强大的"辟邪杀鬼精"的能力，这一点为古人深信。《异苑》一书讲到，一个名叫王怀之的人，刚参加完母亲的葬礼，就看见身边的树上站着一个老妇人，长发披散，身着素罗裙，脚不穿鞋，亭亭直立，仿佛飘在树枝上。他回到家，将这件事告诉自己女儿，结果女儿不久便生了一场怪病，脸变成了树梢鬼的样子。王怀之赶紧找来麝香让女儿服下，才恢复如常。这个故事尽管虚构怪诞，但却客观反映出古人关于麝香辟邪的观念。

除了用药、和香，麝香亦有其他作用。杨贵妃的哥哥杨国忠建造沉香阁，在黄泥中掺入麝香，用来粉刷墙壁。唐代著名书法家欧阳通，则喜欢在松烟墨中加入麝香末，进行书写。而古代关于麝香最奇特的用法，大概非种瓜莫属了。《清异录》讲述了一个名叫张延祖的人，用麝香作为种瓜的肥料，结出来的瓜一打开，往往麝气扑鼻，这种瓜也因此得名"土麝香"。

【名家杂论】

麝香是为数不多的中国主产的世界性香料之一。据《旧唐书》《瀛涯胜览》等史志记载，波斯人将麝香点在额头、耳朵和鼻子上，作为一种虔敬的表示；占婆人则用麝香涂抹身体后再进行沐浴，每天要重复两次；南诏国的都城，是当时中国西南地区和东南亚各国的麝香交易中心；而锡兰（今斯里兰卡）人也对中国麝香十分青睐。

至于中古时代的"海上马车夫"——古代阿拉伯商人，他们对麝香的了解更是详尽，甚至不亚于中国医书对麝香的记载。活跃于公元10世纪（相当于中国五代时期）的阿拉伯学者马苏第，写有一本名叫"黄金草原"的地理学名著，其中对麝香的描述尤为具体。根据马苏第的记载，合格的麝香是麝完全成年之后，其香长到肚脐处收获的香，即汉语"当门子"的本意。而最最上乘的香则是麝无法忍受痛感和瘙痒，在岩石上自行撞破香囊流出的，这也与中国医书认为麝香的上品乃是麝"自以脚剔出"的观点极为相近。

不过，古代阿拉伯人似乎不太认同汉地麝香掺杂血膜的做法，在他们看来，这是一种造假。相反，他们更青睐吐蕃麝香，因为吐蕃人力求使麝香保持一种自然状态，而不会冒险将香从囊袋中取出。同时，吐蕃麝香大多通过陆路运出，而汉地麝香则多走海路。因此，汉地麝香在运输过程中，常常受到潮湿的空气和气候的影响，品质下降。为此，马苏第甚至对汉地的麝香提出了真诚的建议："如果汉人不对他们的麝香的纯洁性进行掺假伪造，如果他们将之盛入密封或堵口的玻璃容器中，然后再运往阿曼、波斯、伊拉克等地区，其质量将与吐蕃麝香相同。"

麝香木[1]

叶庭珪云："出占城国，树老而仆，埋于土而腐，外黑肉黄赤者，其气类于麝，故名焉。其品之下者，盖缘伐生树而取香，故其气恶而劲。此香宾童龙[2]尤多，南人以为器皿，如花梨木[3]类。

【注释】

〔1〕麝香木：其植物来源待考。

〔2〕宾童龙：中南半岛古国名，宋代时主要作为占城国的属郡而存在，位于今越南南部的顺海省北部和富庆省南部一带。四库版《陈氏香谱》作"实膛胧"，据《香乘》改。

〔3〕花梨木：为蝶形花科常绿乔木花榈木。《本草拾遗》："花梨出安南及海南，用作床几，似紫檀而色赤，性坚好。"

【译文】

叶庭珪说："麝香木出自占城国，老树倒在地上，被土掩埋而腐烂，外部呈黑色，里面呈黄赤色，香气与麝香相

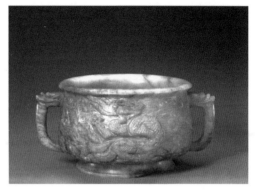

■ 玉云龙纹炉

似，因此得名。下品的麝香木，是由于树木没有成熟就伐倒取香，所以气味难闻且浓烈。此香在宾童龙国尤其多，南方人用它来制作器皿，如同花梨木之类的树木一样。"

麝香草〔1〕

《述异记》〔2〕云："麝香草，一名红兰香，一名金桂香，一名紫述香，出苍梧、郁林郡〔3〕。"今吴中〔4〕亦有麝香草，似红兰〔5〕而甚香，最宜合香。

【注释】

〔1〕麝香草：可能为唇形科灌木状常绿草本植物百里香。

〔2〕《述异记》：南朝梁代著名文学家任昉（460—508）编撰，内容庞杂，涉及神话传说、山川地理、古迹遗址、民间传说、历史掌故、奇禽珍卉等方面。

〔3〕苍梧、郁林郡：苍梧郡，位于今广西梧州与广东封开一带；郁林郡，即秦时桂林郡，汉武帝时改名为郁林郡，辖今广西大部。

〔4〕吴中：泛指苏南一带。

〔5〕红兰：兰科植物红兰。

【译文】

《述异记》载："麝香草，又名红兰香、金桂香、紫述香，产自苍梧郡、郁林郡。"现在吴地也有麝香草，形似红兰而特别香，最适宜合香。

麝香檀[1]

《琐碎录》云："一名麝檀香，盖西山桦根也。爇之类煎香[2]。"或云衡山[3]亦有，不及海南者[4]。

【注释】

〔1〕麝香檀：其植物来源待考。

〔2〕煎香：即栈香。

〔3〕衡山："五岳"之一，位于湖南省中部偏东南部。

〔4〕不及海南者：四库版《陈氏香谱》作"不及南者"，《香乘》作"不及海南者"，《陈氏香谱》后文亦有"麝香檀一两切焙，衡山亦有之，宛不及海南来者"，故补"海"字。

【译文】

《琐碎录》载："麝香檀又名麝檀香，大概是西山上桦树的根，烧起来与煎香类似。"有人说衡山也有，但比不上海南的。

栀子香

叶庭珪云："栀子香出大食国，状如红花而浅紫[1]，其香清越而醖藉[2]，佛书所谓薝卜花是也。"段成式云："西域薝卜花，即南花[3]、栀子花。诸花少六出[4]，惟栀子花六出。"苏颂云："栀子，白花，六出，甚芬香，刻房[5]七棱至九棱者为佳。"

【注释】

〔1〕状如红花而浅紫：叶庭珪所描述的栀子香可能是番红花，宋人称为"番栀子"，并非佛书所称的薝卜花。

〔2〕醖（yùn）藉（jiè）：即蕴藉，含而不露之意。

〔3〕南花：段成式所著《酉阳杂俎》中，此句并未见"南花"字眼，故译文中直接作花名翻译。

〔4〕六出：花生六瓣，谓之"六出"。

〔5〕刻房：栀子果实上有棱，仿佛是刻出来的，故称"刻房"。《酉阳杂俎》："栀子剪花六出，刻房七道。"

【译文】

叶庭珪称："栀子香出自大食国，形状如红花而呈浅紫色，香气清新脱俗，厚而不显，也就是佛经中所称的'薝（zhān）葡（bo）花'。"

段成式说："西域的薝卜花，即是南花、栀子花。其他花少有六片花瓣的，栀子花就是六片花瓣。"

苏颂说："栀子开白花，有六片花瓣，特别芳香，以果实有七到九条棱的为好。"

【延伸阅读】

很久以来，栀子花就被认为是佛经中的薝葡花，其实两者是完全不同的物种。宋代的栀子花主要指黄栀子，为茜草科植物，以开白色或浅黄色的六瓣花朵著称，果实可入药或作黄色染料。而薝葡花在印度原是指木兰科植物黄兰，开出的花为橙黄色，泰戈尔曾以它为主角写有名诗《金色花》。

据北宋人景焕编撰的《野人闲话》记载，蜀国国主的花园里种满了奇花异草，有一天，青城山的申天师入宫，进献了两株红栀子花，蜀王命令在园子里种下，不久便长成了两株大树。蜀王特别喜爱红栀子花，或下令画在团扇上，或绣入衣服中，甚至把绢布和鹅毛做成的首饰也称为"红栀子花"。但是，自然界几乎没有红色的栀子花，所谓红栀子花的原型，极可能是印度黄兰。

印度黄兰的中国近亲是街知巷闻的黄桷兰，又叫白兰花。如今许多地方依然保留着栀子花和黄桷兰同售的风俗。黄桷兰的形态与栀子颇有几分类似，又都有馥郁的芬芳，因而在佛经传播过程中共享薝葡之名，也在情理之中。

野悉密香[1]

《潜斋》云："出佛林国[2]，亦出波斯国。苗长七八尺，叶似梅。四时敷荣[3]，其花五出，白色，不结实。花开时遍野皆香，与岭南詹糖相类。西域人常采其花，压以为油，甚香滑。唐人以此和香。"或云蔷薇水即此花油也。亦见《杂俎》[4]。

【注释】

〔1〕野悉密香：木樨科攀缘灌木素方花。

〔2〕佛林国：即拂菻，中国中古史籍中，对东罗马帝国（拜占庭帝国）的称谓。

〔3〕敷荣：开花。

〔4〕《杂俎》：指《酉阳杂俎》。

【译文】

《潜斋》载："野悉密香产自佛林国，也产自波斯国。其苗长约七八尺，叶子似梅树。四季都开花，花有五朵花瓣，呈白色，不结果。花开时整个原野都充满香气，与岭南的詹糖香相似。西域人常采集野悉密香的花朵，压花作油，十分香滑。唐代人用此花油来和香。"有人说蔷薇水就是这种花油。《酉阳杂俎》也有记载。

【延伸阅读】

野悉密香又称为耶悉茗香，是阿拉伯语和波斯语的音译词，意为"神赐的礼物"。野悉密香也有一个本土化的名字——素馨花，相传唐末南海王刘隐主政岭南时，有一位名叫素馨的美人去世后，坟头生满了此花，从此该花便有了素馨之名。

素馨花与茉莉花是近亲，有时也统称茉莉，不过古人却能将两种花分得明明白白，例如《南方草木状》说："末利花似蔷蘼之白者，香愈于耶悉茗。"除了香有浓笑，素馨花作为攀缘植物的特征，也是两种花显著的区分点。宋代官员郑刚中在其《北山集》中说道："或问茉莉、素馨孰优，予曰：素馨与茉莉香比肩，但素馨叶似蔷薇而碎，枝似酴醾而短，大率类草花，比茉莉体质闲雅不及也。"

至于"蔷薇水即此花油"的说法，则明显是错误的。正宗的蔷薇水是玫瑰香水，而野悉密油则是茉莉油。据宋代《广州图经》记载，茉莉油当时由胡人从海上带来，主要用于治疗麻风病，将油膏涂于手心，香气透过手背都能闻到。

【名家杂论】

从文献记载来看，野悉密香最初是通过海运从广东一带进入中国的，并且最早也是在广东流行开来的。"耶悉茗花、末利花皆胡人自西国移植于南海（南海郡，即以广州为中心的地区）。南人怜其芳香，竞植之。"《南方草木状》的这段文字尽管被怀疑是后人添入，但仍能反映素馨花的传播途径。12世纪末13世纪初高似孙所著《纬略》也提到："野悉茗花是西国花，色雪白，胡人携入交广之间，家家爱其香气，皆种植之。"

在古代，素馨花的种植当以广州为盛。据《广州志》和《广东新语》记载，广州城西九里有一个名叫花田的地方，放眼望去全是素馨花。花田人是职业的素馨花种植人，他们将传说中那位名叫素馨的美人奉为花神，所以只让女性采摘。素馨花的采摘须趁天未明、见花而不见叶之时，选择微微泛白的花朵摘下（当日开放的），再用湿布盖上，避免日光照射。卖花的商贩每天载着素馨花从广州城外珠江南岸的渡口上船，将花运进城去，这个渡口也因此得名"花渡头"。后来，日益红火的素馨花贸易发展到"花客涉江买以归，一时穿灯者、作串与璎珞者数百人，城内外买者万家，富者以斗斛，贫者以升"的地步。由于素馨花乘夜开放，买花的人便将花戴在头上，沐浴在月光中而愈显光艳，氤氲整夜，到天明枯萎时犹有余味。

蔷薇水

叶庭珪云："大食国花露[1]也。五代时，蕃将蒲诃散以十五瓶效[2]贡，厥后[3]罕有至者。"今则采末利花，蒸取其液以代焉。然其水多伪杂，试之当用琉璃瓶盛之，翻摇数四，其泡自上下者为真。后周显德五年，昆明国献蔷薇水十五瓶[4]，得自西域，以之洒衣，衣敝而香不灭。

【注释】

[1]花露：以花瓣入甑酝酿而成的液汁。

[2]效：献。

[3]厥后：其后。

[4]昆明国献蔷薇水十五瓶：据《太平寰宇记》，此与前"蕃将蒲诃散以十五瓶效贡"为同一件事。

【译文】

叶庭珪称："蔷薇水是大食国生产的花露。五代时，外国将军蒲诃散以十五瓶蔷薇水献贡，那以后就很少再有朝贡此水的。"如今则采摘茉莉花，蒸花取液，来替代蔷薇水。但蔷薇水多是伪造和掺杂的，应当用琉璃瓶将它盛装起来，

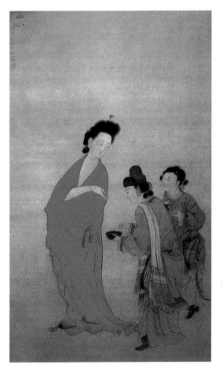

■〔清〕康涛《华清出浴图》(局部)

图中杨贵妃的云鬟松挽，身披罗纱。两个小宫女端着香露，跟随其后。整幅画人物用笔工整细致，有院体之风。线条多用铁线描，流畅圆润，飘逸不凡。

翻摇四次，泡沫自动上下的是真品。后周显德五年（963），昆明国进献蔷薇水15瓶。蔷薇水得自西域，将它洒在衣服上，衣服即便破旧了，香味仍存。

【名家杂论】

古人提起蔷薇水，总是对其经久不散的香气津津乐道。据《铁围山丛谈》记载，为了避免香气逸散，阿拉伯人用琉璃瓶盛装这种玫瑰香水，再用蜡从外面密封起来，即便如此，花香依然穿透瓶壁，几十步外都能闻到。

中国文人在展开书轴和画卷观赏之前，最爱用蔷薇水濯手。传说韩愈每次打开柳宗元来信前，就会这样做。南唐时亦有用翠绿色的蔷薇水来染衣的传说。但总的来说，蔷薇水最经典的用途仍然是洒衣。润入丝绸的芬芳可持续数十日，以至于南宋诗人刘克庄以此来比喻情感的深厚："旧恩恰似蔷薇水，滴在罗衣到死香。"

地道的蔷薇水，其制作工艺和原料都来自西方，所谓"海外蔷薇水，中州未得方"。古人甚至一度以为蔷薇水就是蔷薇花上的露水，后来才意识到其实是"用白金为甑，采蔷薇花蒸气成水"的花露。这种用于制作香水的蔷薇花，当时中土未植，因而才有了蒸馏茉莉和素馨花的替代之举。

在历史的印记中，蔷薇水始终带着深深的伊斯兰色彩。住在广州的阿拉伯商人，洒蔷薇水作为对初任太守的礼遇。而据《宋史》记载，任职广州时十分清廉的官员蔡卞，离任时亦有外国人"以蔷薇露洒衣送之"。根据明代的史志记载，在阿拉伯半岛东南岸的祖法儿国，男女长幼沐浴后都使用蔷薇露来擦拭脸和身体，而天方国（麦加）以蔷薇水糅合龙脑香涂饰宫墙，在习俗忌酒的孟加拉国，则以蔷薇露代酒。

还有一些文献记载，蔷薇水被外国人称为"阿剌吉"，这个词来自阿拉伯语，原意为"出汗"——这真是对伊斯兰化学家以蒸馏法制香的形象描述。后来，"阿剌吉"一词广泛用来指称烧酒，这是由于烧酒与香水的蒸馏工艺系出同源的缘故。据明代学者方以智《物理小识》记载，元代时烧酒技艺才传入中国。而实际上，制造烧酒的蒸馏术，可能早在宋代就已被用于模仿大食国蔷薇水的制造。

甘松香^[1]

《广志》云："生凉州^[2]。"

《本草拾遗》云："味温，无毒，主鬼气、卒心腹痛涨满^[3]。丛生^[4]细叶，煮汤沐浴，令人身香。"

【注释】

〔1〕甘松香：忍冬科植物甘松香的干燥根、茎，因出自松州（今四川松潘）且味甘而得名。

〔2〕凉州：古代行政区域划名。西汉元朔三年（前126），武帝改雍州为凉州，意为土地寒凉，凉州自此得名。凉州的范围历代多有变动，《广志》作者郭义恭为西晋人，西晋时凉州大致包括今甘肃西部和内蒙古西部。

〔3〕痛涨满：胀满疼痛。

〔4〕丛生：四库版《陈氏香谱》作"发生"，查《本草拾遗》《本草图经》《证类本草》均作"丛生"，故改之。

【译文】

《广志》载："甘松香生于凉州。"

《本草拾遗》载："甘松香味温，无毒，主治鬼气和突发的心腹胀满疼痛。刚刚萌发的嫩叶，煮汤沐浴能使人身体芳香。"

兰香^[1]

《川本草》^[2]云："味辛，平，无毒，主利水道^[3]，杀虫毒，辟不祥。一名水香，生大吴^[4]池泽。叶似兰，尖长有岐。花红白色而香，俗呼为鼠尾香。煮水浴，治风^[5]。"

【注释】

〔1〕兰香：菊科植物佩兰。

〔2〕《川本草》：即《蜀本草》，是五代后蜀之主孟昶命翰林学士韩保升等人在对《新修本草》增补注释的基础上所编撰，计有20卷。由于《新修本草》

是英国公李勣负责修订的，故《蜀本草》原名
《重广英公本草》。

〔3〕利水道：水道，指人体内水液通行
的道路。利水道是指有利于体内水液的输布和
排泄。

〔4〕大吴：周代的吴国。陶弘景《本草经
集注》："大吴即应是吴国尔，太伯所居，故呼
大吴。"

〔5〕治风：中医术语，指治疗风邪所致的
疾病。

【译文】

《川本草》载："兰香味辛，性平，无毒，主
管疏通体内水液通道，杀死毒虫，驱除不祥之
物。又叫作水香，产自吴国的水池和沼泽。叶子
似兰草，尖而长，有齿边。花为红白色，有香
气，俗称鼠尾香。兰香煮水沐浴，可治疗风邪所
致的疾病。"

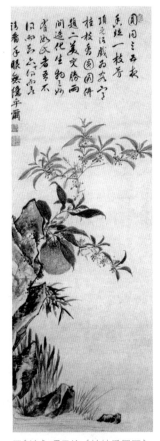

■〔清〕项元汴《桂枝香园图》

木犀香〔1〕

向余《异苑图》〔2〕云："岩桂，一名七里香，生匡庐〔3〕诸山谷间。八九月
开花如枣花，香满岩谷。采花阴干以合香，甚奇。其木坚韧〔4〕，可作茶品。纹
如犀角，故号木犀。"

【注释】

〔1〕木犀香：木樨科植物桂花。

〔2〕向余《异苑图》：其人其书现不可考。

〔3〕匡庐：江西庐山。相传一位名叫匡俗的先生隐居庐山脚下，得仙人传
道而共居山岭，因而此山被后人称为匡仙人之庐（意为房舍），即匡庐。

〔4〕其木坚韧，可作茶品：此处不可理解，桂花木不可作茶。怀疑此处抄写时颠倒了原文次序，或当作"采花阴干以合香，甚奇，可作茶品。其木坚韧，纹如犀角，故号木犀。"译文仍按原文直译，特提醒读者注意。

【译文】

向余《异苑图》载："岩桂，又叫作七里香，产自匡庐山的各个山谷当中。八九月开花，如同枣花，花香弥漫山谷。采花阴干来合香，非常特别。岩桂木质坚韧，可以制成茶品。岩桂的木纹如同犀角，所以称为木犀。"

【延伸阅读】

"桂"这个字，唐代以前多用来指称肉桂一类樟科植物，例如《楚辞》中提到的"桂舟""桂棹"和"桂旗"，屈原《九歌》提到的"桂酒"，这些古香古味的东西，其实都是以樟科桂树的芳香木材或者桂皮为原料的。

唐代以后，为今人所熟知的木犀科桂花，越来越频繁地进入文人的咏物诗中，"吴刚伐桂"和"蟾宫折桂"的典故便出现在这一时期。到了宋代，咏桂更成为诗词中的热门主题，桂花在文人心目中的地位也步步跃升，例如女词人李清照就盛赞桂花"自是花中第一流"。

明代时，桂花已在艺术舞台上彻底击败了樟科肉桂。明代书画家董其昌所作《画学集成》提及桂有三种：牡桂、菌桂和岩桂。牡桂和菌桂都属樟科，"此二种不入画谱"，而岩桂当时却已在园林中普遍种植，并受到画家们的青睐。

【名家杂论】

宋代诗人黄庭坚曾向晦堂禅师询问禅理。

禅师反问道："《论语》里讲过'二三子，以吾为隐乎？吾无隐乎尔'，这句话你平常是怎么理解的呢？"

黄庭坚正准备作答，晦堂禅师便打断说："不对，不对。"黄庭坚迷惑不解。

后来有一日，黄庭坚与晦堂禅师行走山中，望见木犀花正在盛放。晦堂禅师又问黄庭坚道："闻到木犀花香了吗？"

"闻到了。"

晦堂禅师接着说道："吾无隐乎尔。"

黄庭坚恍然大悟。

这个故事就是著名的木樨悟禅。面对黄庭坚的问道，晦堂禅师引用《论语》中的话来暗示"我并没有向你隐藏什么道理啊"，就像山中的桂花随时都在发香一样，它们并没有隐藏自己啊。晦堂禅师的话，隐喻了禅宗的重要理念，即禅理是主要靠自己领悟的，这种自主性是任何人都不能代劳的。

这个故事也是宋代桂花象征意义逐步高雅化的典型例子。如果说唐代的"折桂"充满了功利意味，宋代人则更多地将桂花与人的美德和品质联系起来。由于桂花在百花凋残的秋季开放，芬芳袭人，又多生于山中幽岩，因此常常被誉为高洁之花。宋人舒岳祥有《桂台》一诗道："攀枝踏影弄猿鹤，万事不到桂丛下。天下清芬是此花，世间最俗惟檀麝。"宋人邓肃则以《岩桂》为题，写下千古绝唱："雨过西风作晚凉，连云老翠入新黄。清芬一日来天阙，世上龙涎不敢香。"可见，尽管木樨香并不是最昂贵的香料，却丝毫不乏至高的推崇。

马蹄香

《本草》云："即杜蘅[1]也。叶似葵[2]，形如马蹄，俗呼为马蹄香。药中少用，惟道家服，令人身香。"

【注释】

〔1〕杜蘅：马兜铃科多年生草本植物杜衡。

〔2〕葵：锦葵科植物冬葵，又称冬寒菜。

【译文】

《本草》载："马蹄香即是杜蘅，叶子似冬葵，形状如马蹄，俗称为马蹄香。药中较少使用，只有道家服用，使人身体发香。"

【延伸阅读】

马蹄香既指形如马蹄的沉香，又指香草杜衡。这种香草很早就得到古人运用，《离骚》中已经提到楚人对杜衡的培植，《山海经》则说："天地之山有草焉，其状如葵，其臭如蘼芜，名曰杜衡，可以走马。"所谓走马，意思是让马儿快速奔跑。杜衡的挥发油已被发现对动物有明显的镇静作用,"走马"之功效或源于此。

杜衡"药中少用"的说法来自汉末成书的《名医别录》,自那以后,随着世人对杜衡认识的不断深入,其药用价值也得到了更多的挖掘。例如《本草纲目》细致分析了杜衡与细辛、及己两种草药的区别,《杏林摘要》则提到了一种名叫香汗散的药剂,对初发的风寒头痛特别有效,系将马蹄香切成末,每次用热酒调服一钱(5克),稍后再饮热茶一碗,催汗即愈。

蘹香[1]

《本草》云:"即茴香[2],叶细茎粗,高者五六尺,丛生人家[3]庭院中,其子疗风。"

【注释】

[1]蘹(huái)香:伞形科草本植物小茴香的干燥果实。

[2]茴香:据《本草图经》,茴香是北方人对蘹香的称呼,因为"蘹""茴"音近。

[3]人家:住宅。

【译文】

《本草》载:"蘹香即茴香,叶细茎粗,高的达五六尺,丛生于住宅的庭院中,其果实可以治疗风邪引起的疾病。"

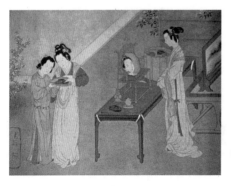

■古人会在香囊中加入香品,以起到现代的香水的功效。

【名家杂论】

宋徽宗是与茴香特别有缘的一位皇帝。在他当政期间，有一次，著名道士林灵素在汴京的宝箓宫开讲，参会者多达数千人，都恭敬地行拜礼，唯独一个道人怒目立于前。

林灵素非常惊讶，叱道："你有什么能耐！"

道人回答："没有什么能耐。"

林灵素便问："既然没什么能耐，为什么待在这儿？"

道人反问一句："您要是无所不能，那为什么还在这里讲课呢？"

恰巧宋徽宗在幕后听见了，觉得这位道士是个奇人，便召见他问道："请讲实话，您有什么才能？"

道人说："臣能生养万物。"

徽宗于是下令在宝箓宫寻找可以播种的种子，最后寻得一掬茴香。在卫兵的监视下，道人在华阳宫将茴香籽种下，随后住在道院里，由卫兵护宿。结果到了三更时分，卫兵就发现道人不见了。等到天亮后察看茴香播下的地方，已经蔚然成丛。这位道士亦因此被称为"茴香道人"。

后来靖康之难，宋徽宗被金人掳到北方，很久没有得知朝内的消息。一日宋徽宗想亲手调制羹汤，便让仆人去买些茴香回来。仆人买好后就随手用一张黄纸包了回来。徽宗打开黄纸后，发现竟然是建炎赦书。建炎是南宋高宗的第一个年号，大赦意味着徽宗的儿子赵构已经登基。徽宗非常高兴，因为茴香音同"回乡"，以为天意预示回乡有望，但这个愿望终究还是没能实现。

蕙香[1]

《广志》云："蕙草，绿叶紫花，魏武帝以为香，烧之。"

【注释】

〔1〕蕙香：按后文《香草名释》，蕙香即零陵香，参见"零陵香"条。

【译文】

《广志》载："蕙草，绿叶紫花，魏武帝把它当作香来烧。"

蘼芜香

《本草》云："蘼芜[1]，一名薇芜，香草也。魏武帝[2]以之藏衣中。"

【注释】

〔1〕蘼芜：伞形科植物川芎的苗叶。

〔2〕魏武帝：即曹操（155—220），东汉末年杰出的政治家、军事家、文学家、书法家，三国中曹魏政权的奠基人，其子曹丕称帝后追尊为武帝。

【译文】

《本草》载："蘼芜，又名薇芜，是一种香草。魏武帝将它藏在衣服里。"

荔枝香[1]

《通志·草木略》[2]云："荔枝，亦曰离枝，始传于汉世。初出岭南，后出蜀中，今闽中所产甚盛。"《南海药谱》[3]云："荔枝熟，人未采，则百虫不敢近；才采之，则乌鸟蝙蝠之类无不残伤。"今以形如丁香、如盐梅[4]者为上。取其壳合香，甚清馥。

【注释】

〔1〕荔枝香：无患子科常绿乔木荔枝的外果壳。

〔2〕《通志·草木略》：《通志》是宋代史学家、目录学家郑樵（1104—1162）所著综合性史料通史，上起三皇，下迄隋代，全书共二百卷，由纪、谱、略、世家、列传、载记等六种形式组成。其中略分为二十篇，五十二卷，通称《通志二十略》，简称为《通志略》，是《通志》的精华部分。《草木略》是《通志二十略》之一。

〔3〕《南海药谱》：中国古代杂记南方各地所产药物的药书，或为唐末人所

作，已散佚。

〔4〕盐梅：盐制的梅子。"形如丁香、如盐梅"指的或许是荔枝干的形状。

【译文】

《通志·草木略》载："荔枝，也叫作离枝，最早记载于汉代，最初出自岭南，后来蜀地也出产，今天闽地产荔枝特别多。"《南海药谱》载："荔枝成熟后，人不去采摘的话，百虫是不敢接近的；不过刚刚一采，乌鸦、蝙蝠之类就没有不去残害损伤荔枝的。"现在以形如丁香、盐梅的荔枝为上品。取这类荔枝的壳来合香，十分纯净馥郁。

【名家杂论】

"此木以荔枝为名者，以其结实时枝弱而蒂牢，不可摘取，以刀斧劙（lí）取其枝，故以为名耳。"北宋药学家苏颂在《本草图经》中引述了这段来自《扶南记》的文字，它解释了荔枝一名的由来。荔枝结蒂之处坚固难摘，常常连同枝条一起劙断（"劙"意为割），称为离枝。"劙"又与"荔"字音近，所以亦称为荔枝。

西汉初年，荔枝作为方物被南越王赵佗献给皇帝，自此始入中国。葛洪在《西京杂记》中提到这件事："南越王佗献高帝鲛鱼、荔枝，帝报以葡萄锦四匹。"无论是杨贵妃，还是作《荔枝赋》的张九龄，抑或是作《荔枝图序》的白居易，总的来说，唐代中原地区尝到的荔枝大抵来自粤地和蜀中，所谓"洛阳取于岭南，长安来于巴蜀"。宋代时，福建荔枝声名大噪，宋人蔡襄专作《荔枝谱》，指出"验今之广南州郡与夔梓之间所出，大率早熟，肌肉薄而味甘酸，其精好者仅比东闽之下等"，此为"今闽中所产甚盛"。

荔枝香即荔枝壳，这个被当今食客弃如草芥的部分，其实是一味鲜为人知的药物。将荔枝壳煎作汤汁饮用，可以解除"日啖荔枝三百颗"带来的副作用——燥渴。据清代医书《冯氏锦囊秘录》记载，将荔枝壳包上青海所产的石盐，再将壳的外表面烧成灰，里层部分仍保持原有的气味，随后研末涂抹，治疗牙痛往往有特效。

荔枝壳作为一种香料，单烧可以解除晦气。由于比起其他名贵的香料来说要平民许多，荔枝壳被当作一种廉价的和香原料而被广泛使用。明代文人杨慎和李诩都提到一种名叫"山林穷四和"的香，一个"穷"字道尽此香的精髓：因为此香是以荔枝壳、甘蔗渣、干柏叶和黄连和合而成的，偶尔再加上松球、枣核或者梨核，烧起来亦妙味横生。

木兰香[1]

《类证本草》云："生零陵山谷及太山[2]。一名林兰，一名杜兰。皮似桂而香，味苦，寒，无毒，主明耳目，去臭气。"

陶隐居云："今诸处皆有，树类如楠[3]，皮甚薄而味辛香。益州者皮厚，状如厚朴[4]而气味为胜。今东人皆以山桂皮[5]当之，亦相类。道家用合香。"

《通志·草木略》云："世言鲁般[6]刻木兰舟在七里洲中，至今尚存。凡诗所言'木兰'，即此耳。[7]"

【注释】

[1]木兰香：木兰科植物木兰，又名木兰花、辛夷。

[2]太山：即泰山，东岳泰山为五岳之首。

[3]楠：樟科植物楠树，为中国特有的珍贵用材树种，由于历代砍伐利用，已近于枯竭。

[4]厚朴：木兰科植物厚朴，作为一味中药是指厚朴树的干燥干皮、根皮和枝皮。

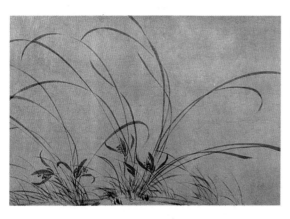

■〔清〕赵孟坚《墨兰图》（局部）

墨兰是赵孟坚善画的题材。此作以笔墨直接写出兰叶，点出兰花，把兰叶的翻卷刚柔和兰花的婀娜姿态表现得十分传神。画面上绘墨兰两株，呈放射状的长叶参差错落，分合交叉，俯仰伸展。兰花盛开，如彩蝶翩翩起舞。兰叶柔美舒放，清雅俊爽。全图用笔劲利，笔意绵绵，气脉不断。

〔5〕山桂皮：樟科植物毛桂的树皮，可代肉桂入药。

〔6〕鲁般：即土木工匠祖师鲁班（前507—前444），本名公输班，为春秋时期鲁国人，故又称鲁班。

〔7〕世言鲁般……即此耳：此句出自南朝梁任昉《述异记》："木兰洲在浔阳江中，多木兰树。昔吴王阖闾植木兰于此，用构宫殿也。七里洲中，有鲁般刻木兰为舟，舟至今在洲中。诗家云木兰舟，出于此。"

【译文】

《证类本草》说："木兰香产自零陵郡的山谷和泰山，又叫作林兰，也称杜兰。木兰的皮似肉桂而有香气，味苦，性寒，无毒，主要功能是使耳目聪明，去除臭气。"

陶弘景说："木兰香如今到处都有，木兰树类似楠木，皮非常薄，味道辛香。产自益州的木兰皮厚，形状如厚朴但气味更好。现在东方人都把山桂皮当作木兰香，两者也比较相似。道家用木兰来合香。"

《通志·草木略》载："世人传说鲁般在七里洲上建造了一艘用木兰做成的船，至今船还存在。凡是诗中所说的'木兰'，都是指的这个。"

玄台香

一名玄参[1]。《本草》云："味苦，寒，无毒，明目，定五脏。生河南川谷及冤句[2]。三四月采根暴干。"

陶隐居云："今出近道，处处有之。茎似人参而长大，根甚黑，亦微香。道家时用，亦以合香。"

《图经》云："二月生苗，叶似脂麻[3]，又视如柳[4]，细茎青紫。"

【注释】

〔1〕玄参：玄参科草本植物玄参的根，今本《神农本草经》称为"元参"，系因避讳康熙皇帝之名玄烨而改。因根偏黑色，又称黑参。

〔2〕冤句（qú）：秦置宛朐县，亦作冤句、冤朐，故城在今山东菏泽市牡丹区西南。

〔3〕脂麻：即芝麻。

〔4〕柳：指槐柳，槐柳与玄参的成叶都有齿边。《证类本草》《本草纲目》引述《本草图经》的"玄参"一条时，均指明为"又如槐柳"，"又视如柳"应为误抄。译文按"槐柳"译。

【译文】

玄台香又名玄参。《本草》载："玄参味苦，性寒，无毒，能明目，使五脏安定。玄参生在黄河南岸的山谷中和冤句地区，每年三四月采其根晒干。"

陶弘景说："今天玄参在周边省份到处都有，其茎与人参相似但较大较长，根特别黑，亦有微弱的香气。道家常常使用，也用来与其他香料合香。"

《本草图经》载："玄参二月长出苗，叶子与芝麻相似，看起来又如同槐柳树，茎细而呈青紫色。"

颤风香[1]

今按：此香乃占城之至精好者。盖香树交枝曲干，两相戛磨[2]，积有岁月，树之精液菁英结成。伐而取之，老节油透者亦佳，润泽颇类蜜清[3]者最佳。熏衣，可经累日，香气不止。今江西道临江路清江镇[4]以此香为香中之甲品，价常倍于他香。

【注释】

〔1〕颤风香：其植物来源待考。

〔2〕戛（jiá）磨：击撞摩擦。

〔3〕蜜清：透明的蜜。

〔4〕江西道临江路清江镇：均为元代行政区划。元代实行省、道、路、州四级地方行政制，江西道全称"江西湖东道"，属江西行省，治所在龙兴路（今南昌）。江西道下有临江路（今江西省樟树市），宋代时称临江军，1277年升为临江路（时南宋未完全灭亡），下有清江镇。此段文字对于考证作者活动年代有一定帮助。

【译文】

今按：颤风香乃是占城香中最为精致和优秀的香。它是由香树交叉的枝条和弯曲的树干两相刮磨，积累一定年月，香树液中的精华结成香。砍伐取香，油亮透光的老结节也不错，温润光泽极似透明的蜜是最好的。用颤风香来熏衣，可以持续好几日香气也不会消失。今天江西道临江路的清江镇把此香当作香中一品，价钱常常高于其他香好几倍。

伽阑木[1]

一作伽蓝木。今按：此香本出迦阑国[2]，亦占香[3]之种也。或云生南海补陀岩[4]，盖香中之至宝，其价与金等。

【注释】

〔1〕伽阑木：又称奇楠、奇南或棋楠，是沉香的一种。

〔2〕伽阑国：其国待考。"伽阑"源自梵语"僧伽蓝摩"，意为寺院。

〔3〕占香：占婆国所产之香，一般指沉香。

〔4〕补陀岩：即普陀山。此名最初是指印度的布怛洛迦山，意为光明山、海岛山，此山被考证为今印度西高止山南段秣剌耶山以东的巴波那桑山。今浙江普陀山之名亦源于此。

【译文】

伽阑木又叫作伽蓝木。今按：此香本来出自迦阑国，也是占城所产之香的一种。有人说伽阑木产自南海的补陀岩，是香中的至宝，其价格与黄金相当。

【名家杂论】

今天，伽阑木以"奇楠沉香"之名而为人知晓，它与沉香相似，而又自具特点，如同《本草纲目拾遗》所说："伽本与沉同类，自分阴阳。或谓沉牝也，味苦而性利，其香含藏，烧乃芳烈，阴体阳用也；伽牡也，味辛而气甜，甘香勃发，而性能闭二便，阳体阴用也。"

伽阑木的成因与沉香的"虫镂"有些许相似，是蚂蚁或野蜂在中空的蜜香树中筑巢，分泌的蚁酸或采来的石蜜留在树中，被树的香腺所吸收，并在一种特殊真菌的作用下逐步生成的。经年累月，香树埋于土中，继续其漫长的结香历程。《本草纲目拾遗》说："今南海人取沉速伽于深山中，见有蚁封高二三尺，随挖之，则其下必有异香。"等到香农掘出香来，可能已经逝去了千百年。

奇楠香的生产，即便在其主产地占婆国也是受到严格控制的，山里的酋长往往禁止族人私自采香，敢犯者会受到斩手的严惩。高棉人在正式取香之前，要进行特别的祭祀仪式，并对山里有没有奇楠香提前进行占卜，取香时亦充满敬畏之心。

上等的奇楠香十分柔软，用指甲掐其表面，松开后爪痕会自动复原，称为"油结"。与外表黑色的沉香不同，顶级的奇楠香外表是泛白的。阿拉伯人的著作中就曾经提到，最好的沉香是白色的，中国皇帝不允许下层百姓拥有它。除了油结之外，还有生结、糖结、金丝结、铁结等品级，与沉香一样，这些品级的排序在各个历史时期都有所不同，但总的来说，所含的油脂密度越大，就越是珍贵。

奇楠香的储存方法也十分有趣，系用锡制的盒子分作两格，下格盛装蜂蜜，将香放在上格，并在格子底部钻孔，从而达到以蜜养香的效果。

排香[1]

《安南志》[2]云："好事者多种之，五六年便有香也。"今按：此香亦占香之大片者。又谓之寿香，盖献寿[3]者多用之。

【注释】

〔1〕排香：可能为沉香的一种。

〔2〕《安南志》：其书不详。明初药学著作《本草蒙筌》曾引用了《安南志》描述安南大象的有关内容，相同的内容也曾被宋初编撰的《太平广记》引用，因此《安南志》最迟成书于宋代太平兴国三年（公元 978 年，是年《太平广记》编撰完成），与后来元代的《安南志略》并非同一本书。

〔3〕献寿：献礼祝寿。

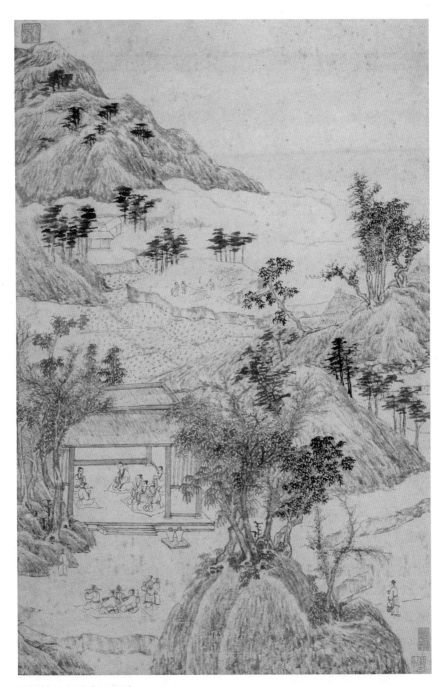

■〔明〕文征明《豳风图》

　　画作描绘的内容为江南水乡，画中天朗气清，惠风和畅，村民喜庆风年，饮酒焚香作乐，并有丝竹管弦之盛。

【译文】

《安南志》载："有很多好事的人种植排香，经过五六年便可结香。"今按：此香也是占城香中呈大片状的，又称为寿香，因为献礼祝寿的人多用到它。

红兜娄香

今按：此香即麝檀香之别也。

【译文】

今按：红兜娄香即是麝檀香的别称。

大食水

今按：此香即大食国蔷薇露也。本土人每早起，以爪甲[1]于花上取露一滴，置耳轮[2]中，则口眼耳鼻皆有香气，终日不散。

【注释】

〔1〕爪甲：指甲。
〔2〕耳轮：耳廓。

【译文】

今按：大食水即大食国蔷薇的露水。大食本国人每日早晨起来，用指甲于蔷薇花上取露一滴，放置在耳廓中，于是嘴巴、眼睛、耳朵、鼻子都有了香气，整天都不消散。

孩儿香[1]

一名孩儿土，一名孩儿泥，一名乌爷土。

今按：此香乃乌爷国[2]蔷薇树下土也，本国人呼曰海，今讹传为孩儿。盖蔷薇四时开花，雨露滋沐，香滴于土。凝如菱角块者佳。今人合茶饼者，往往用之。

【注释】

〔1〕孩儿香：即中药儿茶。

〔2〕乌爷国：据《新元史》记载，其国在印度西部。

【译文】

孩儿香又名孩儿土，也叫孩儿泥、乌爷土。

今按：此香是乌爷国蔷薇树下的泥土，乌爷本国人称为"海"，今讹传为"孩儿"。孩儿香是由于蔷薇四季开花，受到雨露的滋润沐浴，花香滴落土中而成。凝结为菱角一样的块状的较好。今天调制茶饼的人往往用此香。

【延伸阅读】

除了孩儿泥和乌爷土，乌爷香更多地被称作"乌爹泥"和"孩儿茶"。尽管《陈氏香谱》的作者对孩儿香的讹传作出了澄清，但仍反映出当时人们对孩儿茶的认识尚处于初级阶段。

直到元代《五杂俎》成书时，仍提到"药中有孩儿茶，医者尽用之，而不知其所自出……一云即是井底泥炼之，以欺人耳"。事实上，孩儿泥并不是《陈氏香谱》所说的蔷薇露水和成的泥土，也不是《五杂俎》所记载的井底泥，而是孩儿茶熬汁后凝结成的坚块。李时珍说："乌爹泥，出南番爪哇、暹罗、老挝诸国，今云南等地造之。云是细茶末入竹筒中，坚塞两头，埋污泥沟中，日久取出，捣汁熬汁而成。"

孩儿茶在中药里常用于清上膈热、化痰生津，也可用生肌定痛、止血收湿，古代医家认为这是孩儿茶吸收了污泥中至阴之气的缘故。孩儿茶也被用于涂抹小孩子身上的红疮，一些古人认为，这正是孩儿香一名的来源。

【名家杂论】

尽管元代人可能并不清楚孩儿茶到底为何物，但却毫不影响人们对它的使用。元代编撰的生活用书《居家必用事类全集》即记载了"制孩儿香茶"的方法，系将洁净的糯米煮成极烂的稠粥，再将糯米进一步擂细，待冷却后用绢布绞出浓汁，与预先研末的孩儿茶、白豆蔻仁、沉香、麝香、百药煎等药调和，

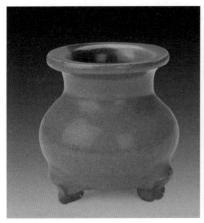
■ 元钧瓷香炉

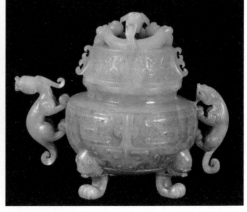
■ 青白玉龙纹盖炉

将和成的黏团在捣衣石上捶打三五千下，继而用白檀煎油抹在模子上，翻脱出一块块茶饼，放在透风处悬挂两三天，便可进行包装售卖。这种茶饼捶得越多味道越好，所以也称为"千槌膏"。

千槌膏又有"凤香饼"的美名，因为形状与宋代流行的凤团茶十分相似，在元代的诗词曲赋中，随处可觅这种奢侈品的踪迹。诗人乔吉作有《香茶》一曲，细致地吟咏了千槌膏的制法："细研片脑梅花粉，新剥珍珠豆蔻仁，依方修合凤团春。醉魂清爽，舌尖香嫩，这孩儿那些凤韵。"孩儿即是孩儿香。另一位诗人陆厚则作有一首《刘仁卿求孩儿茶诗》："有茶磊硙类璺玉，其名译作乌叠泥。海贾载归不识用，岂知知者谋必中。精研熟和匀脑麝，团团印出云间凤。含者嚼雪通心胸，时复唾地如血红。解愁醒酒有佳趣，生津止咳有奇功。"可见当时这种孩儿茶制成的香茶饼已经具有相当的生活实用价值，这种类似口香糖的产品，在之后的明清时期继续得到发展，人们在香茶中加入各种新的原料，极大地丰富了其品种。

紫茸香

一名狻香。今按：此香亦出沉速香之中，至薄而腻理，色正紫黑，焚之，虽数十步犹闻其香。或云：沉之至精者。近时有得此香，因祷祠[1]，爇丁山上，而下上数里皆闻之。

【注释】

〔1〕祷祠：向神求福，以及得福后举行谢神仪式，泛指祭祀。

【译文】

紫茸香又叫作狻香。今按：此香亦出自沉速香当中，香特别薄而纹理细腻，颜色为纯正的紫黑色，焚起来即便数十步仍能闻到其香气。有人说，紫茸香是沉香中最精华的一种。近来有人得到此香，由于祭祀的缘故在山上焚香，山上山下数里皆能闻到。

珠子散香

滴乳香之至莹净者。

【译文】

珠子散香是滴乳香中最为晶莹纯净的。

喃哑哩香

喃哑哩国[1]所产降真香也。

【注释】

〔1〕喃哑哩国：宋元明时期位于印度尼西亚苏门答腊岛北端（今印度尼西亚亚齐）的古国，在中文典籍中，有"南无里""南巫里""南渤里"等多种称法。

【译文】

喃哑哩香是喃哑哩国所产的降真香。

【延伸阅读】

喃哑哩国是郑和下西洋所访问的三十七国之一，由于西临印度洋，东近马六甲海峡，因而为海上丝绸之路的要冲。追随郑和初访各国的马欢曾写下著名游记《瀛涯胜览》，里面就提到当时的水手以喃哎哩国为界，其国以西通称为"西洋"。在别的地方，有时也以喃哎哩国以西为"大西洋"，以东为"小西洋"。总之，要理解历史上"西洋"这个概念，喃哎哩国是一个不可忽略的关键坐标。

喃哎哩国曾是室利佛逝帝国的属国，后来走向独立，元代时曾被福建行省的海军招降，16世纪中叶后演进为后来印度尼西亚的重要组成部分——亚齐王国。喃哎哩国与中国交好，时有使者献贡中国，降真香就是其最著名的贡物，被誉为"番降"中的极品。《瀛涯胜览》就特别提到："山产降真香，此处至好，名莲花降。"

熏华香

今按：此香盖以海南降真劈作薄片，用大食蔷薇水浸透，于甑内蒸干。慢火爇之，最为清绝。樟镇[1]所售尤佳。

【注释】

〔1〕樟镇：即樟树镇，位于今江西省樟树市，原为清江县县治，是江西四大名镇之一。

【译文】

今按：熏华香系将海南降真香劈作薄片，用大食国的蔷薇水浸透，在木甑内蒸干得到的。用慢火烧此香，最为纯净奇妙。樟镇所卖的熏华香尤其好。

榄子香[1]

今按：此香出占城国，盖占香树为虫蛀镂，香之英华结于木心[2]中，虫所不能蚀者，形如橄榄核，故名焉。

【注释】

〔1〕榄子香：形如橄榄核的沉香，即"虫漏"。
〔2〕结于木心：四库版《陈氏香谱》作"结子水心"，据《香乘》改。

【译文】

今按：榄子香出自占城国，是占香树被蠹虫蛀镂，香的精华结于木心中，虫所不能蛀蚀的部分。榄子香形状如橄榄核，所以得名。

南方花

余向[1]云："南方花皆可合香，如末利[2]、阇提[3]、佛桑[4]、渠那[5]香花，本出西域，佛书所载。其后传本来闽岭[6]，至今遂盛。"又有大含笑花[7]、素馨花[8]。就中[9]小含笑[10]，香尤酷烈，其花常若菡萏[11]之未敷[12]者，故有含笑之名。又有麝香花[13]，夏开，与真麝香无异。又有麝香木，亦类麝气。[14]此等皆畏寒，故北地[15]莫能植也。或传吴家香[16]用此诸花合。

温子皮云："素馨、末利摘下，花蕊香才过，即以酒噀[17]之，复香。凡是生香，蒸过为佳。"每四时遇花之香者，皆次次蒸之，如梅花、瑞香[18]、酴醾[19]、密友[20]、栀子、末利、木犀及橙橘花之类，皆可蒸。他日爇之，则群花之香毕备。

【注释】

〔1〕余向：其人不详，怀疑即前文提及的《异苑图》作者向余。

〔2〕末利：即木樨科灌木茉莉花。《淳熙三山志》记载："末丽，此花独闽中有之。夏开，白色妙丽而香，方言谓之'末利'。"

〔3〕阇（shé）提：或为木樨科素馨属的一种花卉植物，与末利、野悉密、素馨相类。"阇提"，意为"出生"，又作阇帝花、阇底花、蛇蹄。《淳熙三山志》记载："阇提，南海种，商人传之。花皙白而香胜于素馨。"

〔4〕佛桑：锦葵科灌木佛桑，即扶桑树，又名朱槿。

〔5〕渠那：其花待考。

〔6〕闽岭：福建北部的山岭。

〔7〕大含笑花：木兰科常绿乔木深山含笑。

〔8〕素馨花：木樨科攀缘灌木素馨。

〔9〕就中：其中。

〔10〕小含笑：木兰科常绿灌木含笑花。

〔11〕菡（hàn）萏（dàn）：未开的荷花称为"菡萏"。

〔12〕敷：开花。

〔13〕麝香花：木樨科植物夜花茉莉，其干燥花瓣常用于印度阿萨姆的传统菜肴当中。

〔14〕"夏开……麝气"一句：四库版《陈氏香谱》作"夏开，与真麝无异。又有麝真无异，又有麝香末，亦类麝气"，据《香乘》，"又有麝真无异"明显为衍文，麝香末当作"麝香木"，因而删改之。

〔15〕北地：四库版《陈氏香谱》作"此地"，显误，据《香乘》改。

〔16〕吴家香：《香乘》《广东新语》均作"美家香"，存疑，所指待考。

〔17〕噀（xùn）：含水喷。

〔18〕瑞香：常绿直立灌木瑞香，又称睡香，源于宋代《清异录》，"庐山瑞香花，始缘一比丘，昼寝磐石上，梦中闻花香酷烈，及觉求得之，因名睡香。四方奇之，谓为花中祥瑞，遂名瑞香"。

〔19〕酴（tú）醾（mí）：蔷薇科落叶小灌木荼蘼，是古代著名的花。陆游有诗道："福州正月把离怀，已见酴醾压架来。吴地春寒花渐晚，北归一路摘香来。"

〔20〕密友：菊花的一种，具体品种待考。南宋官员史正志所作《菊谱》记载："密友，花头大过折三（折三是一种钱币，直径大约为3.1厘米），明黄阔片，花瓣形色不在诸品之下。初开时长短不齐，开极其盛，乃齐至于六层。其中如

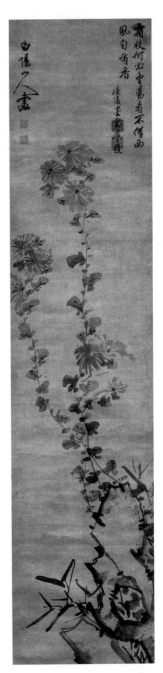

■〔明〕陈淳《菊石图》

陈淳擅长写意画菊，使菊花冷峻、疏朗、野逸之气达到极致。

抽芽数条，短短小心，与瓣为一色，状如春间黄。密友花窠枝低矮，绿叶最繁密，见霜则周围绿叶变紫色。"

【译文】

余向说："南方的花都可以用来合香，例如茉莉、阇提、扶桑、渠那香花，本来出自西域，为佛经所记载，后来又传入福建一带，于是今天这些花就很兴旺了。"又有大含笑花和素馨花。尤其是小含笑花的香气特别浓烈，它的花常常像未开的荷花，所以有了"含笑"这个名字。另外有麝香花，夏天开放，香气与真正的麝香没有差别。又有麝香木，也和麝香的香气相似。这些花卉都怕寒，所以北方都不能种植。有人传说吴家香是用这各种花来和合的。

温子皮说："摘下素馨花和茉莉花，花蕊的香气刚刚消失时，立即含酒喷之，又会有香气散发出来。但凡是生香，蒸过之后才更好。"一年四季，碰上有香气的花，每每都拿来蒸，像梅花、瑞香、酴醿、密友、栀子、茉莉、木樨及橙橘花之类的，都可以蒸。他日焚爇，众花的香气便全都具备了。

花熏香诀[1]

用好降真香结实者，截断约一寸许，利刀劈作薄片，以豆腐浆煮之，俟[2]水香，去水，又以水煮至香味去尽，取出。再以末茶或叶茶煮百沸[3]，漉[4]出阴干，随意用诸花熏之。其法：以净瓦缶[5]一个，先铺花一层，铺香片一层，铺花一层及香片，如此重重铺盖了，以油纸封口，饭甑上蒸，少时取起，不得解。待过数日取烧，则香气全矣。或以旧竹辟簧[6]，依上煮制，代降，采橘叶捣烂代诸花熏之。其香清若春时晓行山径，所谓草木真天香，殆此之谓。

【注释】

〔1〕花熏香诀：用花熏香的诀窍。

〔2〕俟（sì）：等待。

〔3〕百沸：久沸。

〔4〕漉（lù）：滤过。

〔5〕瓦缶（fǒu）：小口大腹的瓦器。

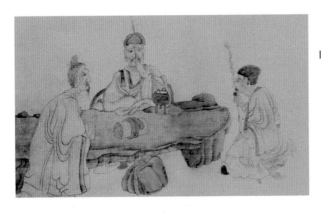

■ 古人焚香的生活场景

孟子言："香为性，性之所欲，不可得而长寿"。北宋大文豪苏东坡曾把焚香作为自己的一大喜好，他很青睐焚香静坐和修身养性。古代文人焚香，蕴含着生活的情致雅兴，许多人将其作为雅兴之首。

〔6〕辟簀（zé）："簀"同"簀"，竹编床席。辟簀，即破旧的竹编床席。

【译文】

将品质良好、质地结实的降真香，截成约一寸多长的小段，再用锋利的刀劈成薄片，以豆腐浆煮之，等到水发出香气时，倒掉水，再加水煮，直到香味去除干净，方将降真香片取出。再用茶粉或茶叶将降真香煮至久沸，并滤水阴干，然后随意用各种花来熏制。熏制的方法是：用一个干净的瓦缶，先铺一层花，再铺一层香片，铺一层花再一层香片，如此重重铺盖完毕，用油纸封口，放到饭甑上蒸，一会儿取出来，不要解开封口，等过几天再取出焚烧，香气就完美了。有的人用旧竹子和破烂的竹席，依照上面的方法煮制，代替降真香，同时又采摘橘子叶捣烂代替诸花来熏制。这种香的气味清新，如同春天的早晨在山路里行走，所谓草木真天香，大概说的就是这个了。

香草名释

《遁斋闲览》[1]云："《楚辞》[2]所咏香草、曰兰、曰荪[3]、曰茝[4]、曰药、曰蘼、曰芷、曰荃[5]、曰蕙、曰蘪芜、曰江蓠[6]、曰杜若[7]、曰杜蘅、曰藕车、曰菖蒲[8]、其类不一，不能尽识其名状，释者但一切谓之香草而已。"其间一物而备数名者，亦有与今人所呼不同者，如兰一物，《传》[9]谓有国香[10]，而诸家之说，但各以色[11]自相非毁[12]，莫辨其真。或以为都梁，或以为泽兰，或以兰草，今当以泽兰为正。山中又有一种，叶大如麦门冬[13]，春开花甚香，

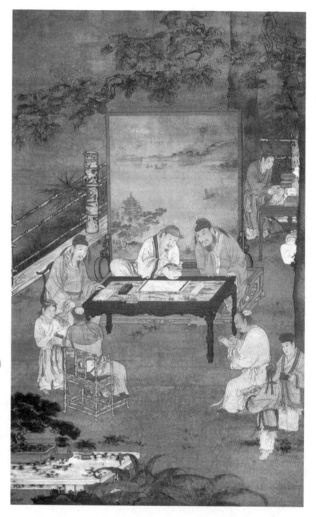

■ 佚名 《十八学士图》（局部）

　　弹琴、弈棋、焚香、书画，是学士们闲适生活的符号和象征，这是后代绘画者对十八学士的一种典型解读。这些元素在此画中都得以充分体现，除此之外，此画还描绘了松桩、菖蒲盆栽等内容。

此别名幽兰也。荪则涧溪中所生，今人所谓石菖蒲者，然实非菖蒲[14]。叶柔脆易折，不若兰荪[15]之坚劲。杂小石、清水，植之盆中，久而郁茂可爱。茝、药、蘼、芷，虽有四名，而祇[16]是一物，今所谓白芷是也。蕙，即零陵也，一名薰。蘼芜，即芎穷苗也，一名江蓠。杜若，即山姜[17]也。杜蘅，今人呼为马蹄香。惟荃与藕车、蕳蓂，终莫能识。骚人[18]类[19]以香草比君子耳。他日求田问舍[20]，当求其本[21]，列植[22]栏槛[23]，以为楚香亭[24]，欲为芬芳满前，终日幽对，相见骚人之雅趣以寓意耳。

【注释】

〔1〕《遁斋闲览》：宋人陈正敏所撰文言逸事小说，共十四卷，仿《世说新语》体例，分《名贤》《野逸》《诗谈》《杂评》《人事》《谐噱》等十门。

〔2〕《楚辞》："楚辞"一名汉初已有之，后由西汉文学家刘向编辑成集，形成《楚辞》一书。东汉文学家王逸对《楚辞》作注，又形成《楚辞章句》。《楚辞》原收录了战国楚人屈原、宋玉及汉代淮南小山、东方朔、王褒、刘向等人辞赋，共十六篇，王逸作注时又增入其自己的作品《九思》，成十七篇。《楚辞》全书以屈原作品为主，余篇亦承袭屈诗形式，运用了楚地的文学样式、方言声韵和风土物产等元素，具有浓厚的地方色彩，对后世诗歌有深远影响。

〔3〕荪（sūn）：天南星科多年生草本植物石菖蒲。

〔4〕茞（chǎi）：与后文之"药""蘺""芷"均是指白芷。《说文解字》说："楚谓之蘺（lí），晋谓之䖀（xiāo），齐谓之茞。"《博雅》（即《广雅》，为中国最早的百科词典，成书于三国曹魏时期）说："白芷，其叶谓之药。"

〔5〕荃（quán）：菖蒲的别称。

〔6〕江蓠：本草著作多认为蘪芜和江蓠都是川芎的苗叶。《名医别录》说："蘪芜，无毒，主治身中老风，头中久风，风眩。一名江蓠，芎䓖苗也。"蓠是楚地对白芷的称呼，"江蓠"的本意是指生于江中的白芷，也许正因为这字面含义的缘故，江蓠也被用来指一种红藻即龙须菜，不过，香草意义上的江蓠并不是指这种海菜，而是指川芎一类植物。

〔7〕杜若：姜科植物多年生草本植物小高良姜。据沈括《梦溪笔谈》："杜若，即今之高良姜，后人不识，又别出高良姜条，如赤箭再出天麻条……诸药例皆如此，岂杜若也。后人又取高良姜中小者为杜若，正如用天麻、芦头为赤箭也。又有用北地山姜为杜若者。杜若，古人以为香草，北地山姜，何尝有香？高良姜花成穗，芳华可爱，土人用盐梅汁淹以为菹，南人亦谓之山姜花，又曰豆蔻花。"

〔8〕茵黄：又作留夷，一些古籍认为是毛茛科多年生草本植物芍药。

〔9〕《传》：即《左传》，全称《春秋左氏传》，儒家十三经之一，是中国第一部叙事详细的编年史著作，为春秋末年鲁国史官左丘明〔约与孔子（前

551—前479）同时而稍晚）根据鲁国国史《春秋》编成。《左传》记叙的时间范围上起鲁隐公元年（前722），下至鲁哀公二十七年（前468），主要记载了东周前期二百五十四年间各国政治、经济、军事、外交和文化方面的重要事件和重要人物，是研究中国先秦历史极具价值的重要文献，亦是优秀的散文著作。

〔10〕国香：形容香气甲于一国。"兰有国香"语出《左传·宣公三年》："郑文公有贱妾曰燕姞（jí），梦天使与己兰，曰余为伯鯈（tiáo），余而祖也，以是为而子，以兰有国香，人服媚之如是。"意思是："郑文公有一个名叫燕姞的姬妾，梦到一位神仙送给自己兰草，并对她说：'我叫伯鯈，是你的祖先，把这兰草当作你的儿子吧，因为兰草之香甲于一国，大家会像喜欢佩戴兰草一样喜欢你的孩子的。'"不久以后，郑文公与燕姞见面时赠予她兰草，两人十分恩爱。之后燕姞怀孕，生下一子，取名为兰，即后来的郑穆公。"国香"也成为兰之雅名。

〔11〕色：表象。

〔12〕非毁：诽谤，以不实之言毁人。"非"通"诽"。

〔13〕麦门冬：百合科多年生常绿草本植物麦冬。

〔14〕菖蒲：天南星科多年生草本植物水菖蒲。

〔15〕兰荪：天南星科多年生草本植物茴香菖蒲，又名溪荪。《本草经集注》："东间溪侧又有名溪荪者，根形气色极似石上菖蒲，而叶正如蒲，无脊。世人呼比为石上菖蒲者，谬矣。此止治欬逆，亦断蚤虱尔，不入服食用。诗咏多云兰荪，正谓此也。"

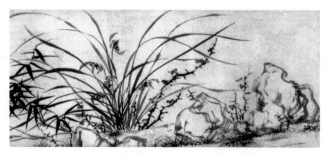

■〔明〕文征明《兰竹图》（局部）

文氏此图乃兰竹巨幅，画山野坡石间兰叶历历、竹枝萧疏。画面开阔，坡峦连绵，末作溪水，是兰竹山水之混合作品。

〔16〕祇：通"祗"，"祗"是"只"的繁体字，仅仅之意。

〔17〕山姜：按照前文"杜若"条注释中沈括的说法，山姜乃是当时南方人对高良姜的俗称。

〔18〕骚人：《离骚》的作者屈原，这里泛指诗人。

〔19〕类：大多。

〔20〕求田问舍：舍，即房子。本义是指多方购买田地，到处问询屋介，原比喻没有远大的志向，只知道购置产业，谋求个人私利。此处作者用来指自己脱离俗务之后的生活。

〔21〕本：根源，指植物来源。

〔22〕列植：将乔木、灌木按一定的株行距成排成行地栽种，形成整齐、单一、气势大的景观。

〔23〕栏槛：又作栏杆。是桥梁和建筑上的安全设施。

〔24〕楚香亭：根据文意，楚香亭应为《遁斋闲览》作者自起之名，意为植满楚地香草的凉亭。

【译文】

《遁斋闲览》载："《楚辞》所吟咏的香草，有兰、荪、茝、药、蕙、芷、荃、蕙、蘼芜、江蓠、杜若、杜蘅、藒车、蕾荑，种类不一，不能全部辨识它们的名字和情状，解释的人只是把一切都称为香草。"这里面，有同一植物而有几个名字的，也有名字与今人的叫法不同的，例如"兰"这一植物，《左传》说其有国香，而各家的说法，只是各持表象、相互诽谤，不能分辨真相。有的人以为兰是都梁香，有的以为是泽兰，有的以为是兰草，现在，应当以泽兰为正解。山里面还有一种兰，叶子大如麦门冬，春天开花非常香，这种兰别名"幽兰"。"荪"则是生长在山涧溪流中，今天人们称之为石菖蒲，然而其实它并不是菖蒲，其叶子柔脆易折，不如兰荪的叶子坚劲。将小石子散杂地置于清水，将荪草种在盆中，时间长了便繁茂而可爱。"茝""药""蕙""芷"，虽然有四个名字，但仅仅是一种植物，即今天所谓的白芷。"蕙"即是零陵香，又名"薰"。"蘼芜"即是川芎的苗叶，又名"江蓠"。"杜若"即是山姜。"杜蘅"，今天人们称之为马蹄香。只有"荃""藒车"和"蕾荑"，终究不能辨识。诗人们大多用这些香

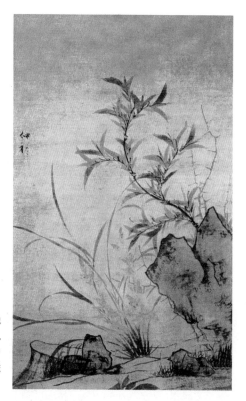

■〔元〕赵雍《着色兰竹图》

　　赵雍是元代著名画家赵孟頫次子，他不拘泥于家法，不仅观察自然，心悟神会，得兰竹之形态，更能写出兰竹的神韵。画中竹石下面画一簇兰花，葳蕤有生气，用笔滋润淡雅，显出兰的柔韧婉顺的性格。

草来比喻君子罢了。以后我若得闲不问世事，应该探求这些香草的本源，在栏杆前将它们整齐地种植起来，造出一个"楚香亭"，希望能有满面的芬芳，可以整天面对幽静之景，体会到诗人们的雅趣，以此寄托隐含的意旨。

　　《通志・草木略》云："兰即蕙，蕙即薰，薰即零陵香。"《楚辞》云："滋[1]兰九畹[2]，种蕙百亩"，互言[3]也。古方谓之薰草，故《名医别录》[4]出薰草条；近方谓之零陵香，故《开宝本草》出零陵香条。《神农本经》谓之兰。余昔修本草，以二条贯于兰后，明一物也。且兰旧名煎泽草，妇人和油泽头，故以名焉。《南越志》云："零陵香，一名燕草，又名薰草，即香草，生零陵山谷。今潮岭[5]诸州皆有。又《别录》云："薰草，一名蕙草，明薰蕙之兰[6]也。以其质香，故可以为膏泽，可以涂宫室。"近世一种草，如茅叶而嫩，其根谓之土续断，其花馥郁，故得兰名，误为人所赋咏。泽芬曰白芷、曰白茝、曰蕑、曰茪、曰荷蒚[7]，楚人谓之药。其叶谓之蕑，与兰同德[8]，俱生下湿[9]。泽兰[10]曰虎兰，曰龙枣，曰虎蒲，曰兰香，曰都梁香，如兰而茎方，叶不润，生于水中，名曰水香。茈胡[11]曰地薰，曰山菜，曰葭草叶、曰芸蒿，味辛可食。生银夏[12]者芬馨之气射于云间，多白鹤青鹤[13]翱翔[14]其上。

【注释】

〔1〕滋：种植。

〔2〕畹（wǎn）：古代田地计量单位，说法不一，一说三十亩为一畹，一说十二亩为一畹。

〔3〕互言：由上下文意互相交错，互相渗透，互相补充来表达一个完整句子意思的修辞方法，又称互文。上下两句或一句话中的两个部分，看似各说两件事，实则互相呼应，互相补充，说的是一件事。

〔4〕《名医别录》：简称《别录》，辑者佚名（一说陶弘景），约成书于汉末。《别录》对《神农本草经》所载药物的药性功用等内容有所补充，同时又补记了三百六十五种新药物，分别记述其性味、有毒无毒、功效主治、七情忌宜和产地等。由于本书系历代医家陆续汇集，故称《名医别录》。梁代陶弘景撰《本草经集注》时，在收载《神农本草经》三百六十五种药物的同时，也将《别录》的三百六十五种药物辑入，并用不同的字色相区别，从而使其基本内容得以保存下来。

〔5〕潮岭：为"湖岭"之误，湖，洞庭湖；岭，南岭。湖岭尤言湖广。

〔6〕明薰蕙之为兰：四库版《陈氏香谱》作"明薰蕙之兰"，据《通志》改。

〔7〕荷蒚：或为"符蒚"之误，参见"芳草"条。译文按"符离"译。

〔8〕同德：品性相同。

〔9〕下湿：低洼的湿地。

〔10〕泽兰：菊科多年生草本植物泽兰。

〔11〕茈（zǐ）胡：伞形科植物或狭叶柴胡。

〔12〕银夏：银州和夏州。均为古代行政区划，是西夏政权的发祥地。

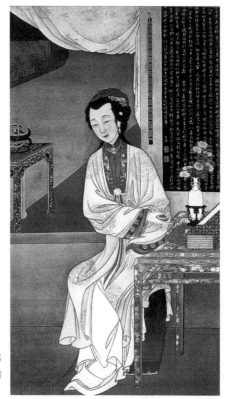

■〔清〕佚名《雍正妃行乐图》(局部)

　　画中女性处于室内，人物姿态休闲。书中除人物还绘制了桌几、花瓶、香炉等生活物品，体现了清人的生活状态。

〔13〕白鹤青鹤：白色和青色的鸟。

〔14〕翱（áo）翔：高空盘旋。

【译文】

　　《通志·草木略》载："兰草即是蕙草，蕙草即是薰草，薰草即是零陵香。"《楚辞》载："种植九畹的兰草和百亩的蕙草"，这其实是一种互文修辞。古代药方称之为薰草，所以《名医别录》有"薰草"一条；近代药方称之为零陵香，所以《开宝本草》有"零陵香"一条。《神农本草经》则称之为兰。我以前修治《本草》，将"薰草"和"零陵香"二条连在"兰"这条下面，后面表明三者是同一植物。兰的旧名是"煎泽草"，妇人用它来调和香油滋润头发，所以有这个名字。《南越志》载："零陵香又名燕草和薰草，即香草，生于零陵郡的山谷中。今天湖广各州都有。"《别录》载："薰草又名蕙草，阐明薰草和蕙草就是兰草。因为其性有芳香，所以可以做滋润膏，可以涂抹宫殿和房间。"近代以来有一种草，如同嫩嫩的茅叶，它的根称为土续断，它的花香气浓郁，所以也有了兰这个名字，被人错误地当作兰来作诗赋吟咏。泽芬人称白芷、白茝、蓠、茪、符蓠，楚人称之为药，它的叶子称之为蒿，与泽兰的品性相同，都生于低洼的湿地。泽兰人称虎兰、龙枣、虎蒲、兰香、都梁香，如同兰草，但茎为方形，叶子不那么润泽，生于水中，名叫水香。茈胡人称地薰、山菜、茩草叶子、芸蒿，味辛，可以食用。生于银州、夏州的茈胡，其芳馨的香气放射到云间，经常有白色青色的鸟雀翱翔其上。

《琐碎录》云："古人藏书辟蠹用芸。"芸，香草也，今七里香是也。南人采置席下，能辟虱。香草之类，大率异名。所谓兰荪，即菖蒲也；蕙，今零陵香也；茝，今白芷也。

朱文公[1]《离骚》注云："兰蕙二物，《本草》言之甚详。大抵古之所谓香草，必其花叶皆香而燥湿不变，故可刈[2]而为佩。今之所谓兰蕙，则其花虽香而叶乃无气，其香虽美而质弱易萎，非可刈佩也。"

【注释】

〔1〕朱文公：即朱熹（1130—1200），号晦庵，谥号文，世称朱文公。宋朝著名的理学家、思想家、哲学家、教育家和诗人，儒学集大成者，世人尊称为朱子。著有《四书章句集注》《太极图说解》《通书解说》《周易读本》《楚辞集注》等，其中《四书章句集注》成为钦定的教科书和科举考试的标准。

〔2〕刈（yì）：割（草或谷类）。

【译文】

《琐碎录》载："古人藏书驱除书虫使用芸香。"芸香是一种香草，也就是今天的七里香。南方人采来芸香放置在席子下面，能驱除虱子。香草一类植物，大多有不同的名字，所谓兰荪即是菖蒲，蕙是今天的零陵香，茝是今天的白芷。

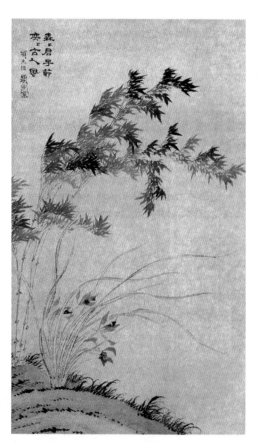

■〔明〕马守真《素竹幽兰》

　　马守真，又叫马湘兰，名守贞，字湘兰，又字月娇，曾为金陵歌妓，与柳如、卞玉京、李香君、董小宛、顾横波、寇白门、陈圆圆并称"秦淮八艳"。她秉性灵秀，风流绝代，能诗善画，尤擅画兰、竹。

　　朱熹《离骚》校注载："兰、蕙两种植物，《本草》说得非常详细。大体上古代所谓的香草，一定是花和叶子皆香，且不会因空气干燥或潮湿而改变的，所以可以割来佩戴。今天所谓的兰、蕙，其花虽然有香但叶子没有气味，花香虽美，但质地柔弱容易凋萎，不可以割来佩戴。"

【延伸阅读】

　　说起兰和蕙，许多人立刻会联想到兰花，赏兰之士更可轻易做出"兰是春兰，蕙是佩兰"的区分。然而，真相并不如此简单：肇始于先秦典籍中的兰、蕙其实最初不是今人所指的兰科植物，而是两种别的香草。一般认为，上古的兰是指菊科佩兰（非兰科佩兰），而蕙则可能是土藿香。

　　诸种古代文献对兰和蕙的描述常常不能保持一致，各种类似的名字往往混在一块，增加了辨识的难度。例如，兰与泽兰、兰香、煎泽香、都梁香等词联系在一起，而蕙与薰草、燕草、零陵香等词联系在一起。由于材料所限，目前很难确定兰草是否真的就是都梁香，或者蕙草是否一定等于零陵香。但有一点是可以明确的，即兰与蕙一直是不同的两种植物，而不是《通志·草木略》所说的"兰即蕙，蕙即薰，薰即零陵香"。正如李时珍所说："兰即蕙，蕙即零陵香，亦是臆见，殊欠分明。"

【名家杂论】

五代时期的分裂，可能是造成"兰""蕙"的含义偏向兰科植物的重要因素。据学者汤忠皓考证，作为兰科植物的兰花，最早在闽浙一带发现，受到吴越、南唐国人的青睐。而同一时期后蜀编撰的《蜀本草》仍然以菊科泽兰属植物为兰，以蕙草为蕙，这表明五代时期，兰、蕙已经开始了同名异物的进程。

北宋时期，"兰花"对古代"兰""蕙"分辨的扰乱进一步加剧。黄庭坚写《幽芳亭记》，明确指出兰花"一干一花而香有余者为兰，一干数花而香不足者为蕙"，名人效应足以推动一个词的词义颠覆。到了药物学家寇宗奭著《本草衍义》，意识到"兰草诸家之说异同，乃未的识，故无定论"，但他本人却更偏向兰为兰花的观点，"多生阴地山谷，叶如麦门冬而阔且韧，长及一二尺，四时常青，花黄绿色，中间瓣上有紫点，春芳者为春兰，色深，秋芳者为秋兰，色淡。秋兰稍难得，二兰移植小盆中，置左右，花开时满室尽香，与他花香又别。"

不过仍有穷理之人，例如朱熹在《离骚辨证》中非常直接地质疑道："古之香草必花叶俱香，而燥湿不变，故可刈佩。今之兰蕙，但花香而叶乃无气，质弱而萎，不可刈佩，必非古人所指，甚明。"宋末元初诗人方回亦认为："古之兰草即今之千金草，俗名孩儿菊者，今之所谓兰，其叶如茅而嫩，根名土续断，因花馥郁故得兰名也。"明清时期亦不乏有识之士，如药物学家李时珍、植物学家吴其濬等人，都意识到古今兰蕙的不同。不过在民间，发生在古代最著名的香草身上的这种变化，却始终没有得到普及。

香 异

都夷香

《洞冥记》[1]云："香如枣核，食一颗，历月不饥。或投水中，俄[2]满大盂[3]也。"

【注释】

[1]《洞冥记》：即《汉武帝别国洞冥记》，相传为汉代术士郭宪（活跃于王莽、刘秀时期，生卒年待考）所撰。《洞冥记》是一部志怪小说集，书中记载了与汉武帝有关的神怪和传说、奇闻逸事、神山仙境、丹方灵药，以及外国异方风土物产等，其中有关汉武帝和东方朔遇仙的奇闻多为他书所不载。《太平御览》引述《洞冥记》此段文字作"跋途阇者，胡人也，剪发裸形，不食谷，惟饮清水，食都夷香，如枣核。食一斤，则历月不饥。以一粒如粟大投清死晷，俄而满大盂也"。

[2]俄：一会儿。

[3]盂（yú）：中国古代一种盛液体的器皿。

【译文】

《洞冥记》载："都夷香如同枣核，吃一颗，一个月也不会饿。有人将其投入水中，一会儿大缸就满了。"

荼芜香

荼一作荃[1]。

王子年《拾遗记》[2]云："燕昭王[3]时，广延国[4]进二舞人，王以荼芜香屑铺地四五寸，使舞人立其上，弥日无迹[5]。香出波弋国[6]，浸地则土石皆香，着朽木腐草莫不茂蔚[7]，以薰枯骨则肌肉皆生[8]。"又见《独异志》[9]。

【注释】

〔1〕荼一作荃：四库版《陈氏香谱》作"荼一作荼"，查《拾遗记》《名香谱》等多数文献均作"荃芜香"，《香乘》《独异志》等少数文献则作"荼芜香"，此处按多数文献改为"荼一作荃"。

〔2〕王子年《拾遗记》：王嘉（？—390），字子年，东晋时期生活在北方前秦、后秦政权的方士，主要作品有《牵三歌》和《拾遗记》。《拾遗记》又名《拾遗录》《王子年拾遗记》，是一部神话志怪小说集，原书十九卷二百二十篇，由于苻秦之际的战乱而散失，后由南朝梁代的萧绮缀拾合成为一部，改编为十卷。前九卷记自上古庖牺氏、神农氏至东晋各代的历史异闻，多荒唐怪诞的神话和道听途说的传闻，末卷记录昆仑等八座仙山。

〔3〕燕昭王：即燕昭襄王姬平（前335—前279），是先秦燕国第三十九任国君，史称燕昭襄王，简称昭王或襄王，公元前312年至公元前279年在位。

〔4〕广延国：据王嘉《拾遗记》载，广延国在燕国以北七万里，常常下青色的雪。

〔5〕迹：足迹。

〔6〕波弋国：郭宪《洞冥记》说"波祇国，亦名波弋国"，即下文进献"神精香"的国家。

〔7〕茂蔚：茂盛。

〔8〕肌肉皆生：四库版《陈氏香谱》作"肌肉皆香"，据《拾遗记》改之。

〔9〕《独异志》：唐人李亢（生卒年待考）所撰志怪小说集，原本十卷已散佚，传世本为三卷。书中记述了唐代和唐代以前的各类传说和奇闻异事。其中部分内容如女娲兄妹结为夫妇、乐昌公主破镜重圆等事，在目前发现的文献中是出处最早的。

【译文】

"荼"也写作"荃"。

王子年《拾遗记》载："燕昭王在位时，广延国进献了两名舞蹈演员。燕昭王用荼芜香屑在地面铺上四五寸，让舞人立于其上，香屑上整日没有留下一点足迹。荼芜香出自波弋国，此香浸到地里，泥土和石头都有香气，枯朽的树木和腐烂的草一挨着它，没有不变茂盛的，用它来熏枯槁的骨头，肌肉都生长了出来。"《独异志》里也有记载。

【延伸阅读】

据《拾遗记》记载，燕昭王即位的第二年，北方的广延国向其进献了两名善于舞蹈的美人，一个名叫旋娟，一个名叫提谟，都生得玉质冰肌、体轻气馥，好不窈窕绰约。燕昭王用最上等的衣食招待她们，请她们住在最好的宫室中。

有一日，燕昭王登上崇霞台召见旋娟和提谟，一挥衣袖，两位便翩翩起舞。旋娟和提谟先后表演了三支舞蹈：第一支叫作《萦尘》，此名形容体态轻盈，可与浮尘相缭绕；第二支名为《集羽》，是说舞姿轻盈好像羽毛随风而动；最后一支称作《旋怀》，比喻肢体纤细，仿佛可以揣入袖中。三支舞毕，燕昭王又让人在庭中用各种宝贝铺出云霞、麒麟和凤凰的图案，称之为"麟文之席"，又在"席上"洒下四五寸的荼芜香香屑，让两位舞蹈家在上面表演。由于舞人的身体实在太轻了，遂有了"弥日无迹"的奇观。旋娟和提谟起舞之时，一只白鸾不时飞入，衔来一千支茎条，茎条在空中自己便开花结果，落在地上的又生根发芽，后来每年要收获一百次果实。

燕昭王又挥了挥衣袖，舞者便停止了舞蹈。昭王明白舞者乃神异之士，便让她们住在崇霞台，设下枕席以供寝宴，并派人日夜守卫。有人说，这两个舞者是九天玄女下凡所化的，因为燕昭王喜好神仙之术。之后，就没有人知道旋娟和提谟在哪儿了，传说汉水、长江、伊水和洛水的水边都出现过她们的踪迹，但莫衷一是，总归，云游天下便对了。

辟寒香

辟寒香、辟邪香、瑞麟香、金凤香，皆异国所献。《杜阳杂编》[1]云："自两汉至皇唐，皇后、公主乘七宝辇[2]，四面缀五色玉香囊，中贮上四香，每一出游则芬馥满道。"

【注释】

〔1〕《杜阳杂编》：唐代苏鹗（生卒年不详）所撰笔记小说集。由于作者居住在武功杜阳川，故题作《杜阳杂编》。书共3卷，杂记唐代宗至唐懿宗十朝事，尤其有许多关于海外珍奇宝物的叙述，所载故事颇多荒诞。

〔2〕七宝辇：旧时皇帝坐的用多种宝物装饰的车。

【译文】

辟寒香、辟邪香、瑞麟香、金凤香，都是外国所进献的。《杜阳杂编》载："从两汉到皇唐，皇后、公主乘坐七宝辇，辇的四面装饰有五色玉香囊，香囊中藏有上述四种香，每次出游，都芳香满道。"

【延伸阅读】

实际上，《杜阳杂编》所讲的是唐代同昌公主的故事。同昌公主是唐懿宗最喜爱的女儿，公主出嫁当天，唐懿宗几乎倾尽国库来为公主置办嫁妆。在《杜阳杂编》所列出的长长的嫁妆名单中，有珍珠连缀而成的连珠帘，有海外奇异鸟骨所造的却寒帘，有诸多宝物合成的鹧鸪枕，有攒集羽毛编成的翡翠匣，有绣满三千鸳鸯，华丽无比的神丝绣被……每一件都是不可多得的珍品，以至于书中赞叹："自两汉至皇唐，公主出降之盛，未之有也。"

同昌公主当时乘坐的七宝步辇，四面都装饰有五色香囊，囊中除了存放有辟寒香、辟邪香、瑞麟香、金凤香之外，还间杂了龙脑金屑。香囊表面是水晶、玛瑙、犀角雕镂而成的龙凤花饰，再贴上珍珠玳瑁，用金丝作为流苏。每每行至大街上，除了满路的芬馥以外，那一片珠玉的晶莹，都足照得观者目眩。

【名家杂论】

辟寒香、辟邪香、瑞麟香和金凤香，与同昌公主众多瑰宝级的嫁妆齐列，自然也是当时非常著名的香品。例如辟寒香，据传来自南洋丹丹国，有着"室中焚之，虽大寒必减衣"（《玉芝堂谈荟》）、"一佩而遍室俱暖"（《林下诗谈》）的奇异功效。辟邪香，据明代书画家马愈所撰《马氏日抄》记载，又称特迦香，"佩服之身体常香，神鬼畏伏其香，经百年不坏"，"爇粒米许，其香闻于邻屋，经四五日不歇"。瑞麟香直到宋代，仍是宴席上的宠儿，诗人们用"瑞麟香软飞瑶席，吟仙笑陪欢宴""瑞麟香软玉芙蓉，画蜡凝辉到晓红"等诗句，凝固了当时的场景。至于金凤香，由于材料的缺乏，暂时还无法揭开其谜底。

这四种香的背后，其实隐藏着一个令人唏嘘的悲剧。在同昌公主所有的嫁妆中，有一支九玉钗，上面刻有九只鸾凤，色各不同，并刻有两字，曰"玉儿"，"工巧妙丽，殆非人工所制"。这支钗是金陵人进献的，公主当初重酬了进献者。后来有一天，公主梦到一个女子，女子说："南齐的潘淑妃将要来取九玉钗。"有人说，玉儿正是潘淑妃的小名。之后公主便一病不起，不久离开人世，年方二十。唐懿宗十分悲痛，下令处死了医官韩宗卲等二十余人，其亲族三百余人也锒铛入狱。懿宗思念公主不能自已，以仙音烛赐安国寺，冀追冥福。又令宫中伶人李可及创作了《叹百年》，闻者皆悲。公主死后不久，懿宗也驾崩，一先一后正应了"同昌"之号。

月支香

《瑞应图》[1]云："天汉二年[2]，月支国[3]进神香。武帝取视之，状若燕卵，凡三枚，似枣。帝不烧，付外库[4]。后长安中大疫，宫人得疾，众使者请烧香一枚，以辟疫气。帝然[5]之，宫中病者差[6]。长安百里内闻其香，积数月不歇。"

【注释】

〔1〕《瑞应图》：相传由南朝梁代人孙柔之所撰，全书共十卷，主要记载了天地瑞应之事。所谓瑞应，是指瑞兆降临以应帝德。古人相信对于有德行的皇帝，上天将会降下祥瑞来呼应。

〔2〕天汉二年：天汉（前100—前97）是汉武帝使用的第八个年号，天汉二年即公元前99年。

〔3〕月（ròu）支国：即月氏国，西域古国。月氏一族公元前2世纪以前居住在河西走廊、祁连山一带，后败于匈奴和乌孙而迁徙到中亚地区，其巅峰时期曾建立贵霜帝国，与当时汉朝、罗马、安息并列。

〔4〕外库：宫外的仓库。与内库相对。

〔5〕然：同"燃"。

〔6〕差（chài）：病愈。后作"瘥"。

【译文】

《瑞应图》载："天汉二年，月支国进献神香。汉武帝取香观看，其形状如同燕子的卵，一共三枚，好像枣子一样。汉武帝没有焚它，而是交付给宫外的府库。后来，长安城里起了大瘟疫，宫中得病的人很多，月支国使者请求烧一枚神香，以驱除瘟疫之气。皇帝遂将香点燃，宫中生病的人都康复了。长安城百里之内都能闻到其香气，聚集数月也不消散。"

振灵香

《十洲记》[1]云："生西海中聚窟洲，大如枫，而叶香闻数百里，名曰返魂树。伐其根于玉釜[2]中，取汁如饴[3]，名曰惊精香，又曰振灵香，又曰返生香，又曰马积香，又曰郄死香，一种五名，灵物也。死者未满三日，闻香气即活。延和[4]中，月氏[5]遣使贡香四两，大如雀卵，黑如葚。"

【注释】

〔1〕《十洲记》：神话志怪小说集，全名《海内十洲记》，旧本题西汉东方朔撰，或为后人假托其名。《十洲记》记载了汉武帝听西王母说大海中有祖洲、

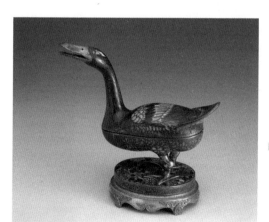

■ 鸭炉

形制多作鸭状，故名。一般放置于卧室使用。宋代范成大《西楼秋晚》诗："晴日满窗凫鹥散，巴童来按鸭炉灰。"

瀛洲、玄洲、炎洲、长洲、元洲、流洲、生洲、凤麟洲、聚窟洲等十洲，便召见东方朔问十洲所有的异物，后附沧海岛、方丈洲、扶桑、蓬丘、昆仑五条。《十洲记》描写了许多异域奇物，同时保存了不少神话及仙话材料。

〔2〕釜（fǔ）：古代炊器，相当于现在的锅。

〔3〕饴：用麦芽制成的糖浆。

〔4〕延和：汉武帝第十个年号，即公元前92—前89年。

〔5〕月氏：四库版《陈氏香谱》作"月氏"，显误，改之。

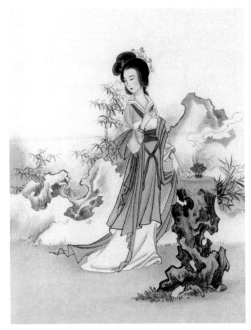
■ 古代女子焚香图

【译文】

《十洲记》载："振灵香生长在西海中的聚窟洲，其树大如枫，叶有香气，数百里都能闻到，名叫返魂树。砍伐返魂树树根，放置于炊器中，取出的如同麦芽糖浆一样的树汁，叫作惊精香，又叫振灵香、返生香、马积香、郄死香，同一种香而有五个名字，是一种珍奇神异之物。去世未满三日的人，闻到香气即能复活。延和年间，月氏国派遣使者进贡此香，重约四两，大如雀卵，色黑如桑葚。"

【延伸阅读】

《十洲记》记载的西海聚窟洲是一片神奇的土地。据此书描述，这个谜一般的地方住着无数的仙人和灵官，广布着他们的宫门殿宇，同时还栖息着狮子、辟邪、凿齿、天鹿和长牙铜头铁额之兽等神奇的动物。聚窟洲上有一座大山，形状像鸟，又像人，所以叫作神鸟山，返魂树即是这座山的特产。

返魂树有一个神奇的特点，当人用手指敲其树干，会自动发出群牛吼叫一样的声音，震人心神。惊精香是用返魂树的树根，微火煎制而成的糖浆状黑色液体。李时珍认为，惊精香与上一条的月支香同属一种，所以将两种香在《本草纲目》中同归一条。对于"死者未满三日，闻香气即活"的说法，李时珍虽然觉得有些怪诞，但依然留出了余地，他说"理外之事，容或有之，未可便指为缪也"，体现了其对未知的敬畏。

神精香[1]

《洞冥记》云："波岐国献。神精香，一名筌蘼草，一名春芜草。一根百条，其枝间如竹节柔软，其皮如丝，可以为布，所谓春芜布，亦曰香筌[2]布。又曰如冰纨[3]，握之一片，满身皆香。"

【注释】

〔1〕神精香：叶庭珪《名香谱》认为神精香即前文的荼芜香。

〔2〕筌：同"荃"，香草。

〔3〕冰纨：洁白的细绢。

【译文】

《洞冥记》载："波岐国进献了神精香。神精香又名筌蘼草、春芜草。一株根上生百根茎条，茎条之间像竹枝一样交叉着，神精香的茎节柔软，草皮如同丝一般，可以织成布，称之为春芜布，也叫作香筌布。也有人说春芜布如同洁白的细绢，将一片春芜布握在手中，满身都是香气。"

齱脐香[1]

《酉阳杂俎》云："出波斯国，拂林呼为顶勃梨咃。长一丈余，围一尺许[2]，皮色青，薄而极光净，叶似阿魏[3]，每三叶生于条端，无花结实。西域人常以八月伐之，至冬抽新条，极滋茂[4]，若不蒴除，反枯死。七月断其枝，有黄汁，其状如蜜，微有香气，入药疗百病。"

【注释】

〔1〕齇（bié）脐香：波斯语 birzai 的汉译，为伞形科植物白松香的树脂，原产于叙利亚、波斯。

〔2〕围一尺许：四库版《陈氏香谱》作"一尺许"，据《酉阳杂俎》增"围"字。

〔3〕阿魏：伞形科植物新疆阿魏或阜康阿魏的树脂。

〔4〕滋茂：生长茂盛。

【译文】

《酉阳杂俎》载："齇脐香出自波斯国，拂林国称之为顶勃梨咃。齇脐香树高一丈多，树围一尺多，青色的树皮较薄但极为光滑干净，叶子如同阿魏，常有三片叶子生于枝条的顶端，不开花就能结果。西域人常常在八月砍伐树枝，到了冬天便抽出新条，并长得极为茂盛，可是如果不剪除树枝，树反而会枯死。七月砍断树枝，有黄色的汁液渗出，性状如同蜂蜜，发出微微的香气，入药可以治疗百病。"

兜末香[1]

《本草拾遗》云："烧之去恶气，除病疫。"《汉武故事》[2]云："西王母降，上烧是香。兜渠国[3]所献，如大豆。涂宫门，香闻百里。关中大疫，死者相枕藉[4]，烧此香，疫即止。"《内传》[5]云："死者皆起。"此则灵香，非中国所致。

【注释】

〔1〕兜末香：《证类本草》《图经衍义本草》作"兜木香"。

〔2〕《汉武故事》：又名《汉武帝故事》，志怪小说，共一卷，作者不详，成书年代不早于魏晋，记载汉武帝从出生到死葬茂陵的传闻逸事。

〔3〕兜渠国：其国不详，或为传说所杜撰国名。

〔4〕枕藉（jiè）：横七竖八地躺在一起。

〔5〕《内传》：或为《汉武帝内传》。神话志怪小说，共一卷，后人伪托班固或葛洪之名所作。故事同样自汉武帝出生时写起，直至其殡葬。书中道教意味浓郁，对西王母下降会武帝之事描叙极为详尽。

【译文】

《本草拾遗》载："烧兜末香能去恶气，除病疫。"《汉武故事》载："西王母降临时，汉武帝烧的就是此香。此香乃兜渠国所进献，形状如大豆。涂在宫门上，香气百里内可闻。关中地区发生大瘟疫，病死的人杂乱相枕，焚烧此香，瘟疫便停止了。"《内传》载："死去的人都活过来了。"此灵香，不是在中国能得到的。

沉榆香〔1〕

《封禅记》〔2〕云："黄帝列珪玉〔3〕于兰蒲席上，然沉榆香，舂〔4〕杂宝为屑，以沉榆胶和之若泥〔5〕，以分尊卑华夷之位。"

【注释】

〔1〕沉榆香：其植物来源待考。

〔2〕《封禅（shàn）记》：较为著名的《封禅记》有东汉光武帝刘秀的侍官马第伯所作的《封禅仪记》（史称《汉封禅记》），以及宋真宗赵恒命令文臣丁谓、李宗谔等人编修的《大中祥符封禅记》。黄帝燃沉榆香的典故最早出自东晋时期的《王子年拾遗记》，该书注明此事出自《封禅记》。因此此处《封禅记》可能是指已经散佚的《汉封禅记》。

〔3〕珪（guī）玉：即玉圭（guī），是古代帝王和诸侯朝聘、祭祀、丧葬时所用的玉制礼器，也称作"珪"，长条形，上尖下方，形制大小因爵位及用途不同而异。

〔4〕舂（chōng）：把东西放在石臼或乳钵里捣掉皮壳或捣碎。

〔5〕和之若泥：《拾遗记》作"和之为泥以涂地"。

【译文】

《封禅记》载："黄帝将玉圭排列在兰草和蒲草做成的席子上，点燃沉榆香，再将各种宝物捣为碎屑，用沉榆香胶调和成泥，用来区分尊卑华夷的地位。"

千亩香

《述异记》云："南郡[1]有千亩香林，名香往往出其中。"

【注释】

〔1〕南郡：始置于秦朝，治所在江陵县（今湖北荆州），东汉末年和三国时期治所在湖北公安，唐代更名为江陵郡。

【译文】

《述异记》载："南郡有千亩香树林，名香往往出于其中。"

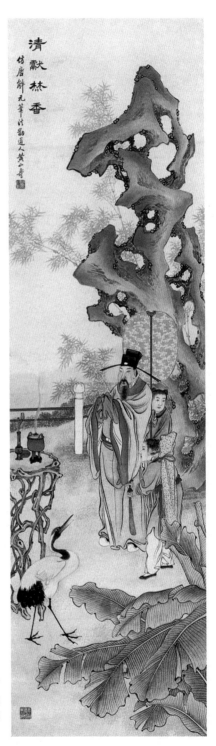

■《清献焚香》

焚香最初的作用是用于祭祀，后来得到了广泛的流传和应用。一些有宗教信仰的人认为，通过焚香可以使自己所信仰的那个神能够收到我们所表达的愿望。

沉光香

《洞冥记》云：“涂魂国贡，暗中烧之有光，而坚实难碎，太医院[1]以铁杵舂如粉而烧之。”

【注释】

〔1〕太医院：古代专为上层统治阶级服务的医政及医疗保健组织。

【译文】

《洞冥记》载：“沉光香由涂魂国所贡，黑暗中燃烧会发光，沉光香坚实难碎，太医院用铁杵将其捣成粉状来烧。”

十里香

《述异记》云：“千年松香，闻于十里。”

【译文】

《述异记》载：“十里香是千年松香，隔十里都能闻到。”

威香

孙氏《瑞应图》云：“瑞草，一名威蕤[1]，王者礼备[2]，则生于殿前。”又云：“王者爱人命，则生。”

【注释】

〔1〕威蕤（ruí）：百合科植物玉竹，根可入药。
〔2〕备：尽。

【译文】

孙氏《瑞应图》载：“此香为瑞草，又名威蕤，王者尽了应尽之礼，才会出生在殿前。”又载：“王者爱惜人命，才会长出来。”

返魂香

洪氏云："司天主簿[1]徐肇，遇苏氏子德哥者[2]，自言善合返魂香，手持香炉，怀中取如白檀末撮[3]于炉中，烟气袅袅直上，甚于龙脑。德哥微吟曰：'东海徐肇欲见先灵，愿此香烟用为导引，尽见其父母曾高[4]。'德哥云：'但死八十年已前则不可返矣。'"

【注释】

〔1〕司天主簿：司天监的主簿。司天，即司天监，是掌管观察天文、推算历法的中央机构。主簿，是各级主官属下掌管文书的佐吏。

〔2〕苏氏子德哥者：即名叫苏德哥的人。

〔3〕撮（cuō）：用手指捏取细碎的东西。

〔4〕曾高：曾祖。

【译文】

洪刍说："司天主簿徐肇，遇到一个叫苏德哥的人，说自己擅长合成返魂香。苏德哥手持香炉，从怀中取出像白檀一样的粉末撮细置于炉中，烟气袅袅直上，比龙脑香更好。德哥念咒说：'东海徐肇想要见到先祖的灵魂，希望此香的烟气能够用来作为引导，全部见到他的父母曾祖。'德哥说：'只是，八十年前去世的就不能回来了。'"

【延伸阅读】

返魂香的传说在古代有多个版本，有时是一种单独的香药，有时又是一种和香。返魂香被收录进《海药本草》《证类本草》等著作，最初可能是一种驱除瘟疫、使人摆脱假死状态的香药，后来逐渐演变为起死回生、招灵降魂的仙药。

苏德哥与返魂香的故事，最早可追溯到北宋文臣钱易的《洞微志》中。据说司天主簿徐肇年幼失去双亲，所以很希望能够拜祭父母和曾祖。恰好苏德哥经常给员外们调制返魂香，于是便对徐肇说，等到半夜来吧。到了夜半时分，苏德哥用返魂香作起法来，念完咒语后不久，惊风拂动幕帘，徐肇的曾祖父母竟然全出现了。徐肇哭泣而拜，细细看了看亲祖，衣冠装束和真的一模一样。

至亲们对他说："今日这样美好的聚会，实在太难得了。"饮完酒后，亲人们徐徐走出帷幕，便化为烟雾飘走了。

茵墀（chí）香

《拾遗记》云："灵帝熹平三年[1]，西域所献，煮为汤，辟疠。宫人以之沐浴，余汁入渠，名曰流香之渠。"

【注释】

〔1〕灵帝熹平三年：即 174 年。熹平（172—178）是汉灵帝刘宏的第二个年号。

【译文】

《拾遗记》载："茵墀香是灵帝熹平三年西域所献，煮成汤汁，可辟除戾气。宫里人用它来沐浴，剩下的汤汁则倒入沟渠，叫作流香之渠。"

千步香[1]

《述异记》云："出海南，佩之香闻千步也。今海隅[2]有千步草，是其种也。叶似杜若而红碧相杂。"

《贡籍》[3]云："日南郡[4]贡千步香是也。"

【注释】

〔1〕千步香：其植物来源待考。

〔2〕海隅：海角，常指僻远的地方。

〔3〕《贡籍》：可能是记载贡献之事的名册。

〔4〕日南郡：汉武帝元鼎六年（前111）设于今越南中部的行政单位。因位于北回归线以南，一年中有近两个月的时间太阳从北面照射，因而日影在南，故称"日南"。东汉后期，日南郡南部占婆国兴起，不断侵犯蚕食日南郡，遂于南齐以后撤废。

【译文】

《述异记》载："千步香出自南海，佩戴起来香气千步外都能闻到。如今海角处也有千步草，就是这种，叶子似杜若而红绿相杂。"

《贡籍》载："日南郡所贡的千步香就是这个。"

飞气香

《三洞珠囊[1]·隐诀》云："真檀之香，夜泉玄脂、朱陵[2]飞气之香，返生之香，真人所烧之香。"

【注释】

〔1〕《三洞珠囊》：道教类书，唐代道士王悬河（生卒年不详）所修。该书辑录了二百一十二种三洞道书精要，故名《三洞珠囊》。内容多系古代神话故事及南北朝以前道士事迹，也辑录有关于内外丹和斋仪戒律等内容。该书保存了不少已佚失的道书，为研究唐以前道教史的重要文献。

〔2〕朱陵：朱陵洞天，道家所称三十六洞天之一，在南岳衡山。

【译文】

《三洞珠囊·隐诀》载："真檀之香，夜泉玄脂、朱陵飞气之香，返生之香，是真人所烧之香。"

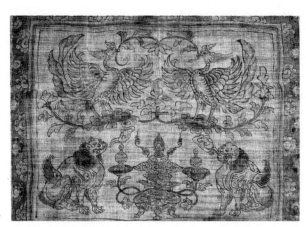

■ 佚名《香炉、狮子、凤凰图》

五香

《三洞珠囊》云："五香树，一株五根，一茎五枝，一枝五叶，一叶开五节，五五相对，故先贤名之。五香之末烧之十日，上彻九皇[1]之天。即青目香[2]也。"《杂修养方》[3]云："五月一日取五木煮汤浴，令人至老鬓发黑。"徐锴[4]注云："道家以青木为五香，亦名五木。"

【注释】

〔1〕九皇：道教神名。传说天、地、人各有三皇，总为九皇，包括三清（元始天尊、灵宝天尊、道德天尊）和六御（中央玉皇大帝、北方北极中天紫微大帝、南方南极长生大帝、东方东极青华大帝、西方太极天皇大帝、大地之母）。

〔2〕青目香：即青木香。

〔3〕《杂修养方》：其书不详，待考。

〔4〕徐锴（920—974）：南唐文字训诂学家。

【译文】

《三洞珠囊》载："五香树，一株有五根，一茎有五枝，一枝有五叶，一叶开五节，五五相对，所以先贤称为五香。燃烧五香粉末十日，烟气能上达九皇所在的天界。五香即是青目香。"《杂修养方》载："五月一日取五木香来煮汤沐浴，能使人到了老年仍然鬓发乌黑。"徐锴注称："道家把青木香当作五香，也叫作五木香。"

石叶香

《拾遗记》云："此香迭迭[1]如云母[2]，其气辟疠。魏文帝时，题腹国[3]所献。"

【注释】

〔1〕迭迭：即叠叠，层层相加的样子。

〔2〕云母：铝硅酸盐矿物，具有层状构造。

〔3〕题腹国：其国待考。

【译文】

《拾遗记》载："这种香层层叠叠如同云母，其香气可以辟除疠气。魏文帝时题腹国所进献。"

祇精香

《洞冥记》云："祇精香，出涂魂国，烧此香魑魅[1]精祇[2]皆畏避。"

【注释】

〔1〕魑（chī）魅（mèi）：山神。
〔2〕祇（qí）：地神。

【译文】

《洞冥记》载："祇精香出自涂魂国，烧起此香地上的神鬼精怪都会畏惧而躲避。"

雄麝香

《西京杂记》[1]云："赵昭仪[2]上姊飞燕[3]三十五物，有青木香、沉木香[4]、九真[5]雄麝香。"

【注释】

〔1〕《西京杂记》：古代历史笔记小说集。"西京"系指西汉都城长安。该书记录西汉杂史，既有历史，亦有许多遗闻逸事，"昭君出塞""卓文君私奔"等故事均首出其中。作者未有定论，一云汉代刘歆，一云东晋葛洪。

〔2〕赵昭仪：赵合德（？—前7），即赵飞燕的妹妹。飞燕入宫后受成帝宠爱，因而援引其妹赵合德入宫随侍汉成帝，后来赵飞燕立为皇后，赵合德被立为昭仪。

〔3〕飞燕：即赵飞燕（前45—前1），汉成帝皇后，原名宜主，因舞姿轻

盈如燕飞凤舞，故人称"飞燕"。

〔4〕沉水香：四库版《陈氏香谱》作"沉木香"，显误，据洪刍《香谱》改。

〔5〕九真：即九真郡，古代中国行政区名，位于今越南中北部。汉武帝于元鼎六年（前111）置此郡，治胥浦县（今越南清化省清化市西北十余里），属交州。后唐长兴二年（931），交趾土将杨廷艺起兵驱逐南汉在交州的势力，其后九真归于独立的越南。

【译文】

《西京杂记》载："赵昭仪进献其姐姐赵飞燕的三十五件物品中，有青木香、沉水香和九真郡的雄麝香。"

【延伸阅读】

赵氏姐妹的野史故事在古代流传甚广，明代文学家王世贞编撰的传奇小说《艳异编》援引《西京杂记》，完整罗列了赵合德为了恭贺其姐飞燕荣膺皇后而特别赠予的三十五件宝物。从这些宝物的名单，可以瞥见当时上层社会奢侈品的丰富程度，它们分别是：金华紫轮帽、金华紫罗面衣、织成上襦、织成下裳、五色纹绶、鸳鸯袜、鸳鸯被、鸳鸯褥、金错绣裆（用金线绣成图案花纹的背心）、合欢圆珰（耳环）、五色文玉环、七宝綦履、同心七宝钗、黄金步摇（头饰）、琥珀枕、龟文枕、珊瑚、玛瑙、云母扇、孔雀扇、翠羽扇、九华扇、五明扇、回风扇、云母屏风、琉璃屏风、五层金博山香炉、椰叶席、同心梅、含枝李（水果）、青木香、沉水香、香螺卮（香螺做成的酒杯）、九真雄麝香和七枝灯。

蘅芜香

《拾遗记》云："汉武帝梦李夫人[1]授以蘅芜之香，帝梦中惊起，香气犹着衣枕，历月不歇。"

【注释】

〔1〕李夫人（生卒年不详）：西汉著名音乐家李延年、贰师将军李广利之妹。汉武帝刘彻的宠妃。

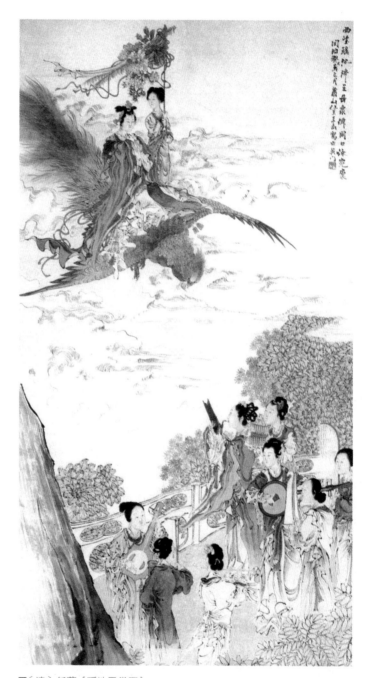

■〔清〕任薰《瑶池霓裳图》

　　该画作是一幅设色画。图中瑶池之上云雾、香气弥漫，众仙女正吹奏各种乐器，仙乐袅袅中，王母乘着彩凤，从云端徐徐降落。画面淡雅空灵，隽永秀美。

【译文】

《拾遗记》载："汉武帝梦见李夫人赠予他蘅芜之香。皇帝梦中惊醒，香气仍然留在睡衣和枕头上，经过一个月也没消失。"

【名家杂论】

"北方有佳人，绝世而独立，一顾倾人城，再顾倾人国。宁不知倾城与倾国，佳人难再得！"

据《史记》记载，李夫人的出现与这首传世名曲密切相关。当她的兄长李延年翩翩起舞、吟唱此曲时，汉武帝在一旁暗自叹息："唱得真好啊！可世上真有这样的美人吗？"汉武帝的姐姐平阳公主便对汉武帝说："李延年有一个非常擅长舞蹈的妹妹。"武帝便召见李夫人，发现她确实妙丽善舞，心里极喜欢，便将她纳为妃子。

可惜李夫人红颜薄命。在她去世之后，汉武帝思念之至。据东晋王嘉《拾遗记》描述，汉武帝失去李夫人后，常于池中泛舟，让女伶唱起自己所作的表达思念的曲子，闻声悲不自已。于是侍者进献美酒供汉武帝消愁，武帝饮醉，卧于延凉室之中，遂梦到李夫人赠予蘅芜之香，延凉室也因此改名为"遗芳梦室"。从此武帝夜夜渴望再梦李夫人，但自那以后，李夫人再也没有在梦中出现。

于是武帝召见一位名叫李少君的方士，问其是否有方法让自己与李夫人相见。李少君说："方法是有的，在暗海之中，有一种像羽毛一样轻盈的'潜英之石'，其色正青，天寒的时候石头是温暖的，天热的时候石头是冰凉的，用这块石头雕刻人形，与真人无异。这块石头能够让李夫人的魂魄依附，并且能翻译人的语言，不过只能听出声音，却感觉不到气息的流动。并且，人只能遥遥望一下，不能在同一帐中相见。"

汉武帝按照李少君所说的方法，耗费十年光阴和千名水手，寻到潜英之石，命工匠按照李夫人的画像刻好，放在轻纱帷幕之中，果然如李夫人再世。汉武帝非常高兴，想要走近上去，却被李少君拦阻："那石上有毒，宜远观而不可逼近。陛下万乘之躯，不要被精魅之物迷惑！"汉武帝采纳了李少君的建议。

见过李夫人石像后，李少君便将石像打碎成粉，做成药丸让武帝服下，从此汉武帝再也没有梦到李夫人，于是修筑了一座梦灵台，每年祭祀这位佳人。

蔷薇香

贾善翔《高道传》[1]云："张道陵[2]母夫人[3]自魁星[4]中[5]蔷薇香，授之遂感而孕。"

【注释】

[1]贾善翔《高道传》：贾善翔（1086—？）为北宋著名道士，号"蓬丘子"，著有《高道传》十卷，收集百余名高道事迹，其书已佚。

[2]张道陵（34—156）：道教创始人，被后人尊称为张天师，著有《老子想尔注》，与葛玄、许逊、萨守坚并称道教四大天师。

[3]母夫人：对别人母亲的尊称。

[4]魁星：中国古代星宿名称，是中国古代神话中主宰文章兴衰的神。

[5]中：得到。

【译文】

贾善翔《高道传》载："张道陵的母亲从魁星那里得到蔷薇香，魁星将香授予她，于是张母感应而受孕。"

【延伸阅读】

蔷薇香之于张天师，就如同乳香和没药之于耶稣基督。前者是真人降世前的征兆，后者是圣人降世后的赠礼，总之在各自的宗教中，它们都具有非同一般的意义。

元人赵道一编撰的《历世真仙体道通鉴》记载，张道陵的母亲最初梦见天神从北斗魁星下凡，落地有一丈之高。这位身穿绣衣的天神赠予她蔷薇之香。醒来之后，张夫人觉得衣服和居室都有奇异的香气，几个月都不消散，后来便有了身孕，并在汉光武帝建武十年的正月十五诞下了张道陵。当时，黄色的祥云覆盖了房间，紫色的瑞气充盈着庭院，屋里的光线和气体如同日月辉映。分娩之时，张夫人又嗅到了蔷薇香气，十天之后方才消失。

基于这个传说，道教对蔷薇之香不吝溢美之词。《诸师圣诞冲举酌献仪》收罗了张天师生辰日的祭文，写道："天上蔷薇，记千载生仙之旦；人间蕉荔，表一时庆圣之心。"北宋著名道士、正一天师道第三十代天师张继先写下《瑶台月·元宵庆赏》一词，专门祝颂张天师诞辰，其中"蔷薇香满元宵景，耀天目，神光如镜"，描绘的正是天师在芬芳中诞生的神话场景。

文石香

洪氏说："卞山在潮州，山下产无价香。有老姥[1]拾得一文石，光彩可玩[2]，偶坠火中，异香闻于远近，收而宝之，每投火中，异香如初。"

【注释】

〔1〕老姥：老妇人。

〔2〕玩：把玩。

【译文】

洪刍说："卞山在潮州，山下出产十分宝贵的香料。有老妇人捡到一块有花纹的石头，光泽绚丽可供把玩。一次石头偶然掉进火里，奇异的香气远近都能闻到，于是收藏起来当作宝贝。每次再将它投进火中，会发出刚开始一样的异香。"

金香

《三洞珠囊》云："司命君王易度[1]诞[2]游于东坂广昌之域，长乐之乡，天女灌以平露金香、八会之汤、珍琼凤玄脯。"

【注释】

〔1〕司命君王易度：道教神仙南极长生司命君，俗称"南极仙翁"或"寿星"，王为其姓，易度为其字。

〔2〕诞：四库版《陈氏香谱》作"游"，查《三洞珠囊》《云笈七签》等道书均作"诞"，故改之。

【译文】

《三洞珠囊》载："司命君王易度诞生在东坂的广昌之域、长乐之乡，天女用平露金香、八会之汤、珍琼凤玄脯为他灌洗。"

百和香

《汉武内传》[1]云："帝于七月七日设坐殿上，烧百和香，张罽[2]锦幛[3]，西王母乘紫云车而至。"

【注释】

〔1〕《汉武内传》：即《汉武帝内传》，参见"兜末香"条相关注释。

〔2〕罽（jì）：用毛做成的毡子一类的东西。

〔3〕锦幛：色彩鲜明华丽的整块布帛。

【译文】

《汉武帝内传》载："武帝于七月七日在殿上安置座席，焚烧百和香，铺开毛毡和锦幛，西王母乘坐紫云车而来。"

【延伸阅读】

百和香，顾名思义，是由许多种香料和合而成的。《太平御览》引《汉武内传》说，汉武帝七夕之日等待同西王母幽会时，"以紫罗荐地，燔百和香，燃九微灯"。南朝梁代官员何逊所撰《何水部集》有《七夕》一诗，描绘的就是这个故事："仙车驻七襄，凤驾出天潢。月映九微火，风吹百和香。来欢暂巧笑，还泪已沾妆。依稀如洛汭，倏忽似高唐。别离未得语，河汉渐汤汤。"与何逊同代的吴均作有《行路难》一诗，其中也有名句"博山炉中百和香，郁金苏合与都梁"。可见，南朝时期百和香已是有名的香品。唐代药学家孙思邈所著《千金方》中，载有百和香的具体制法："沉水香五两，甲香、丁子香、鸡骨香、兜娄婆香各二两，薰陆香、白檀香、熟捷香、碳末各二两，零陵香、藿香、青桂皮、白渐香、青木香、甘木香各一两，雀头香、苏合香、安息香、麝香、燕香各半两，上二十味末之，酒漉令软，再宿，酒气歇，以白蜜和，纳瓷器中，蜡纸封，勿令泄，冬月开取用，大佳。"

金碑香

《洞冥记》云："金日磾[1]既入侍，欲衣服香洁，变膻酪[2]之气，乃合一香以自熏，武帝亦悦之。"

【注释】

[1]金日磾（dī）（前134—前86），西汉名臣，匈奴休屠王太子。霍去病西破匈奴，单于想要杀掉打败仗的昆邪、休屠二王，二王遂打算降汉。行动前休屠王后悔，昆邪王杀掉休屠王率部投降，时年14的金日磾随之沦为汉朝官奴，以养马为业。一日汉武帝在宫中宴游享乐，诏令阅马助兴，看到金日磾"八尺二寸、容貌甚严、马又肥好"，感到很惊讶，就问起金日磾的情况。得知金日磾身世后，汉武帝赐金日磾汤沐和衣冠，拜为马监，之后升迁为侍中、驸马都尉、光禄大夫。金日磾谨言慎行，深受武帝信任。汉武帝驾崩前，托大臣霍光

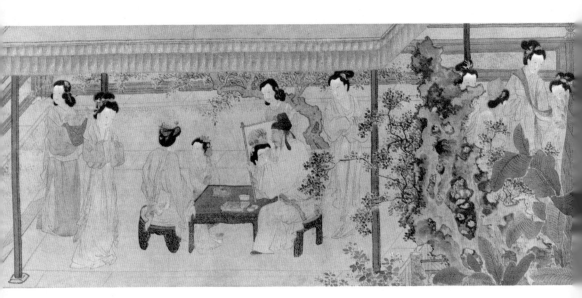

■〔明〕杜堇《仕女图》（局部）

《仕女图》长卷，笔法简洁，意境生动。画中描绘了明代宫廷女子的生活，她们穿着艳丽的服饰，涂抹名贵香粉，体现了宫廷女性的优雅与富贵。

与金日䃅辅佐汉昭帝。昭帝即位后，金日䃅担起重任，鞠躬尽瘁，死后谥号曰敬，陪葬茂陵。

〔2〕膻酪：带膻味的奶酪。

【译文】

《洞冥记》载："金日䃅已经入朝侍奉，想让衣服芳香洁净，改变身上膻味奶酪的味道，便合成一种香来熏自己，武帝也对此感到高兴。"

百濯香

《拾遗记》云："孙亮[1]为宠姬四人合四气香，皆殊方[2]异国所献。凡经践蹑[3]宴息[4]之处，香气在衣，虽濯浣[5]，弥年不散，因名百濯香。复因其室曰思香媚寝。"

【注释】

〔1〕孙亮（243—260）：三国时期吴国的第二位皇帝，公元 252—258 年在位。

〔2〕殊方：远方。

〔3〕践蹑（niè）：踩踏、行走。

〔4〕宴息：宴乐和安居。四库版《陈氏香谱》作"安息"，据《拾遗记》改。

〔5〕濯（zhuó）浣（huàn）：洗涤衣物。

【译文】

《拾遗记》载："孙亮为四名宠姬调和的四气香，都是远方异国所进献的。凡是经过她们行走、宴会、休息的地方，香气沾到衣服上，即使洗涤香气也终年都不消散，所以名叫百濯香。她们的居室也因此被称为思香媚寝。"

【延伸阅读】

据《王子年拾遗记》记载，吴王孙亮制作了一面精致的琉璃屏风，极薄且晶莹透澈。每当清朗的月夜，孙亮便舒展屏风，与四位爱姬坐于其内，谈风赏月。从屏风外面往里望，透明得仿佛没有东西隔挡一般，而妙就妙在屏风虽通透如此，香气却不会外泄。吴王的四位爱姬都生得国色天香，分别名叫朝姝、丽居、洛珍和洁华。就在这座屏风内，孙亮利用远方海国的贡物为四位爱姬分别制作了四种香。香气沾衣，百浣不歇，因而有百濯香之名。因为香最初是为四位爱姬而制作的，因此人们也用美人的名字来分别称呼"四气香"为朝姝香、丽居香、洛珍香和洁华香。孙亮每次外出，都会带着四位美人同车同席。仆人们在侍奉四位美人的时候，须得按照上述名字的次序先后服侍，不容有乱。

芸辉香

《杜阳杂编》："元载[1]造芸辉堂。芸辉者，香草也，出于阗[2]国，其白如玉，入土不朽，为屑以涂壁。"

【注释】

〔1〕元载：中唐大臣，唐代宗时曾任宰相。

〔2〕于阗（tián）：西域古国名，在今之新疆和田。

【译文】

《杜阳杂编》载："元载建造了芸辉堂。芸辉是一种香草，出自于阗国，白色如同玉石，入土不会腐烂，制成碎屑可以涂墙壁。"

九和香

《三洞珠囊》云："天人玉女捣罗天[1]香，持擎玉炉，烧九和之香。"

【注释】

〔1〕罗天：即大罗天，是道教"三十六天"体系中的最高天，为元始天尊的道场。

【译文】

《三洞珠囊》载："天上的神仙和仙女手捣罗天香，拿着擎玉炉，烧九和香。"

【延伸阅读】

九和香并非传说中的香料，天师道经典《正一法文法箓部仪》（据学者考证，或成书于南朝晚期）便提到了九和香，说这种香焚烧之后能飘到九里之外，令神明充分地察觉到烧香者的诚意。《法箓部仪》记载了这种古老合香的配方，乃是用沉木香一斤、青木香三两、甲香三两、熏陆香一斤、詹唐香三两、爕香（爕，调和之意，爕香可能本身就是一种和香）一斤、青渐香（其香不详）一斤、雀头香一斤、大干枣二十枚等九味不同的原料，用白蜜调和，使它们黏结在一起，再放置于密闭的容器中封存三天三夜精制而成。这种香的合成法通常是宗派内部交流而不随意外传的，焚烧之法亦有讲究，需要将此香与各种丹药合在一起点燃，再分放在不同的容器中，确保气体不泄漏，如此才能招引神明。

罽宾[1]香

《卢氏杂说》[2]："杨牧[3]尝召崔安石[4]，食盘前置香一炉，烟出如楼台之状。崔别闻一香，似非炉烟，崔思之，杨顾左右，取白角[5]碟子，盛一漆球子，呈崔曰：此罽宾国香，所闻即此香也。"

【注释】

〔1〕罽（jì）宾：中亚古国名。罽宾是古希腊人对喀布尔河（位于阿富汗东部、巴基斯坦西北部）的称呼，自汉至唐，罽宾的范围大致为卡菲里斯坦（位于阿富汗东部）至喀布尔河中下游之间的河谷平原，某些时期可能包括克什米尔西部。

〔2〕《卢氏杂说》：唐人卢言所撰，其人生平不详。

〔3〕杨牧（生卒年不详）：唐代官员，曾任宣州观察使。

〔4〕崔安石（生卒年不详）：唐代官员，曾任藁城尉。

〔5〕白角：白色牛角。

【译文】

《卢氏杂说》记载："杨牧曾经召见崔安石，在食盘前放置了一炉香，香烟从炉中出来，如同楼台的形状。崔安石又闻到另一股香气，似乎并非炉中香烟。

崔氏正在想怎么回事，杨牧左顾右盼，取出一个白色牛角做的碟子，盛着一个漆色的球，给崔安石看，说：'这是罽宾国的香，你所闻到的就是这种香。'"

拘物头花^[1]香

《唐实录》^[2]云："太宗^[3]朝，罽宾国进拘物头花香，香数十里闻。"

【注释】

〔1〕拘物头花：一种睡莲，一般认为是白睡莲，如北魏时译入中国的小乘经典《正法念处经》说："彼拘物头，形量白色，皆如月轮。"但亦有一些典籍认为拘物头花是红莲、青莲或黄莲等。

〔2〕《唐实录》：唐、宋两代官修的编年体史书，记录唐高祖李渊到唐哀帝李柷共二十一朝的史事。今日《唐实录》除《顺宗实录》保存完整外，其他均无传本留世，仅能在《资治通鉴》等书见到佚文。

〔3〕太宗：即唐太宗李世民（598—649）。

【译文】

《唐实录》载："唐太宗当朝时，罽宾国进献了拘物头花香，香气数十里内都能闻到。"

龙文香

《杜阳杂编》云："武帝时所献，忘其国名。"

【译文】

《杜阳杂编》载："龙文香是汉武帝时所献，已不记得进献国的名字。"

凤脑香

《杜阳杂编》云："穆宗^[1]尝于藏真岛前焚之，以崇礼^[2]敬。"

【注释】

〔1〕穆宗：即唐穆宗李恒（795—824），公元820—824年在位。但查《杜阳杂编》，凤脑香这个传说的主角实为李恒的父亲唐宪宗李纯（778—820）。

〔2〕崇礼：高贵的礼仪。

【译文】

《杜阳杂编》载："唐穆宗曾经在藏真岛前焚烧凤脑香，以崇高的礼仪致敬。"

【延伸阅读】

藏真岛并不是一座真正的岛屿，它只是一座山状的木雕。《杜阳杂编》记载了这个发生于唐宪宗时期的故事。

唐宪宗喜好神仙不死之术，当时有一个名叫玄解的隐士，年事已高，却依旧黑发童颜，气息香洁。玄解有一匹黄色的牝马，马高三尺，不食五谷，只喝美酒，也不施缰绳，玄解只在马背上垫一块青色的毡毯，就骑着它在齐鲁一带四处游历。每当玄解与人谈起千百年间的历史来，都好像亲眼见过一样。

唐宪宗得知玄解的奇人异事，便密召其入宫，盛情款待。宪宗问玄解："先生春秋既高，而颜色不老，何也？"玄解对曰："臣家之海上，常种之灵草食之，故得然也。"于是玄解从衣间取出三种药材的种子，为宪宗种下，分别是双麟芝、六合葵和万根藤。宪宗服用这三种仙草后，觉得效果奇好，于是更加厚待玄解。

有一次，西域国进献了两块美玉，一圆一方。玄解见了便说："圆的这块是龙玉，生于水中，被龙当作宝贝看守，如果投进水中，就会出现彩虹；方的这块是虎玉，生于山谷，被猛虎视为至宝，如果用虎毛擦拭它，便会迸出紫光，令百兽慑服。"宪宗令人一一测试，竟全如玄解所言。

后来玄解打算回归东海，宪宗不准。于是玄解在宫中用木头雕成海山仙山，再用珠宝装饰得五彩缤纷，宪宗观后说："若非上仙，恐怕不能进此仙山吧。"玄解笑着说："蓬莱三岛近在咫尺，谁说难进呢？臣虽无能之辈，也愿意为陛下一试，去探探仙山里到底如何。"于是一跃到空中，身体越变越小，最后进入到仙山上的珠宝缝隙中。四人连连惊呼，但再也不见玄解出来。宪宗无比后悔，又异常思念，于是将仙山称为藏真岛，意为藏有真人的仙岛，每日清晨在"岛前"点燃凤脑香，以崇高的礼仪致敬。十天之后，东海一带传来奏折说，玄解已经乘着黄牝马过海了。

一木五香[1]

《酉阳杂俎》云："海南有木，根旃檀[2]，节沉香，花鸡舌，叶藿香，花胶[3]熏陆，亦名众木香。"

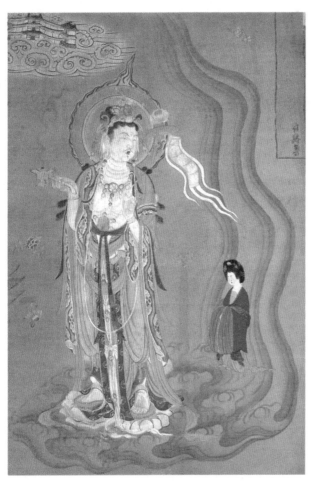

■ 手持香炉的菩萨

【注释】

〔1〕一木五香：参见"兜娄香"条"名家杂论"。

〔2〕旃檀：檀香木。四库版《陈氏香谱》作"梅檀"，显误，据《酉阳杂俎》改之。

〔3〕胶：四库版《陈氏香谱》作"花胶"，"花"字显为衍文，故删去。

【译文】

《酉阳杂俎》载："南海有一种树，根是旃檀香，节是沉香，花是鸡舌香，叶是藿香，花胶是熏陆香，也叫作众木香。"

升霄灵香

《杜阳杂编》云："同昌公主薨，上哀痛，常令赐紫〔1〕，尼及女道士焚升霄灵香〔2〕，击归天紫金之磬〔3〕，以导灵升。"

【注释】

〔1〕赐紫：唐朝，三品以上官公服紫色，有时官品不及而皇帝推恩特赐，准许着紫服，称赐紫。

〔2〕升霄灵香：《杜阳杂编》作"升霄降灵之香"。升霄，升天之意。

〔3〕磬（qìng）：古代用玉、石、金属制成的曲尺形打击乐器，可悬挂。

【译文】

《杜阳杂编》载："同昌公主去世，皇帝悲伤痛苦，常常下令赏赐，尼姑和女道士焚开霄灵香，敲打归天紫金之磬，以引导公主的灵魂升天。"

区拔香〔1〕

《通典》〔2〕云："顿游国〔3〕出藿香，香插枝便生，叶如都梁，以裹衣。国有区拔等花，冬夏不衰，其花燥更芬馥，亦末为粉，以傅〔4〕其身焉。"

【注释】

〔1〕区拨香：其香待考。

〔2〕《通典》：唐代政治家、史学家杜佑（735—812）所撰，共二百卷，是中国历史上第一部体例完备的政书，记述了唐天宝以前历代经济、政治、礼法、兵刑等典章制度及地志、民族等内容。

〔3〕顿逊国：东南亚古国，具体所在现已无法考证。

〔4〕傅：涂。

【译文】

《通典》载："顿逊国出产藿香，香插枝便生，叶如都梁香，用来薰衣。顿游国有区拨等花，冬天和夏天都不凋零，花干燥后更加芬芳，也磨成粉用来涂抹身体。"

大象藏香

《释氏会要》〔1〕云："因龙斗而生，若烧其香一丸，兴大光明，细云覆上，味如甘露也，昼夜降其甘雨。"

【注释】

〔1〕《释氏会要》：佛教类书，作者是一位名叫仁赞的僧人，据《佛祖统纪》，宋真宗大中祥符四年（1011）十一月，"益州守臣李士衡进大慈寺沙门仁赞编修释氏会要四十卷"，因而此书有很大可能编撰于宋真宗在位期间。"大象藏香"此段文字出自《华严经》，原文作："善男子，人中有香，名大象藏，因龙斗生，若烧一丸，兴大光，网云覆，甘露味，国七日七夜降香水雨。若着身者，身则金色。若着衣服，宫殿楼阁亦悉金色。若有众生得闻此香，七日七夜欢喜悦乐，灭一切病无有狂横，远离恐怖危害之心，专向大慈普念众生。"

【译文】

《释氏会要》载："大象藏香因龙打斗而生，若烧一丸这种香，会放出强烈的光芒，细细的烟云覆盖在上面，味道如同甘露，从早到晚都有甘霖降下。"

兜娄婆香[1]

《楞严经》[2]云："坛前别安一小炉，以此香煎，取香汁浴。其炭然，合猛炽。"

【注释】

〔1〕兜娄婆香：参见"兜娄香"条。

〔2〕《楞严经》：著名佛教经典，又称《首楞严经》《大佛顶经》《大佛顶首楞严经》《中印度那烂陀大道场经》，全称《大佛顶如来密因修证了义诸菩萨万行首楞严经》。唐代僧人般剌密谛译，共十卷。中国历代皆视此经为佛教主要经典之一。

【译文】

《楞严经》载："在佛事法坛前另外安放一个小炉，用来煎兜娄婆香，取其香的汤汁沐浴，将炭点燃，用大火烧。"

多伽罗香[1]

《释氏会要》云："多伽罗香，此云根香。多摩罗跋香[2]，此香藿香。栴檀[3]、译云与乐[4]，即白檀也，能治热病[5]。赤檀[6]能治风肿。"

【注释】

〔1〕多伽罗香：意思是根，败酱科缬草属植物蜘蛛草的根茎。

〔2〕多摩罗跋香：樟科木本植物柴桂。

〔3〕栴檀：四库版《陈氏香谱》作"梅檀"，为抄误，改之。

〔4〕与乐：给人快乐。因檀香能治疗疾病，消除病痛，故名。

〔5〕热病：夏季伏气所发的暑病。

〔6〕赤檀：即紫檀。紫檀木刚采伐时心材呈鲜红或橘红，久露在外才渐变为紫红。

【译文】

《释氏会要》载:"多伽罗香,这是指根香。多摩罗跋香,此香是藿香。栴檀,翻译过来是说给予人快乐,即白檀,能治疗热病。赤檀能治疗风肿。"

法华诸香

《法华经》[1]云:"须曼那华香[2]、阇提华香、末利华香、青赤白莲华香、华树香、果树香、栴檀香、沉水香、多摩罗跋香、多伽罗香、象香、马香、男香、女香、拘鞞陀罗树香[3]、曼陀罗华香[4]、曼殊沙华香、摩诃曼殊沙华香[5]。"

【注释】

〔1〕《法华经》:即《妙法莲华经》,简称《法华经》,是释迦牟尼晚年在王舍城灵鹫山所说,为大乘佛教初期经典之一。《法华经》成书年代约在公元前

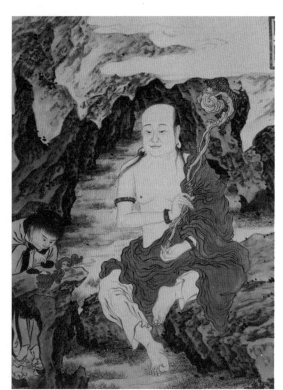

■〔清〕金廷标《罗汉图》(局部)

画中绘罗汉一尊,袒胸赤足,依山盘腿席地而坐。旁边一童子炷香。山上白云缭绕,隐露山岩树枝,气氛非凡。上中有清高宗弘历题四言诗一首。人物面部勾线填色,衣纹流畅,顿挫有法。

后，最晚不迟于公元 1 世纪。

〔2〕须曼那华香：楝科蒜楝属植物印度苦楝树的花朵。

〔3〕拘鞞（bì）陀罗树香：豆科羊蹄甲属植物洋紫荆。

〔4〕曼陀罗华香：茄科植物曼陀罗的花朵。

〔5〕曼殊沙华香、摩诃曼殊沙华香：四库本《陈氏香谱》作"朱沙华香、曼殊妙华香"，应为抄误，故据《妙法莲华经》改之。曼殊沙华是石蒜科多年生草本植物彼岸花，意为开在天界之红花。"摩诃"意为"大"，"摩诃曼殊沙华"即彼岸花之大者。

【译文】

《法华经》载有："须曼那花香、阇提花香、末利花香、青赤白莲花香、华树香、果树香、栴檀香、沉水香、多摩罗跋香、多伽罗香、象香、马香、男香、女香、拘鞞陀罗树香、曼陀罗花香、曼殊沙华香、摩诃曼殊沙华香。"

牛头旃檀香

《华严经》[1]云："从离垢[2]出，以之涂身，火不能烧。"

【注释】

〔1〕《华严经》：全称《大方广佛华严经》，大乘佛教主要经典，华严宗的立宗之经，是释迦牟尼成道后于菩提树下为文殊、普贤等大菩萨所作的宣说。一般认为《华严经》的编集经历了很长时间，在公元 2—4 世纪中叶。

〔2〕离垢：指离垢山，即秣剌耶山。

【译文】

《华严经》载："牛头旃檀香从离垢山中出产，用它来涂抹身体，火便不能灼烧自己。"

【延伸阅读】

牛头旃檀是生于秣剌耶山的檀香，因为此山形状如牛头而得名。在古印度，此香在香界具有极其崇高的地位，神话传说中天神与修罗作战受伤，就是用牛

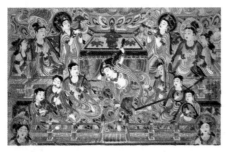

■ 敦煌壁画（局部）

头旃檀涂抹伤口而痊愈的。

在佛经中，牛头旃檀的妙香常用于比喻对智慧的透彻觉悟。《观佛三昧海经》记载，牛头旃檀与另一种恶臭无比的名为伊兰的树同生于秣剌耶山中，在牛头旃檀还没长成、被伊兰树遮蔽之时，人们闻恶臭之气，以为满山都是伊兰而无旃檀。待牛头旃檀长成之际，人们便只闻到檀香，再也不会嗅出伊兰之臭。在这里，伊兰被用来比喻无明烦恼，而整个典故则寓意：人一旦领悟了智慧，便不会再被烦恼迷惑。

龙树菩萨在《大智度论》中评价道："一切木香中牛头旃檀为第一。"事实上，即使以世俗的标准看，牛头旃檀都是极为昂贵的香药，除少数用于雕刻佛像外，基本都是磨为粉末来治疗热病。

【名家杂论】

在佛教故事中，牛头旃檀香经常作为患病国王渴求的至宝而出现，大抵相当于千年人参在中国传说中的地位。在《贤愚经》的一个故事里，舍卫城的国王寻遍全国，也没有寻到太子治病所需要的牛头旃檀，最后在城里一个巨富的家中才求得。国王依次穿过巨富家中的白银外门、琉璃中门和黄金内门，最后才向巨富讨要到牛头旃檀，这个顺序充分烘托了这种顶级檀香的价值。

义净大师翻译的《根本说一切有部毗奈耶药事》中有另一个故事，讲述了一个被赶出家门身无分文又急需用钱的人，他名叫圆满，从卖薪人那里认出了牛头旃檀，便问柴怎么卖。卖薪人答说五百文。于是圆满抽出旃檀，将其用锯子分为四段，单单锯出的香末就卖了一千文。随后，他用其中的五百文买下了这四段牛头旃檀。恰巧，买下香末的正是热病中的国王派出寻药的大臣。病愈后的国王心想："如果国库之中没有牛头旃檀，我还能算是国王吗？"便问香从何来，答曰："圆满。"国王即刻召见他，圆满便将其中三段檀香藏于怀中，手持一段入宫。国王见到圆满，问其手中的旃檀怎么卖，圆满说："一亿两黄金。"

没想到国王继续问："你还有吗？"圆满便出示了其余三段。国王随即命令大臣拿出四亿两黄金给圆满。圆满说道："三亿即可，剩下的一段是我献给陛下的。"国王十分高兴，问圆满还有何要求，圆满答道："我只希望能住在您的国家，再也不受欺凌。"于是国王应允，并下令圆满可以随心所欲住在自己的王国。一个赤贫的人，命运因为一根木头而扭转了。

熏肌香

《洞冥记》云："用熏人肌骨[1]，至老不病。"

【注释】

[1] 肌骨：肌肉和骨骼，常指代内心深处。

【译文】

《洞冥记》载："用此香来熏人肌骨，到老也不会生病。"

香石

《物类相感志》云："员峤[1]烂石，色似肺，烧之有香烟。闻数百里，烟气升天则成香云，偏润则成香雨，亦见《拾遗记》[2]。"

【注释】

[1] 员峤（qiáo）：指传说中的员峤山。《列子》记载，渤海之东有一个无底巨洞，是宇宙间所有水流的归处，称为"归墟"。归墟之中有五座仙山，分别为岱舆、员峤、方壶、瀛洲、蓬莱。《王子年拾遗记》在此基础上进一步发挥，对岱舆、员峤、瀛洲、蓬莱四山进行了细致的描绘。

[2] 亦见《拾遗记》：查今本《拾遗记》，未见有香石的记载，相关文字可能已失散。《初学记》援引《拾遗记》作："员峤山西，有星池，出烂石，常浮于水。色红质虚，似肺，烧之，香闻数百里，烟气升天，则成香云，云遍则成香雨。"

【译文】

《物类相感志》载："员峤山有碎石，颜色如肺，烧之有香气。烟味数百里内都能闻到，烟气升天则形成香云，香云润透则化作香雨。此香也见于《拾遗记》。"

怀梦草

《洞冥记》云："钟火山有香草。武帝思李夫人，东方朔[1]献之，帝怀之梦见，因名曰怀梦草。"

【注释】

〔1〕东方朔：本姓张，字曼倩，西汉著名文学家。汉武帝征四方士人，东方朔上书自荐，诏拜为郎，后任常侍郎、太中大夫等职。著有《答客难》《非有先生论》等名篇。

【译文】

《洞冥记》载："钟火山有香草。武帝思念李夫人，东方朔将香草进献，武帝怀揣香草梦见李夫人，所以称之为怀梦草。"

一国香

《诸蕃记》[1]："赤土国[2]在海南，出异香，每一烧一丸，闻数百里，号'一国香'。"

【注释】

〔1〕《诸蕃记》：亦名《诸蕃志》，南宋赵汝适撰。

〔2〕赤土国：其国何处有多种说法，或认为其在马来半岛，或认为其为暹罗国，或认为是室利佛逝国在隋唐之交时期的前身，目前尚未有决定性证据。

【译文】

《诸蕃记》载："赤土国在南海，出产特别的香，每次烧一丸，数百里内能闻到，号称'一国香'。"

龟中香

《述异记》云："即青桂香之善者。"

【译文】

《述异记》载："龟中香即是好的青桂香。"

羯布罗香[1]

《西域记》[2]云："其树松身异叶[3]，花果亦别。初采[4]既湿，尚未有香，木干之后，循理而析[5]之，其中有香，状如云母，色如冰雪，亦名龙脑香。"

【注释】

〔1〕羯（jié）布罗香：龙脑香的梵语音译。

〔2〕《西域记》：《大唐西域记》的简称，为唐代高僧唐玄奘口述，门人辩机奉唐太宗之敕令笔受编集而成，共十二卷，成书于唐贞观二十年（646），为玄奘游历印度、西域，旅途19年之见闻录。

〔3〕异叶：四库版《陈氏香谱》作"异华"，据《大唐西域记》改。

〔4〕初采：四库版《陈氏香谱》作"初揉"，据《大唐西域记》改。

〔5〕循理而析：四库版《陈氏香谱》作"循理而折"，据《大唐西域记》改。

【译文】

《西域记》载："羯布罗香树身如松，叶子奇异，花和果实也与松树有别。采伐之初，木身还是湿的，尚未有香结成，木干之后，沿着木材的纹理析开，其中结成的香形状如同云母，颜色如同冰雪，也叫作龙脑香。"

逆风香

波利质多[1]香树，其香逆风而闻。

【注释】

〔1〕波利质多：又作波利质多罗，梵语音译。波利质多香树，是指豆科木本植物豆科刺桐。

【译文】

波利质多香树的香气逆着风都能闻到。

灵犀香

通天犀角[1]镑[2]少末，与沉香爇之，烟气袅袅直上，能抉[3]阴云而睹青天，故名。《抱朴子》[4]云："通天犀角有白理如线，置米群鸡中，鸡往啄米，见犀辄惊散，故南人呼为骇鸡群也。"

【注释】

〔1〕通天犀角：一种上下贯通的犀牛角。

〔2〕镑：削。

〔3〕抉(jué)：挑出、剔除。四库版《陈氏香谱》作"挟"，于上下文意不通，故据《香乘》相关文字改。

〔4〕《抱朴子》：道家典籍，东晋道学家、炼丹家和医药学家葛洪（284—364）撰，分为内外篇共8卷，内篇20篇论述神仙、炼丹、符箓等事，外篇50篇论述时政得失、人事臧否。

【译文】

通天犀角削少许粉末，与沉香一同燃烧，烟气袅袅直上，能撒开阴云而看见青天，因而得名。《抱朴子》载："通天犀角有如同线一样的白色纹理，用它盛米放置在鸡群中，鸡过去啄米，看见犀角就惊吓四散，所以南方人称之为'骇鸡群'。"

玉蕤香[1]

《好事集》[2]云："柳子厚[3]每得韩退之[4]所寄诗文，必盥[5]手，熏以玉蕤香，然后读之。"

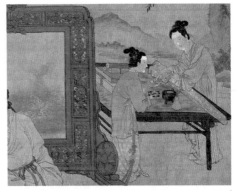

■ 古代富家女子的闺房中大多朝夕香烟缭绕。

【注释】

〔1〕玉蕤（ruí）香：其来源待考。

〔2〕《好事集》：其书不详待考。

〔3〕柳子厚：柳宗元（773—819），字子厚，唐代文学家、哲学家、思想家，唐宋八大家之一，与韩愈并称为"韩柳"。

〔4〕韩退之：韩愈（768—824），字退之，唐代文学家、哲学家、思想家、政治家，唐宋八大家之一。

〔5〕盥（guàn）：洗。

【译文】

《好事集》载："柳子厚每次收到韩退之所寄的诗文，一定先洗手，再用玉蕤香熏，然后才阅读。"

修制诸香

飞樟脑[1]

樟脑[2]一两，两盏[3]合之，以湿纸糊缝，文武火熁半时[4]，取起，候冷用之。（《沈谱》[5]）

樟脑不以多少，研细，用筛过，细壁土[6]拌匀，捩[7]薄荷汁少许，洒在土上。以净碗相合，定湿纸条，固四缝，甑上蒸之，脑子尽飞上碗底，皆成冰片。(《是斋售用》[8])

樟脑、石灰等分，同研极细，末用无油铫子[9]贮之，瓷碗盖定四面，以纸固济[10]如法，勿令透气，底下用木炭火煅[11]，少时取开，其脑子已飞在碗盖上，用鸡翎[12]扫下，再与石灰等分，如前煅之，凡六七次，至第七次可用慢火煅，一日而止。取下扫脑子，与杉木盒子铺在内，以乳汁浸两宿，固济口，不令透气，掘地四五尺，窨[13]一月，不可入药。(同上[14])

韶脑[15]一两、滑石[16]二两，一处同研，入新铫子内，文武火炒之，上用一瓷器[17]盖之，自然飞在盖上，其味夺[18]真。

【注释】

〔1〕飞樟脑：使樟脑挥发而上结为片状。此法常用于伪造龙脑香，尤其是熟结龙脑香，参见“龙脑香”条。

〔2〕樟脑：香樟等樟科植物的枝、干、叶及根部经提炼制得的颗粒状结晶，与龙脑香（来自龙脑香科植物龙脑香树）不属一物。

〔3〕盏：浅而小的杯子。

〔4〕文武火熁（xié）半时：文武火，介于文火（小而弱的火力）与武火（大而猛的火力）之间的火力，可理解为中火。熁，烤。半时，半个时辰，古代一个时辰为 2 小时，半时即 1 个小时。

〔5〕《沈谱》：北宋水利学家、藏书家沈立（1007—1078）所撰《香谱》，今已不存。

〔6〕壁土：墙壁上的泥土。

〔7〕捩（liè）：拗折，折断。

〔8〕《是斋售用》：《宋史·艺文志》载有“《是斋售用》一卷”，然而其书已佚。

〔9〕铫（diào）子：用沙土或金属制成的煎药或烧水器具，形状如高壶，口大有盖，旁边有柄。

〔10〕固济：黏结。

〔11〕煅：同"锻"。中药的一种制法，放在火里烧以减少药石的烈性。

〔12〕鸡翎（líng）：尤言鸡毛掸子。翎，鸟翅和尾上的长而硬的羽毛。

〔13〕窨（yìn）：藏在地窖里。

〔14〕同上：据《香乘》一书，"同上"二字在下一段"夺真"之后。

〔15〕韶脑：产于韶州（今广东韶关）的樟脑。

〔16〕滑石：一种常见的硅酸盐矿物，主要含水合硅酸镁，具有滑腻的手感，是已知最软的矿物，用指甲可以在滑石上留下划痕，可入中药。

〔17〕瓷器：即瓷器。

〔18〕夺：扰乱。

【译文】

取樟脑一两，用两盏浅杯相合，以沾湿的纸来糊杯缝，文武火烤半个时辰后取出，冷却使用。（《沈谱》）

樟脑不论量的多少，研磨至细，用筛子过滤后，与墙壁泥土拌匀，再撕薄荷叶取汁少许，撒在土上。取两个碗将土合于其间，用湿润的纸条固定，堵上四面的缝隙，置于甑上蒸，樟脑全部飞到碗底，皆结成冰片。（《是斋售用》）

樟脑、石灰取相等的比例，一齐研磨到极细，所得粉末用无油的铫子盛放，再用瓷碗稳稳地盖在铫子敞口的四沿上，按照标准方法用纸黏结，不要使之透气。铫子底下用木炭火煅烧，一会儿取开，碗樟脑已经飞到碗盖上，便用鸡毛掸子扫下来，与石灰如前面那样再度等分，煅烧共六七次，到第七次可再用慢火煅烧，一日便成了。将樟脑扫下，铺在杉木盒子内，用乳汁浸泡两晚，继而封住口子，不让其透气，挖地四五尺深，窨藏一月。此香不可入药。（同上）

韶脑一两，滑石二两，一齐研磨，放入新铫子中，用文武火炒，铫子上用一个瓷器盖住，樟脑自然飞在盖上，可以乱真。

笃耨

笃耨，黑白相杂者，用盏底盛上，饭甑蒸之，白浮于面，黑沉于下。（《琐碎录》[1]）

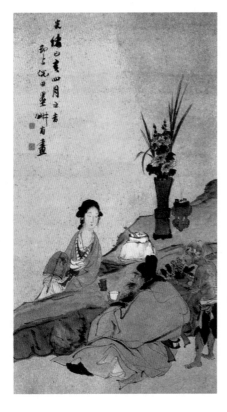

■〔清〕倪田《钟馗仕女图》

　　该画作是一幅设色画。描绘钟馗与其妹倚石对坐，喝酒饮茶，似在谈天说地，旁边一小鬼卒端上新采的野果，气氛平和轻松。人鬼两界的兄妹俩倒都像是凡间的人物，加上瓶花、香炉，更添一些世俗化的气息。

【注释】

〔1〕《琐碎录》：四库版《陈氏香谱》作"碎录"，据《香乘》补"琐"字。

【译文】

　　黑白相杂的笃耨香，用杯底盛上，用饭甑蒸，白笃耨香会浮于面上，黑笃耨香则沉在下面。（《琐碎录》）

乳香

　　乳香，寻常用指甲、灯草、糯米之类同研，及水浸钵，研之皆费力。惟纸裹置壁隙中良久，取研即粉碎。

　　又法，于乳钵[1]下，着水轻研，自然成末，或于火上，纸裹略烘。（《琐碎录》）

【注释】

〔1〕乳钵：研细药物的器具，形如白而小。

【译文】

乳香通常与指甲、灯草、糯米之类一齐研磨，和水溶入钵中，研磨费力，只有用纸把乳香裹起来放在墙壁缝隙中很长时间，取出研磨即可粉碎。

还有一法，在乳钵底部放入水，轻轻研磨，自然成粉末状，或者用纸裹起来在火上略微烘烤。（《琐碎录》）

【延伸阅读】

作为一种树脂类香药，乳香具有相当的黏性，好的乳香嚼之黏牙。在乳香的研磨过程中，摩擦力产生的热量会加大乳香的黏性，因而给乳香的粉碎过程带来较大的妨碍。粉碎乳香的传统方法有串料研磨法、低温研磨法、加液研磨法等几种。串料研磨法是将乳香与其他药料掺和在一起，进行粉碎的方法，"用指甲、灯草、糯米之类同研"即是此法。低温研磨法是将乳钵置于冷水中，使热量快速传导出去，减低乳香黏度的方法，"水浸钵研之"即是此法。加液研磨法是将乳香和一点水研磨的方法，即"乳钵下着水轻研"。此外，根据《琐碎录》的记载，还有一种以纸裹乳香进行烘烤或晾干的方法，主要是通过烘烤，使乳香中的刺激性挥发油和黏性物质溢出并被纸吸附，便于将乳香研磨成粉。

麝香

研麝香，须着少水，自然细，不必罗〔1〕也。入香不宜用多，及供佛神者去之。

【注释】

〔1〕罗：经过筛具或滤网、有网眼的织物筛下来。

【译文】

研磨麝香必须放置少许水，自然研细，不必用筛具过滤。作为香料，不宜使用很多麝香，至于供养佛神则不使用。

龙脑

龙脑，须别器研细，不可多用，多则撩[1]夺众香。

【注释】

〔1〕撩（liáo）：使扰乱。

【译文】

龙脑香须用单独的器具研细，不可多用，多则扰乱和盖过其他香料的气味。

檀香

须拣真者，剉[1]如米粒许，慢火炒，令烟出紫色，断腥气即止。

每紫檀一斤，薄作片子，好酒二升，以慢火煮干，略炒。

檀香劈作小片，腊茶清[2]浸一宿，焙干。以蜜酒同拌，令匀，再浸一宿，慢火炙干。

檀香，细剉，水一升，白蜜[3]半升，同于锅内煎五七十沸[4]，焙干。

檀香斫作薄片子，入蜜拌之，净器炒[5]，如干，旋旋[6]入蜜，不住手搅

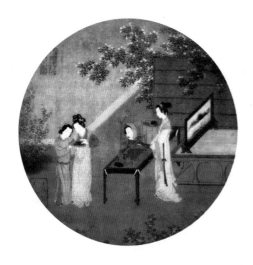

■ 宋代是中国古代文明的高峰期，被欧美学者称为"东方的文艺复兴"。在社会人文艺术的影响下，宋代士大夫普遍追求雅致隐逸的生活。宋人吴自牧在其笔记《梦粱录》记载："烧香点茶，挂画插花，四般闲事，不宜累家"，点出了宋代文人雅致生活的"四事"或"四艺"。此四艺者，透过嗅觉、味觉、触觉与视觉品味日常生活，将日常生活提升至艺术境界。

动，勿令炒焦，以黑褐色为度。（以上并《沈氏香谱》）

【注释】

〔1〕剉（cuò）：铡切。

〔2〕腊茶清：腊茶煎成的清汤。宋代时茶分为两种，一种为蒸压成片状的片茶，又称团饼茶，因表面涂有一层蜡，又称之为腊茶。一种为今天流行的散茶。宋代时，腊茶的地位比散茶要高，常作贡物或邦交之礼。

〔3〕白蜜：结晶为白色的蜂蜜。

〔4〕五七十沸：沸腾五十到七十次。

〔5〕炒：四库版《陈氏香谱》作"炉"，文意不通，《香乘》作"炒"，文意则通，故改之。

〔6〕旋旋：缓缓。

【译文】

必须挑选真的檀香，将其铡切得跟米粒差不多，用慢火炒，让其冒出紫色的烟，断了腥气便可。

紫檀每一斤，削成薄薄的片状，配好酒二升，以慢火煮干，微炒。

檀香劈作小片，用腊茶煎的清汤浸泡一夜，微微烤干。加入蜜酒一起搅拌使之均匀，再浸泡一夜，用慢火烤干。

将檀香切细，用一升水、半升白蜜，一齐在锅中煎，沸腾五十到七十次后微火烤干。

将檀香砍成薄片子，加入蜂蜜拌和，放在干净的容器里炒，如果容器变干，缓缓倒入蜂蜜，手要不停搅动，不能把它炒焦了，以炒至黑褐色为限度。（以上都出自《沈氏香谱》）

沉香

沉香细剉，以绢袋盛，悬于铫子当中，勿令着底。蜜水浸，慢煮一日，水尽更添。今多生用[1]。

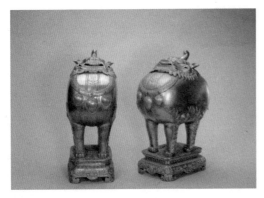

■ 金甪端香熏

　　甪端为一对，以黄金制作。其造型为独角，双耳，长方形鼓腹，昂首后仰，四足直立，下置錾花长方形座。

【注释】

〔1〕生用：不经过炮制直接入药。

【译文】

　　沉香切细，用绢袋盛装，悬于铫子当中，不要让其挨着锅底。加入蜜水浸泡，慢煮一日，水干后再添加。今天多不炮制直接使用。

藿香

　　凡藿香、甘松、零陵之类，须拣去枝梗[1]杂草，曝令干燥，揉碎，扬去尘，不可用水洗烫，损香味也。

【注释】

〔1〕去枝梗：去除某些果实、花叶类药物非药用部位的枝梗，以使其纯净，用量准确。

【译文】

　　凡是藿香、甘松香、零陵香一类的，必须拣去枝梗和杂草，曝晒令其干燥，再揉碎，扬去尘土，不可用水烫洗，会减损香味。

茅香

茅香须拣好者剉碎，以酒蜜水润一夜，炒令黄燥为度。

【译文】

茅香须挑选好的切碎，用酒蜜水浸润一夜，炒到使其发黄而干燥为止。

甲香

甲香如龙耳者好，自余[1]小者次也。取一二两以来，用炭汁一碗煮尽，后用泥煮，方同好酒一盏煮尽，入蜜半匙，炒[2]如黄色。

黄泥水煮令透明，逐片净洗，焙干，灰炭煮两日，净洗，以蜜汤煮干。

甲香，以泔[3]浸二宿后煮煎至赤珠频沸，令尽，泔清为度。入好酒一盏同煮，良久取出，用火炮[4]，色赤。更以好酒一盏。

甲香以浆水[5]、泥一块同浸三日[6]，取出候干，刷去泥，更入浆一碗，煮干为度。入好酒一盏，煮干，于银器内炒令黄色。

甲香以灰煮去膜，好酒煮干甲香。磨去龃龉[7]，以胡麻膏[8]熬之，色正黄则用蜜汤洗净，入香宜少用。

【注释】

〔1〕自余：此外。

〔2〕炒：四库版《陈氏香谱》作"炉"，显为抄误，据《香乘》改。

〔3〕泔（gān）：淘米水，又称"泔清"。

〔4〕炮（páo）：中药制法的一种。把生药放在热铁锅里炒，使其焦黄爆裂。

〔5〕浆水：即酢（cù）浆，古代一种常见饮品，是粟米或麦子等粮食经过发酵而成的含有乳酸的饮料，据《证类本草》记载，用浆水煮成的粥，早晚啜饮，可以解烦去睡，调理脏腑。

〔6〕同浸三日：四库版《陈氏香谱》无上段"泼地，安香于泼地上，盆盖一宿取出用之"与本段"甲香以浆水泥一块同浸三日"二句，然缺此两部分文字，文意将极不通，查《香乘》一书，缺字部分仍有保留，故据《香乘》补之。

〔7〕龃（jǔ）龉（yǔ）：此处指参差不平之处。

〔8〕胡麻膏：古代一种生发药剂，系由胡麻油与诸药按照特定配方煎制而成。

【译文】

甲香形如龙耳的为好，其余小的为次。取一二两甲香，用一碗炭汁相煮，炭汁煮尽后再用泥水煮，之后才用一盏好酒煮，酒煮尽后，加入蜜半匙，将甲香炒至黄色。

用黄泥水煮甲香直到使之透明，逐片洗净，焙干，再用灰炭水煮两日，洗净，用蜜汤煮干。

甲香，用淘米水浸泡二晚后，煎煮至红色水珠频频滚沸，煮干水，淘米水要用清的。再加入好酒一盏，同煮很长时间，取出后用火炮制成红色。再将一盏好酒取出。

刷去泥，再加入酢浆一碗，煮干为止。再加入好酒一盏煮干，在银器内将甲香炒成黄色。

甲香用灰水煮去薄膜，再用好酒煮干。磨去甲香参差不平的地方，再用胡麻膏来熬，颜色刚变为黄色就用蜜汤洗净，甲香作香药宜少用。

炼蜜

白沙蜜[1]若干，绵滤[2]入磁罐[3]，油纸重迭，密封罐口，大釜[4]内重汤[5]煮一日，取出，就[6]罐于火上煨煎数沸，便出尽水气，则经年不变。若每斤加苏合油[7]二两更妙，或少入朴硝[8]除去蜜气，尤佳。凡炼蜜不可大过，过则浓厚，和香多不匀。

【注释】

〔1〕白沙蜜：放置久而结晶呈白沙状的蜂蜜。寇宗奭《嘉祐本草》："今人尚言白沙蜜，盖新蜜稀而黄，陈蜜白而沙也。"

〔2〕绵滤：用棉过滤。

〔3〕磁罐：瓷罐。

〔4〕釜（fǔ）：古代的煮器，圆底无足，或有两耳，置于灶上煮物，是现

代锅的前身。

〔5〕重汤：隔水蒸煮。"于鼎釜水中，更以器盛水而煮，谓之重汤。"

〔6〕就：将就。

〔7〕苏合油：苏合香树分泌的树脂。参见"苏合香"条。

〔8〕朴（pò）硝：质地粗朴的硝石，为天然的芒硝矿，主要成分为硫酸钠晶体，多产于海边碱土地区、矿泉、盐场附近及潮湿的山洞中，可用来硝皮革，也可供药用。

【译文】

白沙蜜若干，用棉过滤放入瓷罐，用重叠的油纸密封罐口，将瓷罐置于大锅内隔汤煮一日取出，将就该罐子在火上煨煎，沸腾数次便取出，等水汽消失，便多年不会变质。如果每斤白沙蜜中加二两苏合油则更妙，或加入少量朴硝除去蜜的气味，尤其好。凡是对蜜的炼制都不能太过度，炼得过度则显得浓厚，用于和香的话多不能均匀。

煨炭

凡合香，用炭不拘黑白[1]，重煨[2]作火，罨[3]于密器，冷定，一则去炭中生薪[4]，一则去炭中杂秽之气。炒香宜慢火，如火紧则焦气。（《沈谱》）

【注释】

〔1〕黑白：黑炭和白炭，前者未燃烧过呈黑色，后者经过燃烧所以发白。

〔2〕重煨：反复用猛火烧。重，反复；煨，中药炮制方法，用猛火直接或间接煨烧药材，使其质地松脆，易于粉碎。

〔3〕罨（yǎn）：覆盖，掩盖。

〔4〕生薪：未燃烧的薪柴。

【译文】

凡是合香，用炭不论黑炭还是白炭，均要反复用猛火点燃，盖于密闭的器皿中完全冷却，一则是要除去炭中未燃烧的部分，一则是去除炭中不纯净的污

秽之气。炒香应当用慢火，如果火急了，则会有烧焦的气味。（《沈谱》）

合香

合香之法，贵于使众香咸[1]为一体[2]。麝滋[3]而散，挠[4]之使匀；沉实而腴[5]，碎之使和；檀坚而燥，揉之使腻[6]。比其性、等其物，而高下如医者，则药使气味各不相掩。

【注释】

〔1〕咸：都。

〔2〕一体：协调一致犹如一个整体。

〔3〕滋：浊。

〔4〕挠：搅动。

〔5〕腴（yú）：肥沃，指油脂丰富。

〔6〕腻：有黏性。

【译文】

合香的方法贵在使各种香料都协调一致，犹如一个整体。麝香浊而质散，搅动使其均匀；沉香质密而有丰富的油脂，锉碎使其便于和合；檀香坚硬而干燥，搅动使其具有黏性。比较它们的性质、判断它们的优劣，如医生做药，使香气各不相遮盖。

捣香

香不用罗，量其精粗，捣之使匀，细则烟不永[1]，太粗则气不和，若水麝、婆律，须别器研之。（以上《香史》[2]）

【注释】

〔1〕永：持久。

〔2〕《香史》：北宋诗人、书法家、画家颜博文（生卒年不详）所撰，又称《颜氏香史》。

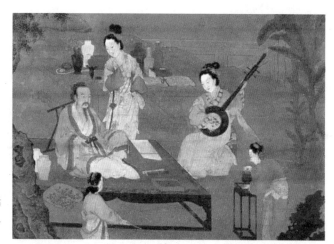

■ 古代雅士的日常生活
图，图中侍女焚香、
拈花、持扇。

【译文】

香不用过滤，视其精粗，捣成碎末使其粗细大小均匀，太香细则烟不持久，太粗则香气不调和。如果是水麝香、婆律香，必须用单独的器皿研磨。（以上见于《香史》）

收[1]香

水麝忌暑[2]，婆律忌湿，尤宜护持[3]，香虽多[4]，须置之一器，贵时得开阖[5]，可以诊视[6]。

【注释】

〔1〕收：收藏。

〔2〕暑：夏季的高温天气。

〔3〕护持：维护保持。

〔4〕香虽多：据上下文意，此处的"多"应是指某种香的数量多，而非指香的种类多。

〔5〕阖（hé）：关闭。

〔6〕诊视：察看。

【译文】

水麝香忌暑热，婆律香忌潮湿，特别应该做好维护保持工作，香即使量多，也必须放置在同一的器皿中，贵在随时能够开关，可以察看。

窨[1]香

香非一体[2]，湿者易和，燥者难调，轻软者燃速，重实者化[3]迟。以火炼结之，则走泄其气，故必用净器拭极干贮窨密[4]，掘地藏之，则香性相入[5]，不复离解[6]。

新和香必须窨，贵其燥湿得宜也。每约[7]香多少[8]，贮以不津[9]瓷器，蜡纸封，于静室屋中掘地，窞[10]深三五寸，月余逐旋[11]取出，其尤馣馪[12]也。(《沈谱》)

【注释】

〔1〕窨（yìn）：放在地下窖藏。

〔2〕一体：一律，一同。

〔3〕化（huā）：用掉、耗费，同“花”。

〔4〕密：隐蔽的地方。

〔5〕相入：四库版《陈氏香谱》作“粗入”，文意不通，据《香乘》改。

〔6〕离解：分散。

〔7〕约：用秤称量。

〔8〕多少：若干。

〔9〕不津：不渗漏。

〔10〕窞（dàn）：深坑。

〔11〕逐旋：渐渐。

〔12〕馣（yǐ）馪（ní）：形容香气浓郁。

【译文】

香并非都是一样的，湿润的香容易调和，干燥的香则难调和，轻而软的香燃烧迅速，重而实的香耗费迟缓。如果采用火炼的办法使它们结合，则会使其

■〔明〕唐寅《焚香默坐歌》

　　《焚香默坐歌》是唐寅晚年自省之作，所谓
"为人能把口应心，孝悌忠信从此始。其余小德
或出入，焉能磨涅吾行止"。把握住大的道德观
念而不拘小节，做到心口如一，才能 "死见先生
面不惭"。对那种心口不一，"阴为不善阳掩之"，
泯没天良的小人，进行了抨击。

香气逃逸外泄。所以一定要用擦拭得极干的干净器皿来进行窖藏，在隐蔽的地
方挖土安放，这样各种香的性质便彼此融合而不会再分离。

　　新和的香必须窖藏，是看重此种方式能让干湿程度变得恰当。每次秤量若
干重量的香，用不渗漏的瓷器贮存，再用蜡纸封好，在安静的屋中挖掘地坑，
深约三五寸，过一个多月才慢慢取出，特别香浓。(《沈谱》)

焚香

　　焚香必于深房〔1〕曲室〔2〕，矮桌〔3〕置炉，与人膝平。火上设银叶〔4〕或云
母，制如盘形，以之衬香。香不及火，自然舒慢无烟燥气。(《香史》)

【注释】

〔1〕深房：深邃的房舍。

〔2〕曲室：偏僻幽深的小屋、密室。

〔3〕矮桌：四库版《陈氏香谱》作"矮卓"，显误，据《香乘》改。

〔4〕银叶：银片。

【译文】

焚香一定要在深邃的房舍或密室中，于矮桌上放置火炉，与人的膝盖齐平。火上摆设一个制成盘子模样的银叶或者云母片，用它来衬托香。香不挨着火，自然气味舒缓而无烟燥味。（《香史》）

【延伸阅读】

隔火熏香之法，被认为至少在唐代就已经出现，李商隐所作的《烧香曲》便有"兽焰微红隔云母"之句。采用特制的香炉点火（古代诗词中最常见的是各种动物形状的香炉，例如鸭炉），但不直接燃香，代之以薄薄的银片、云母片或小瓷片放置在热源上，与今日的烤蚊香片颇有几分相似。这种熏香方法比直焚法更为温和，香味的呈现舒缓、纯净而持久，因而特别受到宋人的喜爱。杨万里所作的《送木犀香五首》写道："山童不解事，着火太酷烈。要输不尽香，急唤薄银叶。"山中漫步的杨万里闻到浓烈的桂花香，直盼望花气能细水长流一些，他心头唤起的，就是以银叶为衬托的隔火熏香法。陈深的《西江月·制香》则写出了经过一番认真的制作，所享受的轻曼妙境："银叶初温火缓，金猊静袅烟微。此时清赏只心知。难向人前举似。"雨中隔火煎香更是宋人青睐的闲情逸致，诗人张镃吟道："银叶煎香细雨声，竹阴行处药花明。麦光小楷临唐帖，更有人间第一清。"（《春日》）陆游亦在一次久旱逢雨之时，写下："暑雨萧萧滴夜长，晓窗探借九秋凉。金荷浅酌闲传酒，银叶无烟静炷香。"香雨况味，溢于言表。

熏香

凡欲熏衣，置热汤于笼〔1〕下，衣覆其上，使之沾润，取去别以炉爇香，熏毕，叠衣入箧笥〔2〕，隔宿衣之余香数日不歇。

【注释】

〔1〕笼：熏笼，与熏炉配套使用的罩笼，可熏香、熏衣、熏被。

〔2〕箧（qiè）笥（sì）：竹编的箱子，主要用于收纳书籍或衣物。

【译文】

凡是想要熏衣，先将热水置于熏笼之下，衣服覆盖在熏笼上，使之滋润，再将热水取走，用香炉烧香熏衣熏毕，将衣服叠好放入竹箱，隔夜穿上，余香数日不散。

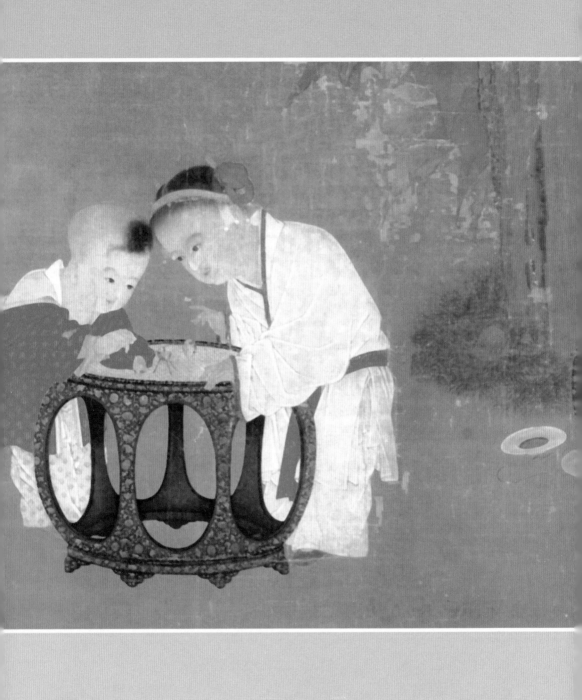

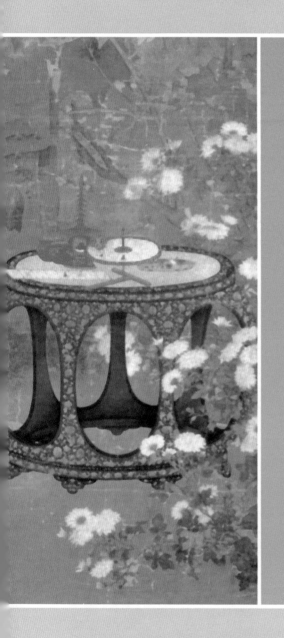

卷二

用香之人千万种，或为美己悦人，或为驱病辟邪，或为宁神安志，皆为消费。若要上升至文化，却需有更高的发愿。一切雅事，皆异曲同工：赏的是物，修的却是波澜不惊的心。

百刻香印^[1]

百刻香印以坚木为之，山梨为上，樟楠次之。其厚^[2]一寸二分，外径^[3]一尺一寸，中心径一寸无余，用有文处分十二界，回曲其文横路二十一重^[4]，路皆阔一分半，锐其上^[5]，深亦如之。每刻长二寸四分^[6]，凡一百刻，通长二百四十寸^[7]，每时率^[8]二尺，计二百四十寸，凡八刻三分刻之一^[9]。其中近狭处六晕相属^[10]，亥子也，丑寅也，卯辰也，巳午也，未申也，酉戌也，阴尽以至阳^[11]也，戌之末则入亥。以上六长晕各外相连，阳时六皆顺行，自小以入大也，从微至著^[12]也。其向外长六晕亦相属，子丑也，寅卯也，辰巳也，午未也，申酉也，戌亥也，阳终以入阴也，亥之末则至子。以上六狭处各内相连，阴时六皆逆行，从大以入小，阴主减也。并无断际^[13]，犹环之无端也。每起火，各以其时，大抵起午正^[14]，第三路近中^[15]是；或起日出，视历日^[16]，日出卯初、卯正几刻，故不定断际起火处也。

【注释】

〔1〕香印：给香料造型和印字的模具。

〔2〕厚：四库版《陈氏香谱》作"原"，据《香乘》改。

〔3〕径：四库版《陈氏香谱》作"经"，据《香乘》改。

〔4〕重：四库版《陈氏香谱》作"里"，据《香乘》改。

〔5〕锐其上：使香路的上部比下部小（物体下大上小谓之锐）。四库版《陈氏香谱》作"銳其上"，据《香乘》改。

〔6〕二寸四分：四库版《陈氏香谱》作"一寸四分"，与后文"凡一百刻，通长二百四十分"不符，据《香乘》改。

〔7〕二百四十分：四库版《陈氏香谱》作"二百四十寸"，不符。

〔8〕率：皆，都。

〔9〕八刻三分刻之一：八又三分之一刻。宋代时将一昼夜分为十二时辰，共一百刻，因此一时辰等于八又三分之一刻。

〔10〕中近狭处六晕相属：靠近中心的纹路短狭，有六道将不同时辰连接起来的较长的波纹。晕的本意是指太阳或月亮周围的光圈，这里比喻波状的纹路，考虑到"晕"在此处是一个术语，译文仍保留"晕"字。

〔11〕阴尽以至阳：阴时完结进入阳时。十二时辰中，子、寅、辰、午、申、戌为阳时，丑、卯、巳、未、酉、亥为阴时，阳时和阴时是交替出现的。

〔12〕从微至著：四库版《陈氏香谱》作"微至著"，据《香乘》增"从"字。

〔13〕断际：断裂的边界，犹言断头路。

〔14〕午正：宋代将每个时辰平分为两部分，前半个时辰为初，后半个时辰为正，一个时辰为八又三分之一刻，因此前四刻六分之一为时初，后四刻六分之一为时正。午正即午时的后半个时辰，也就是正午到午时结束。

〔15〕近中：往中心走。

〔16〕历日：日历。

【译文】

百刻香的模具用坚硬的木材来制作，山梨木为上，樟木、楠木次之。模具厚一点二寸，外圆直径长一点一尺，中心圆直径长一寸整。模具上的纹路分成十二个部分，纹路迂回弯曲，纹路呈横向共二十一圈，路皆宽零点一五寸，纹路的顶部较底部小，其深度也与宽度相同。每一刻纹路长二点四寸，一共有一百刻，总长二百四十寸，每个时辰皆长两尺，计二百四十寸，每个时辰共有八又三分之一刻。靠近中心的纹路短狭，有六道将不同时辰连接起来的长晕，分别是由亥入子、由丑入寅、由卯入辰、由巳入午、由未入申和由酉入戌，它们都是阴时完结进入阳时的纹路，戌时结束则进入亥时。以上六道长晕各自向外相连，六个阳时中香都是顺行，自弧短的一边燃向弧长的一边，从细微处走向显明处。往外看，也有六道相连的长晕，分别是由子入丑、由寅入卯、由辰入巳、由午入未、由申入酉和由戌入亥，都是阳时完结进入阴时的纹路，亥时结束后便进入子时。以上六道长晕又各自与里面狭窄的地方相连，六个阴时里香皆逆行，即从弧长的一端走向弧短的一端——阴的意义就是减少。所有的纹路都没有断头，犹如圆环一样没有端点。每次点火都要在适当的时刻，大抵从午正开始，即往中心数的第三路；或者根据日历从日出开始，日出在卯初或卯正几刻，所以断头点火的地方是不固定的。

五更印^[1]刻

上印最长，自小雪后大雪、冬至、小寒后^[2]单用^[3]。其次有甲、乙、丙、丁四印，并两刻用。

中印最平，自惊蛰后至春分后单用，秋分同。其前后有戊、己印，各一并单用。

末印最短，自芒种前及夏至、小暑后单用。其前有庚、辛、壬、癸印，并两刻用。

【注释】

〔1〕五更印：五更香的模具。五更香是用于掌握夜间时刻的香，由于不同季节昼夜长短不同，所以根据夜间长度的不同，五更香印有多个不同的模具。古时一昼夜以一百刻计，夜长最多为六十刻，最少为四十刻，因此按照夜长到夜短，五更香印共有上印、甲印、乙印、丙印、丁印、戊印、中印、己印、庚印、辛印、壬印、癸印和末印共十三种规格。

〔2〕自小雪后大雪、冬至、小寒后单用：从小雪后经大雪、冬至到小寒后，单独使用。据《香乘·五夜篆香图》记载，上印的使用时间并不是从小雪当天起，也不是在小寒当天止，而是从小雪后的第十天直到小寒后的第三天。所以，此段文字实际是对香印进行的模糊表述，准确使用日期需查阅《香乘》。

〔3〕单用：上印只在夜间长度为六十刻的时候使用，故称"单用"，即单独使用；而后面如甲印等则需同时用于夜间长度为五十九刻、五十八刻时的情形，故称"两刻用"。

【译文】

上印夜间最长,自小雪后经大雪、冬至到小寒后,用于单种情形的夜刻。上印之后有甲印、乙印、丙印、丁印等四印,各自都用于两种情形的夜刻。

中印昼夜最平均,从惊蛰后到春分后,用于单种情形的夜刻,秋分亦同。中印的前后分别是戊印和己印,都用于单种情形的夜刻。

末印夜长最短,自芒种前到夏至、小暑后,用于单种情形的夜刻。末印之前有庚印、辛印、壬印、癸印,各自都用于两种情形的夜刻。

百刻篆[1]图

百刻香若以常香[2]则无准。今用野苏、松球二味,相和令匀,贮于新陶器内,旋用[3]。野苏,即荏叶[4]也,中秋前采,曝干为末,每料十两[5]。松球[6]即枯松花也,秋末拣其自坠者曝干,剜去心,为末,每用八两。昔尝撰香谱序,百刻香印未详。广德[7]吴正仲[8]制其篆刻并香法,见贶[9]较之颇精审,非雅才妙思孰能至是,因刻于石,传诸好事者。熙宁[10]甲寅岁仲春[11]二日,右谏议大夫[12]知宣城郡[13],沈立题[14]。

【注释】

〔1〕篆:印章多用篆文,故"篆"为印章的代称。

〔2〕常香:固定的香料。

〔3〕旋用:随时使用。

〔4〕荏(rěn)叶:唇形科植物白苏的叶。

〔5〕每料十两:每份香需要十两(野苏)。料,量词,用于中药配制丸药,指处方剂量的全份。两,量词,与今天一两的重量不同,宋代时一斤为六百四十克,一斤有十六两,因此当时一两为今天的四十克。

〔6〕松球:松科植物的球果。

〔7〕广德:今安徽广德县,宋代时属宣州。

〔8〕吴正仲:北宋诗人,与梅尧臣、王安石有往来,生平待考。

〔9〕见贶(kuàng):受人馈赠。贶,赐。

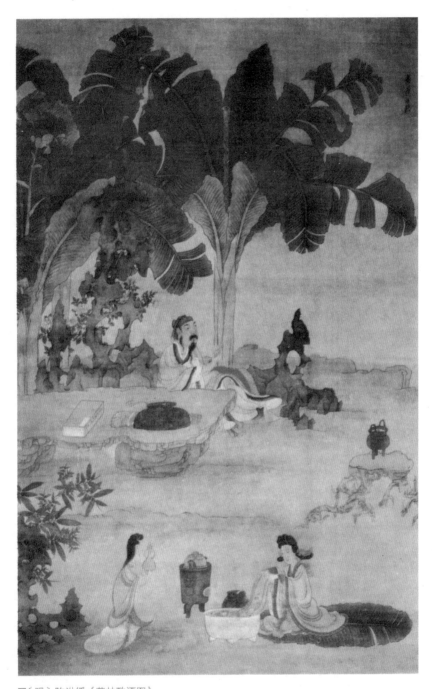

■〔明〕陈洪绶《蕉林酌酒图》

　　画中一位高士在蕉林中悠然独酌的情形，人物右手微举杯，"跷二郎腿"，作深沉思索状。人物、石案、假山、香炉、蕉林均用线勾勒，染以淡雅色彩。

〔10〕熙宁甲寅岁：宋神宗熙宁七年（1074）。

〔11〕仲春：农历二月。

〔12〕右谏议大夫：古代专掌讽喻规谏的官职。

〔13〕知宣城郡：宣城郡的郡长。知，主管。

〔14〕沈立题：自"五夜香刻"至此条，均为沈立所撰宣州石刻的内容。

【译文】

如果认为百刻香使用固定的香料，那是不准确的。现今，百刻香用的是野苏和松球二味，将彼此和匀，贮藏在新的陶器内，随时取用。野苏，即荏叶，中秋前采，晒干为末，每配一份百刻香需要十两。松球即是枯松花，秋末时拣自动坠落的晒干，切去心子，碾成末，每份百刻香用八两。我曾经撰写香谱的序言，没有详细描述百刻香印。广德县的吴正仲创了百刻香的香印和制香方法，并将香印赠予我，仔细比较，觉得很是精细，若没有高雅的才华和巧妙的思想，谁能做到呢？于是将其刻于石上，传给对此事感兴趣的人。熙宁甲寅岁仲春二日，右谏议大夫、知宣城郡沈立题。

【延伸阅读】

与其他形式的香比起来，篆香突出的一个重要功能是计时。印香出现之前，中国传统的计时工具是漏刻。古人多在城门上安置巨大的漏刻，同时安排专职人员来维持运转并负责报时。不过，漏刻的弱点是需要用到大量的水，一旦发生旱情，或所在地取水不经济，或没有人在送水壶滴干后及时更新，漏刻的局限性就会表现得非常明显。这时，不受水资源限制、制作方便、操作简单的篆香就会受到欢迎。百刻香和五夜香是最常见的两种计时篆香。"佛灯初暗纸窗白，香篆将残磨衲知""夜阑香篆消，息息火自传"等古人的诗句就生动描绘了即将燃尽的五夜香与渐近的黎明之间的关系。

除了计时的实用功能外，篆香亦有敬神和消遣这些传统功能。例如《括异志》记载了一个以碎木屑伪造篆香的人死于意外火灾的故事，教训便是"以废木为真触秽神祇"；而前蜀王王建则有诗名为《印香》，描画了"闲坐烧印香，满户松柏气"的逸致。而在市井社会繁荣的南宋，甚至出现了印香的职业化。

作家吴自牧的《梦粱录》回忆了故都临安的曾经繁华，当时有一种服务业专门提供印香的模具，每天到固定的店铺里去压印篆香，每月结算一次。可见篆香之流行。

定州[1]公库[2]印香

笺香[3]一两、檀香一两、零陵香一两、藿香一两、甘松一两、茅香半两[4]（蜜、水、酒炒令黄色[5]）、大黄[6]半两，右[7]杵[8]罗[9]为末，用如常法。凡作印篆，须以杏仁末少许拌香，则不起尘及易出脱[10]，后皆仿此。

【注释】

〔1〕定州：古代行政区划名，今河北定州。

〔2〕公库：官府仓库。

〔3〕笺香：即栈香。

〔4〕两：四库版《陈氏香谱》作"雨"，显误，改之。

〔5〕蜜、水、酒炒令黄色：四库版《陈氏香谱》无此句，据《香乘》增。

〔6〕大黄：蓼科多年生高大草本植物药用大黄的干燥根及根茎。

〔7〕右：古代书籍多从右向左竖排，"右"相当于现在的"以上"。

〔8〕杵：用杵捣碎。

〔9〕罗：用网筛过。

〔10〕出脱：从模具中脱出。

【译文】

笺香一两、檀香一两、零陵香一两、藿香一两、甘松香一两、茅香半两、大黄半两，将以上各味用杵捣碎，用网筛过，制成粉末，按照惯常的方法使用。凡是制作印篆之香，必须用少许杏仁末与香拌和，这样便不产生灰尘，并且容易从模具中脱出，后人皆效仿此法。

和州^[1]公库印香

沉香十两（细剉）、檀香八两（细剉如棋子）、零陵香四两、生结香八两、藿香叶四两（焙）、甘松四两（去土）、草茅香四两（去尘土）、香附子二两（去黑皮，色红）、麻黄^[2]二两（去根细剉）、甘草二两（粗者细剉）、麝香七钱、焰硝^[3]半两、乳香^[4]二两（头高秤^[5]）、龙脑七钱（生者尤妙）。

右除脑麝乳硝四味别研外，余十味皆焙干，捣细末，盒子盛之，外以纸包裹，仍常置暖处，旋取烧用，切不可泄气，阴湿此香。于帏帐^[6]中烧之悠扬，作篆熏之亦妙。别一方与此味数、分两^[7]皆同，惟脑、麝、焰硝各增一倍，草茅香^[8]须白茅香乃佳。每香一两，仍入制过甲香半钱。本太守冯公义子宜^[9]所制方也。

【注释】

〔1〕和州：古代行政区划名，今安徽和县。

〔2〕麻黄：麻黄科植物草麻黄、木贼麻黄与中麻黄的干燥草质茎。

〔3〕焰硝：即硝石，是朴硝精炼成芒硝后，凝结在最下面的部分，因质地如石而称"硝石"。硝石"烧之成焰，能发烟火"，所以又称作焰硝。

〔4〕乳香：《香乘》作"乳香缠"。

〔5〕头高秤（chēng）：头，秤头，是杆秤的读数装置（秤杆刻有标尺的部分）；秤，用秤称量之意。"头高秤"意为称重时要使秤头稍微翘起来。当秤头翘起时，所称物体的重量要大于秤砣挂绳指示的数值。"乳香二两头高秤"即是说需要的乳香应比二两多一点。

〔6〕帏帐：帷幕床帐。

〔7〕分两：分量。

〔8〕草茅香：四库版《陈氏香谱》作"章草香"，据《香乘》改。

〔9〕冯公义子宜：《香乘》作"冯公由义子宜行"。

【译文】

沉香十两（锉刀剉细）、檀香八两（剉细如棋子）、零陵香四两、生结香八两、藿香叶四两（焙）、甘松四两（去土）、草茅香四两（去尘土）、香附子二两（去黑皮，里面呈红色）、麻黄二两（去根，剉细）、甘草二两（将粗者剉细）、麝香七钱、硝石半两、乳香二两（稍多）、龙脑香七钱（生龙脑最好）。

　　以上除了龙脑香、麝香、乳香、硝石四味单独研磨之外，其余十味都焙干捣成细末，用盒子将它们装起来，外面以纸包裹，平时再放在温暖的地方，随时取出焚烧，切不可泄气及置于阴湿之处。此香在帏帐中烧，香烟连绵不断，当作篆香来熏也很妙。还有一个香方与此方味数、分量都一样，只是龙脑香、麝香、硝石各自增加一倍，草茅香须以白茅香为好。每制香一两，再加入炮制过的甲香半钱。此乃太守冯公的义子冯宜所制的香方。

百刻印香

　　笺香三两[1]、檀香二两、沉香二两、黄熟香二两、零陵香二两、藿香二两、土草香[2]半两（去土）、茅香二两、盆硝[3]半两、丁香半两、制甲香七钱半（一本作七分[4]半）、龙脑少许（细研作篆时旋入[5]）。

　　右同末之，烧如常法。

【注释】

〔1〕三两：《香乘》作"一两"。

〔2〕土草香：其香不详，或有抄误。

〔3〕盆硝：即芒硝，是将朴硝加水精炼至一半体积后，投入盆中经宿冷却所形成的有麦芒状棱角的结晶，故也称"盆硝"。

〔4〕分：重量单位，古时一斤十六两，一两十钱，一钱十分。

〔5〕细研作篆时旋（xuàn）入：研细，作篆香时临时加入。旋，临时。四库版《陈氏香谱》无此句，据《香乘》增。

【译文】

　　笺香三两、檀香二两、沉香二两、黄熟香二两、零陵香二两、藿香二两、土草香半两（去土）、茅香二两、芒硝半两、丁香半两、制甲香七钱半（另一版本作"七分半"）、龙脑少许（研细，作篆香时临时加入）。

　　以上一齐研成末，按照惯常方法焚烧。

资善堂^[1]印香

栈香三两、黄熟香一两、零陵香一两、藿香叶一两、沉香一两、檀香一两、白茅花香一两、丁香半两、甲香三分（制过）、龙脑三钱、麝香三钱^[2]。

右杵^[3]罗细末，用新瓦罐子盛之。昔张全真^[4]参政^[5]传张德远^[6]丞相甚爱此香，每一日一盘，篆烟不息。

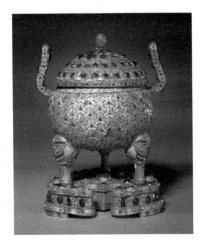

■ 金镶宝石朝冠耳炉

【注释】

〔1〕资善堂：宋代皇子读书处。

〔2〕麝香三钱：《香乘》作"麝香三分"。

〔3〕杵：四库版《陈氏香谱》作"件"，据《香乘》改。

〔4〕张全真：即张守（1084—1145），字全真，建炎间任御史中丞、参知政事。

〔5〕参政：古代官名，是参知政事的简称。宋代时，参知政事相当于副宰相。四库版《陈氏香谱》作"参故"，显误，据《香乘》改。

〔6〕张德远：即张浚（1097—1164），字德远，南宋抗金名将、名相。

【译文】

栈香三两、黄熟香一两、零陵香一两、藿香叶一两、沉香一两、檀香一两、白茅花香一两、丁香半两、甲香三分（炮制好）、龙脑三钱、麝香三钱。

以上各味用杵捣碎，用网筛过，制成粉末，用新瓦罐盛装。往昔参知政事张全真将香方传给丞相张德远，特别喜爱此香，每天都要点燃一盘篆香，香烟不息。

乳檀印香

黄熟香六斤、香附子五两、丁香皮五两、藿香四两、零陵香四两、檀香四两、白芷四两、枣半斤（焙）、茅香二斤、茴香二两、甘松半斤、乳香一两（细研）、生结香四两。

右捣罗为细末，烧如常法。

【译文】

黄熟香六斤、香附子五两、丁香皮五两、藿香四两、零陵香四两、檀香四两、白芷四两、枣半斤（焙烤）、茅香二斤、茴香二两、甘松半斤、乳香一两（研细）、生结香四两。

以上捣成细末并筛过，按照惯常方法烧。

供佛印香

栈香一斤、甘松三两、零陵香三两、檀香一两、藿香一两、白芷半两、茅香三钱[1]、甘草三钱、苍龙脑三钱。

右为细末如常法点烧。

【注释】

〔1〕茅香三钱:《香乘》作"茅香五钱"。

【译文】

栈香一斤、甘松三两、零陵香三两、檀香一两、藿香一两、白芷半两、茅香三钱、甘草三钱、苍龙脑三钱（单独研磨）。

以上制成细末，按照惯常方法点燃焚烧。

无比印香

零陵香一两、甘草一两、藿香叶一两、香附子一两、茅香二两（蜜汤浸一宿，不可水多，晒干微炒过）。

右为末，每用先于花模掺[1]紫檀少许，次布[2]香末。

【注释】

〔1〕掺（chān）：四库版《陈氏香谱》作"掺"，显为抄误。查《香乘》作"擦"，因此原字极可能为"掺"，意为涂抹。

〔2〕布：铺。

【译文】

零陵香一两、甘草一两、藿香叶一两、香附子一两、茅香二两（用蜜汤浸泡一夜，水不能多，晒干后微微炒过）。

以上制成粉末，每次使用先在印花模具里涂抹少许紫檀，然后铺香末。

水浮印香

柴灰一升（或纸灰）、黄蜡二块（荔支大）。

右同入锅内炒，蜡尽为度，每以香末脱印，如常法：将灰于面上摊匀，次裁薄纸，依香印大小衬灰覆放敲下，置水盆中，纸沉去，仍轻来以纸炷[1]点香。

【注释】

〔1〕纸炷：纸做的灯芯。

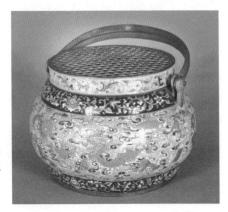

■珐琅云龙纹圆手香炉

手炉为圆形，上安设弧形提梁。口沿内挂铜胆。盖面以铜丝编结的密网做成，用以通风换气。器身中部以粉色为地，绘饰云龙戏珠纹，上下环以对称的蓝地白花装饰带。

【译文】

柴灰一升（或用纸灰）、黄蜡两块（荔枝一样大）。以上一齐放入锅内炒，以蜡融尽为止，每次香末脱模要按照惯常方法：将炒好的灰在香末表面上摊匀，然后裁一张薄纸，根据香印的大小垫在灰上，翻过来将香敲下，放在水盆中等纸沉下去，再轻轻用纸灯芯来点香。

宝篆香

沉香一两、丁香皮一两、藿香一两、夹栈香二两、甘松半两、甘草半两、零陵香半两、甲香半两（制[1]）、紫檀三两、焰硝二分[2]。

右为末和匀，作印时旋加脑麝各少许。

【注释】

〔1〕制：四库版《陈氏香谱》无此，据《香乘》增。

〔2〕焰硝二分：《香乘》作"焰硝三分"。

【译文】

沉香一两、丁香皮一两、藿香一两、夹栈香二两、甘松半两、甘草半两、零陵香半两、甲香半两（炮制）、紫檀三两、硝石二分。

以上制成粉末和匀，制作印香时临时加入龙脑香和麝香各少许。

香篆（一名寿香）

乳香、旱莲草[1]、降真香、沉香、檀香、青皮[2]片（烧灰存性[3]）、贴水荷叶、瓦松[4]、男儿胎发（一斤）、木栎[5]、野蒨[6]、龙脑（少许）、麝香（少许）、山枣子。

右十四味为末，以山枣子揉和前药，阴干用，烧香时以玄参末蜜调筋[7]梢[8]上，引烟写字画人物，皆能不散，欲其散时，以车前子[9]末弹于烟上即散。

又方：

歌曰："乳旱降沉香，檀青贴发山。断松椎栎[10]蒨，脑射馥[11]空间。

每用铜筯引香烟成字，或云入针沙[12]等分[13]，以筯梢夹磁石少许，引烟作篆。"

【注释】

〔1〕旱莲草：一年生菊科草本植物鳢肠。

〔2〕青皮：中药名，芸香科植物橘及其变种的干燥幼果或未成熟果实的果皮。四库版《陈氏香谱》作"青布"，据《香乘》改。

〔3〕烧灰存性：通过煅、烧等方法将药材制成灰，但又保存药性的炮制方法。

〔4〕瓦松：中药名，为景天科植物瓦松的干燥地上部分。

〔5〕木栎：《香乘》作"木律"，木律又叫胡桐泪，是胡杨树脂的结晶体。

〔6〕野蓣：野山药。

〔7〕筋：本意是附着在骨上的韧带，这里指某种筋一样的东西。

〔8〕梢：末端。

〔9〕车前子：车前科植物车前草。

〔10〕椎栎：《香乘》作"雄律"，指木律。

〔11〕馥：四库版《陈氏香谱》作"腹"，联系上下文，应以"馥"为是，据《香乘》改。

〔12〕针沙：钢的锉屑。

〔13〕等分：指方剂中各个药物的用量相等。

【译文】

乳香、旱莲草、降真香、沉香、檀香、青皮片（烧灰存性）、贴水荷叶、瓦松、男儿胎发（一斤）、木栎、野蓣、龙脑（少许）、麝香（少许）、山枣子。以上十四味制成粉末，用山枣子将前面的药一起糅和，阴干使用。烧香时，以玄参粉末与蜜调合，敷于棍尖上，引导香烟写字画人物，都能不散开，想要它散开时就用车前子粉末弹于烟上即可散开。

还有一方：

有歌谣道："乳旱降沉香，檀青贴发山。断松椎栎蓣，脑射腹空间。用铜条引导香烟写字，也有人说在香中加入与其他药材等量的钢屑，再以铜条末端夹上少量磁石，便能引烟写字。"

丁公美香篆（沈谱）

乳香半两（别本一两）、水蛭[1]三钱、壬癸虫（即蝌蚪也）二钱[2]、郁金一钱、定风草[3]半两（即天麻苗）、龙脑少许，除龙脑、乳香别研外，余皆为末，然后一处匀和，滴水为丸[4]，如桐子[5]大。每用，先以清水湿过手，焚香烟起时，以湿手按之。任从巧意，手常要湿。歌曰："乳蛭任风龙郁煎，手炉爇处发祥烟。竹轩清下寂无事，可爱翛然[6]迎昼眠。"

【注释】

〔1〕水蛭：即蚂蟥，作为一味药，是蚂蟥的干制品。

〔2〕二钱：四库版《陈氏香谱》无此，据《香乘》增。

〔3〕定风草：兰科植物天麻的苗。

〔4〕滴水为丸：将水滴入香末中，揉搓成丸。

〔5〕桐子：大风科植物山桐子的果实，一般直径为五到七毫米。

〔6〕翛（xiāo）然：无拘无束的样子。

【译文】

乳香半两（别的版本作"一两"）、水蛭三钱、壬癸虫（蝌蚪）二钱、郁金一钱、定风草半两（天麻苗）、龙脑香少许。以上除了龙脑香、乳香单独研磨外，其余都制成粉末，然后一齐和匀，将水滴入香末中制成如山桐子一样大的药丸。每次使用，先用清水将手润湿，焚香等烟升起之时，用湿手按烟，烟完全随创意而动，手要保持一直湿润。有歌谣道："乳蛭任风龙郁煎，手炉爇处发祥烟。竹轩清下寂无事，可爱翛然迎昼眠。"

汉建宁[1]宫中香

黄熟香四斤、白附子二斤、丁香皮五两、藿香叶四两、零陵香四两、檀香四两、白芷四两、茅香二斤、茴香二斤、甘松半斤、乳香一两（别器研）、生结香四两、枣子半斤（焙干），一方入苏合油一钱[2]。

右为细末，炼蜜和匀，窨月余，作丸，或饼[3]爇之。

【注释】

〔1〕建宁：东汉灵帝刘宏的年号（168—172）。

〔2〕一钱：《香乘》作"一两"。

〔3〕饼：四库版《陈氏香谱》无此字，据《香乘》增。

【译文】

黄熟香四斤、白附子二斤、丁香皮五两、藿香叶四两、零陵香四两、檀香四两、白芷四两、茅香二斤、茴香二斤、甘松半斤、乳香一两（用单独的器皿研磨）、生结香四两、枣子半斤（焙干），也有香方要求加入苏合油一钱。

以上研成细末，用炼蜜和匀，窨藏月余，制成香丸，或香饼焚烧。

唐开元[1]宫中方

沉香二两（细剉，以绢袋盛悬于铫子当中，勿令着底，蜜水浸，慢火煮一日）、檀香二两（茶清浸一宿炒干，令无檀香气味）、麝香二钱、龙脑二钱（别器研）、甲香一钱（法制）、马牙硝[2]一钱。

右为细末，炼蜜和匀，窨月余，取出，旋入脑麝，丸之，或作花子[3]，爇如常法。

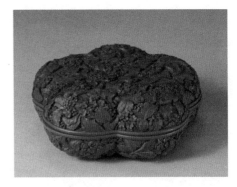

■ 剔红团香宝盒

盒木胎，梅花形，无足，上下对开式，以子母口分出盖与器身。器外与盖的两面均满雕相同的桂花，枝繁叶茂，团花似锦。

【注释】

〔1〕开元：唐玄宗李隆基的年号（713—741）。

〔2〕马牙硝：牙状结构的芒硝，因有四五条棱角，形如白石英，又叫作"英硝"。

〔3〕花子：花样。

【译文】

沉香二两（切细，用绢袋盛装，悬于铫子当中，不要让其挨着锅底，加入蜜水浸泡，慢火煮一日），檀香二两（用干净茶汤浸泡一夜，炒干，使其无檀香气味），麝香二钱，龙脑香二钱（用单独器皿研磨），甲香一钱（按规范炮制），马牙硝一钱。

以上制成细末，用炼蜜和匀，窖藏月余，取出时临时再加入龙脑香与麝香，制成丸子或做成花样，按惯常方法烧。

宫中香（一）

檀香八两（劈作小片，腊茶清浸一宿，挖出焙干，再以酒蜜浸一宿，慢火炙干，入诸品），沉香三两，甲香一两，生结香四两，龙、麝各半两（别器研）。

右为细末，生蜜[1]和匀贮瓷器，地窖一月，旋丸爇之。

【注释】

〔1〕生蜜：未经炼制的蜂蜜。

【译文】

檀香八两（劈作小片，用腊茶清汤浸泡一宿，挖出焙干，再以酒和蜜浸泡一宿，用慢火炙烤干，再添加到各种东西里去），沉香三两，甲香一两，生结香四两，龙脑香、麝香各半两（单独的器皿研磨）。

以上制成细末，用生蜜和匀储放在瓷器中，地下窖藏一月，临用再做丸焚烧。

宫中香（二）

檀香一十二两（细剉，水一升、白蜜半斤同煮，五七十沸挖出焙干），零陵香三两，藿香三两，甘松三两，茅香三两，生结香四两，甲香三两（法制），黄熟香五两（炼蜜一两，半浸一宿，焙干用），龙、麝各一钱。

右为细末，炼蜜和匀，瓷器封窨二十日，旋丸爇之。

【译文】

檀香十二两（切细，与一升水、半斤白蜜同煮，沸腾五十到七十次后取出焙干），零陵香三两，藿香三两，甘松香三两，茅香三两，生结香四两，甲香三两（规范炮制），黄熟香五两（用一两炼蜜将香的半身浸泡一夜，焙干使用）龙脑香、麝香各一钱。

以上制成细末，用炼蜜和匀，封入瓷器窨藏二十日，临用再做丸焚烧。

江南李主[1]帐中香

沉香一两（剉细如炷[2]大）、苏合香（以不津瓷器盛），右以香投油，封浸百日爇之，入蔷薇水更佳。

【注释】

〔1〕江南李主：南唐后主李煜（937—978），南唐亡后，改称"江南国主"。

〔2〕炷：灯芯。

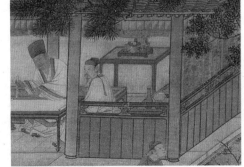

■ 在古代，"香"除了是生活雅趣的表达方式，在养生生活中更是扮演重要角色。古人在静坐或调息时，焚香是不可缺的辅助方式。

【译文】

沉香一两（切细如灯芯大）、苏合香（以不渗漏的瓷器盛装），以上两味，以沉香投入苏合香油中，密封浸泡百日再焚之，加入蔷薇水更佳。

御炉香

沉香二两（细剉，以绢袋盛之，悬于铫中，勿着底，蜜水一碗慢火煮一日，水尽再添），檀香一两（细片，以蜡茶清浸一日，稍[1]焙干，令无檀气），甲香一两（法制），生梅花龙脑二钱（别研），马牙硝一钱[2]，麝香（别研）。

右捣罗取细末，以苏合油拌和令[3]匀，瓷盒[4]封窨一月许，旋入脑麝，作饼爇之。

【注释】

〔1〕稍：四库版《陈氏香谱》作"梢"，据《香乘》改。

〔2〕一钱：四库版《陈氏香谱》无马牙硝和麝香用量，据《香乘》增为"一钱"。

〔3〕令：四库版《陈氏香谱》无此字，据《香乘》增。

〔4〕盒：四库版《陈氏香谱》作"合"，据《香乘》改。

【译文】

沉香二两（切细，用绢袋盛装，悬于铫子当中，不要让其挨着锅底，用一碗蜜水慢火煮一日，水干了再添加），檀香一两（劈成细片，以蜡茶清汤浸泡一日，略微焙干，使之没有檀木气味），甲香一两（规范炮制），生结梅花龙脑香二钱（单独研磨），马牙硝，麝香（单独研磨）。

以上各味捣碎过筛，取得细末，以苏合油拌和，使之均匀，用瓷盒密封窨藏一个多月，临用时加入龙脑香和麝香，制作成香饼焚烧。

李次公[1]香

栈香不拘多少（剉如米粒），龙脑、麝[2]各少许。右用酒蜜同和，入瓷瓶密封，重汤煮一日，窨半月，可烧。

【注释】

〔1〕李次公：历史上有多位李次公，目前尚不能确定此处所指。

〔2〕麝：四库版《陈氏香谱》无此字，据《香乘》增。

【译文】

栈香无论多少（切细如米粒），龙脑香、麝香各少许。以上各味用酒和蜜一起拌和，加入瓷瓶中密封，隔水蒸煮一日，窖藏半月可以焚烧。

赵清献公〔1〕香

白檀香四两（研剉〔2〕），乳香缠末半两（研细），玄参六两（温汤洗净，慢火煮软，薄切作片，焙干）。

右碾〔3〕取细末，以熟蜜〔4〕拌匀，入新瓷罐内封窖十日，爇如常法。

【注释】

〔1〕赵清献公：即赵抃（biàn）（1008—1084），北宋名臣，谥号"清献"。

〔2〕研剉：研磨铡切。《香乘》作"劈碎"。

〔3〕碾：用碾子碾磨。

〔4〕熟蜜：加热后的蜂蜜。

【译文】

白檀香四两（研磨铡切），乳香缠末半两（研细），玄参六两（温水洗净，慢火煮软，切作薄片，焙干）。

以上各味用碾子碾得细末，再用熟蜜拌匀，装入新瓷罐内密封窖藏十日，按照惯常方法焚烧。

苏州王氏帏中香

檀香一两（直剉如米豆〔1〕，不可斜剉，以蜡清浸，令没过，二日〔2〕取出，窖干〔3〕，慢火炒紫色），沉香二钱（直剉），乳香一分〔4〕（别研），龙脑（别研）、麝香各一字^[5]（别研，清茶化开）。

右为末、净蜜六两同浸檀茶清，更入水半盏，熬百沸，复秤如蜜数为^[6]度。候冷，入麸炭^[7]末三两，与脑、麝和匀，贮瓷器封窨如常法，旋丸爇之。

【注释】

〔1〕米豆：蝶形花科植物豇豆的种子。

〔2〕二日：《香乘》作"一日"。

〔3〕窨干：放地下室阴干。

〔4〕一分：《香乘》作"一钱"。

〔5〕字：古代中医用来描述药末分量的单位。古人用铜钱当药匙舀药末，将铜钱插入药末中，药末完全盖住一个字时（即药末到铜钱方孔边缘处）匀出的药末分量为"一字"。根据使用铜钱的大小，一字的重量有一分五厘、二分五厘等不同的说法。

〔6〕为：四库版《陈氏香谱》无此字，据《香乘》增。

〔7〕麸炭：投入水中即浮起的木炭，为"浮炭"之讹称。

【译文】

檀香一两（垂直铡切如米豆大小，不可斜切，用蜡茶清汤浸泡，将檀香淹没，两天后取出，放在地下室里阴干，再用慢火炒成紫色），沉香二钱（垂直铡切），乳香一分（单独研磨），龙脑香（单独研磨）、麝香各一字（单独研磨，用清茶化开）。

以上制成的粉末与六两纯净的蜂蜜一齐浸于泡过檀香的茶清当中，再加入半盏水，熬煮沸腾多次，直到再次称重时香汤的重量与所加蜂蜜相等（六两）为止。待香冷却，加入三两麸炭末，与龙脑香、麝香和匀，贮于瓷器中按照惯常方法密闭窨藏，临用时再做成丸焚烧。

唐化度寺^[1]衙香^[2]

白檀香五两、苏合香二两、沉香一两半、甲香一两（煮制）、龙脑香半两、麝香半两（别研）。

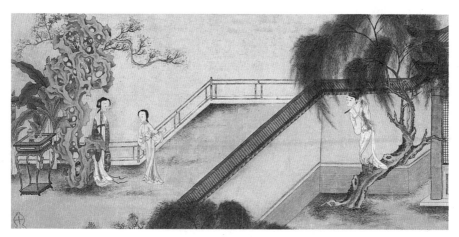

■ 古代世家女子在庭园小憩时，也会放置香几，熏一炉好香，放松身心。

右细剉捣末，马尾罗[3]过，炼蜜搜和[4]，爇之。

【注释】

〔1〕化度寺：古寺名，在今陕西乾县。

〔2〕衙香：即锥形香，为"牙香"的讹称。

〔3〕马尾罗：以马尾或马鬃为筛绢的筛子。

〔4〕搜和：拌和。

【译文】

白檀香五两、苏合香二两、沉香一两半、甲香一两（煮制）、龙脑香半两、麝香半两（单独研磨）。

以上切细捣碎成末，马尾筛筛过，用炼蜜拌和，再焚烧。

开元帏中衙香[1]

沉香七两二钱、栈香五两、鸡舌香四两、檀香二两、麝香八钱（另研[2]）、藿香六钱、零陵香四钱、甲香二钱（法制）、龙脑少许。

右捣罗细末，炼蜜和匀，丸如大豆[3]，爇之。

【注释】

〔1〕开元帐中衙香:《香乘》作"杨贵妃帐中衙香"。

〔2〕另研:四库版《陈氏香谱》无此，据《香乘》增。

〔3〕丸如大豆:豆科一年生草本植物大豆，通称黄豆。《香乘》作"丸如豆大"。

【译文】

沉香七两二钱、栈香五两、鸡舌香四两、檀香二两、麝香八钱（单独研磨）、藿香六钱、零陵香四钱、甲香二钱（规范炮制）、龙脑香少许。

以上捣碎筛罗成细末，用炼蜜和匀，制成大豆状的香丸焚烧。

后蜀孟主衙香[1]

沉香三两，栈香一两[2]，檀香一两，乳香一两，甲香一两（法制），龙脑半钱（别研，香成旋入），麝香一钱（别研，香成旋入）。

右除龙麝外，用杵末，入炭皮[3]末、朴硝各一钱，生蜜拌匀，入瓷盒，重汤煮十数沸取出，窨七日，作饼爇之。

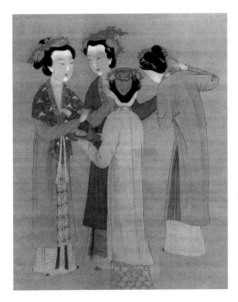

■〔明〕唐寅《王蜀宫伎图》

该画作俗称"四美图"，画中四个歌舞宫女正在涂香粉待君王召唤侍奉。画中的仕女粉面桃腮，柳眼樱唇，下巴尖俏，并以白粉晕染额、鼻、脸颊，使其形象愈发娇媚可爱，为唐寅式的"三白"画法。

【注释】

〔1〕后蜀孟主衙香：后蜀孟主，后蜀后主孟昶（chǎng）（919—965）。《香乘》作"花蕊夫人衙香"，花蕊夫人为孟昶的妃子。

〔2〕一两:《香乘》作"三两"。

〔3〕炭皮：古药占斯的别名。据学者考证为今人所称的骨碎补，即水龙骨科植物槲蕨和中华槲蕨的干燥根茎。参见谢志民、曹林林《中药占斯的本草考证》。

【译文】

沉香三两，栈香一两，檀香一两，乳香一两，甲香一两（规范炮制），龙脑香半钱（单独研磨，香成形时再临时加入），麝香一钱（单独研磨，香成形时再临时加入）。

以上除了龙脑香、麝香外，其余各味用杵研磨成末，加入炭皮末和朴硝各一钱，用生蜜拌匀，装入瓷盒隔水蒸煮，沸腾十几次后取出，窖藏七日，制成香饼焚烧。

雍文彻[1]郎中衙香

沉香、檀香、栈香、甲香、黄熟香各一两，龙、麝各半两。

右捣罗为末，炼蜜[2]和匀，入瓷器内密封，埋地中一月，方可爇。

【注释】

〔1〕雍文彻：其人不详待考。

〔2〕蜜：四库版《陈氏香谱》无此字，据《洪氏香谱》增。

【译文】

沉香、檀香、栈香、甲香、黄熟香各一两，龙脑香、麝香各半两。

以上各味捣碎筛过成粉末，炼和匀，装入瓷器内密封，地下埋藏一月，方可烧。

苏内翰[1]贫衙香

白檀香四两（斫作薄片，以蜜拌之，净器内炒，如干，旋旋[2]入蜜，不住手搅，以黑褐色止，勿令焦），乳香五粒（枣子太[3]生绢裹之，用好酒一盏[4]同煮，候酒干至五七分，取出），麝香一字，玄参一钱。

右先将檀香杵粗末，次将麝香细研，入檀香，又入麸炭细末一两，借色与玄乳同研，合和令匀，炼蜜作剂，入瓷器罐，实按[3]，密封埋地一月。

【注释】

〔1〕苏内翰：苏易简（958—997），北宋官员，曾任翰林学士承旨（翰林学士院的主官）。

〔2〕旋旋：四库版《陈氏香谱》单作"旋"，为避免歧义，据上文檀香炮制方法增一"旋"字。

〔3〕枣子大：四库版《陈氏香谱》无此，据《香乘》增。

〔4〕一盏：《香乘》作"一钱"。

〔5〕实按：紧按。

【译文】

白檀香四两（砍作薄片，用蜜搅拌，在干净器皿内炒，如果干了就缓缓倒入蜂蜜，手不停止搅拌，直到呈黑褐色为止，不要炒焦），乳香五粒（枣子大小，用生绢裹起来，用一盏好酒同煮，等酒蒸发至原来的五到七分便取出），麝香一字，玄参一钱。

以上各味先将檀香用杵捣成粗末，然后将麝香研细加到檀香中，同时加入一两麸炭细末以借其颜色，与玄参、乳香一起研磨并和合均匀，再用炼蜜和成一剂，装入瓷罐按紧，密封后在地里埋一个月。

钱塘[1]僧日休衙香

紫檀四两、沉水香一两、滴乳香一两、麝香一钱。

右捣罗细末，炼蜜拌入和匀，圆如豆大，入瓷器，久窨可爇。

【注释】

〔1〕钱塘：古县名，位于今杭州地区。

【译文】

紫檀四两、沉水香一两、滴乳香一两、麝香一钱。

以上各味捣碎筛过取细末，将炼蜜拌入和匀，制成豆大的圆球状，装入瓷器，长期窖藏后可以焚烧。

金粟衙香[1]

梅蜡[2]香一两，檀香一两（腊茶清煮五七沸，二香同取末），黄丹[3]一两，乳香三钱，片脑一钱，麝香一字（研[4]），杉木炭[5]二两半[6]（为末秤），净蜜二斤半[7]。

右将蜜于净器内密封，重汤煮，滴入水中成珠，方可用。与香末拌匀，入臼[8]杵千余[9]作剂，窖一月分爇。

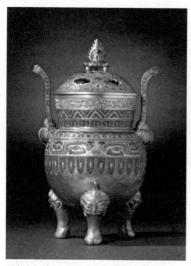

■〔清〕掐丝珐琅兽面纹朝冠耳熏炉

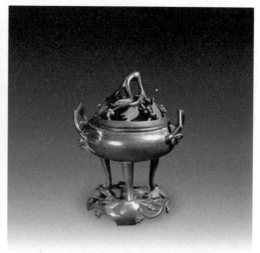

■〔清〕铜葡萄纹熏炉

【注释】

〔1〕金粟衙香:《香乘》作"郁金粟衙香"。

〔2〕梅蜡：可能为蜡梅。

〔3〕黄丹：又名铅丹、红丹，即四氧化三铅，常温时为鲜红色粉末，有剧毒。

〔4〕研:四库版《陈氏香谱》无此字，据《香乘》增。

〔5〕杉木炭：杉木烧成炭。

〔6〕二两半:《香乘》作"五钱"。

〔7〕二斤半:《香乘》作"二两半"。

〔8〕臼（jiù）：春米的器具，用石头或木头制成，中间凹下。

〔9〕千余:《香乘》作"百余"。

【译文】

梅蜡香一两，檀香一两（用腊茶清汤煮，沸腾五到七次，两种香都取其粉末），黄丹一两，乳香三钱，片脑一钱，麝香一字（研碎），杉木炭二两半（制成粉末后称），纯净蜂蜜二斤半。

以上各味，将蜂蜜装进干净器皿内密封，隔水蒸煮，直到蜜滴入水中结成珠时，方可使用。将蜜与香末拌匀，放入臼内用杵捣千余次，制成一剂，再窖藏一月，分批焚烧。

衙香（一）

沉香半两、白檀香半两、乳香半两、青桂香半两、降真香半两、甲香半两、龙脑半两（另研）〔1〕、麝香半两〔2〕（另研）。

右捣罗细末，炼蜜拌匀，次入龙脑麝香，搜和得所，如常爇之。

【注释】

〔1〕半两（另研):《香乘》作"一钱"。四库版《陈氏香谱》无"另研"，据《香乘》增。

〔2〕半两:《香乘》作"一钱"。

【译文】

沉香半两、白檀香半两、乳香半两、青桂香半两、降真香半两、甲香半两、龙脑半两、麝香半两（单独研磨）。

以上捣碎筛过制成细末，用炼蜜拌匀，再加入龙脑香和麝香，搅拌到合适的程度，按一般方法焚香。

衙香（二）

黄熟香、沉香、栈香各五两，檀香、藿香、零陵香、甘松、丁皮、甲香制各三两[1]，丁香一两半，乳香半两，硝石三分，龙脑三分，麝香一两。

右除硝石、龙脑、乳、麝同研细外，将诸香捣罗为散，先量用苏合油并炼过好蜜二斤和匀，贮瓷器，埋地中一月，取[2]爇之。

【注释】

〔1〕甲香制各三两:《香乘》甲香制用量为二两。
〔2〕取:四库版《陈氏香谱》作"所"，据《香乘》改。

【译文】

黄熟香、沉香、栈香各五两，檀香、藿香、零陵香、甘松、丁皮、甲香制各三两，丁香一两半，乳香半两，硝石三分，龙脑香三分，麝香一两。

以上除了硝石、龙脑香、乳香、麝香一齐研细外，将其他诸香捣碎筛过为散剂，先量取苏合油和炼过的好蜜共二斤和匀，贮于瓷器埋地下一个月，再取出焚烧。

衙香（三）

檀香五两，沉香、结香[1]、藿香、零陵香、茅香（烧灰存性）、甘松各四两丁香皮[2]、甲香二钱脑、麝各三分[3]。

右细研，炼蜜和匀，烧如常法。

【注释】

〔1〕结香：其香不详，或为"生结香"的省称。

〔2〕丁香皮：《香乘》作"丁香皮一两"。

〔3〕三分：《香乘》作"五分"。

【译文】

檀香五两，沉香、结香、藿香、零陵香、茅香（烧灰存性）、甘松香各四两，丁香皮、甲香二钱、龙脑香、麝香各三分。

以上各味研细，用炼蜜和匀，按照惯常方法焚烧。

衙香（四）

生结香、栈香[1]、零陵香、甘松各三两，藿香、丁香皮各一两，甲香二两[2]，麝香一钱。

右粗末，炼蜜放冷和匀，依常法窨过爇之。

【注释】

〔1〕栈香：《香乘》栈香的用量为"二两"。

〔2〕甲香二两：《香乘》作"甲香一两制过"。

【译文】

生结香、栈香、零陵香、甘松香各三两，藿香、丁香皮各一两，甲香二两，麝香一钱。

以上各味制成粗末，用放冷的炼蜜拌和均匀，按照惯常方法窨藏后焚烧。

衙香（五）

檀香、玄参各三两，甘松二两，乳香半两[1]（别研），龙、麝各半两[2]。

右先将檀、参剉细，盛银器内，水浸，慢火煮，水尽取出焙干，与甘松同捣罗为末，次入乳香末等，一处用生蜜和匀，久窨然后爇之。

【注释】

〔1〕乳香半两:《香乘》作"乳香半斤"。

〔2〕龙、麝各半两:《香乘》作"龙脑半两另研,麝香半两另研"。

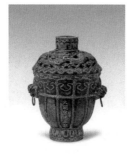 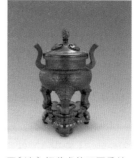

■〔清〕铜龙纹熏炉　　■〔清〕铜夔龙纹双耳熏炉

【译文】

檀香、玄参各三两,甘松二两,乳香半两(单独研磨),龙脑香、麝香各半两。

以上各味先将檀香、玄参切细,盛放在银器内,以水浸没,以慢火煮,水干后取出香焙干,与甘松香一同捣碎筛过制成粉末,再加入乳香末等,一齐用生蜜和匀,长期窖藏后焚烧。

衙香(六)

茅香二两(去杂草尘土),玄参一两[1](薤根[2]大者),黄丹十两[3](细研,以上三味,和捣罗炼过炭末二斤[4],令用油纸包裹三宿[5]),夹沉栈香四两(上等好者),紫檀四两,丁香五分[6](好者去梗已上捣末),滴乳香一钱半(细研),真麝香一钱半(细研)。

右用蜜四斤,春夏煮十五沸,秋冬煮十沸,取出冷,方入栈香等五味搅和,次以硬炭[7]末二斤拌,入臼杵匀,久窖分爇。

【注释】

〔1〕玄参一两:《香乘》作"玄参二两"。

〔2〕薤(xiè)根:百合科葱属植物藠(jiào)头的地下鳞茎,一般粗0.5—2厘米。

〔3〕黄丹十两:《香乘》作"黄丹四两"。

〔4〕炭末二斤:《香乘》作"炭末半斤"。

〔5〕三宿:《香乘》作"一两宿"。

〔6〕丁香五分：《香乘》作"丁香一两五钱"。

〔7〕硬炭：四库版《陈氏香谱》作"荫炭"，据《香乘》改。

【译文】

茅香二两（去除杂草和尘土），玄参一两（蔬根大者），黄丹十两（研细，以上三味药，与捣碎筛罗精炼过的两斤炭末拌和，用油纸包裹三晚），夹沉栈香四两（上等的），紫檀四两，丁香五分（选好的去梗，以上捣成粉末），滴乳香一钱半（研细），真麝香一钱半（研细）。

以上各味，用四斤蜜煮，春夏季煮沸十五次，秋冬季煮沸十次，取出冷却后方加入栈香等五味搅和，再以二斤硬炭末拌和，放入臼中用杵捣均匀，长期窖藏，分次焚烧。

衙香（七）

檀香一十三两[1]（锉，腊茶清炒），沉香六两，栈香六两，马牙硝六两[2]，龙脑三钱，麝香一钱，甲香一钱[3]（用炭灰[4]大煮二日净洗，以蜜汤煮干）。

右为末研，入龙、麝，蜜搜和令匀，爇之。

【注释】

〔1〕檀香一十三两：《香乘》作"檀香十二两"。

〔2〕马牙硝六两：《香乘》作"马牙硝六钱"。

〔3〕甲香一钱：《香乘》作"甲香六钱"。

〔4〕炭灰：四库版《陈氏香谱》作"炭大"，据《香乘》改。

【译文】

檀香十三两（用锉刀切，用腊茶清汤炒制），沉香六两，栈香六两，马牙硝六两，龙脑三钱，麝香一钱，甲香一钱（用炭灰煮二日洗干净，用蜜水煮至干）。

以上研磨为末，加入龙脑香、麝香，用蜜搅和使之均匀，再焚烧。

衙香（八）

紫檀四两（酒浸一昼夜焙干），川大黄[1]一两（切片以甘松酒煮焙），玄参半两（以甘松同酒浸一宿焙干），零陵香、甘草各半两，白檀、栈香各二钱半，酸枣仁五枚。

右为细末，白蜜十两微炼和匀，入不津瓷盒内封窨半月，取出旋丸爇之。

【注释】

〔1〕川大黄：蓼科植物掌叶大黄、药用大黄的干燥根及根茎。

【译文】

紫檀四两（用酒浸一天一夜焙干），川大黄一两（切片，以甘松香和酒煮，焙干），玄参半两（以甘松香和酒一齐浸一晚，焙干），零陵香、甘草各半两，白檀、栈香各二钱半，酸枣仁五枚。

以上制成细末，用十两稍微炼制过的白蜜和匀，加入不渗漏的瓷盒内密封，窨藏半个月取出，临用时制作成丸焚烧。

延安郡公[1]蕊香

玄参半斤（净洗去尘土，于银器中以水煮令熟，挖出干[2]，切入铫中慢火炒，令微烟出），甘松四两（细剉，拣去杂草尘土），白檀香二钱（剉），麝香二钱（颗者，俟别药成末，方入研），滴乳香二钱（细研，同麝香入）。

右并用新好者，杵罗为末，炼蜜和匀，丸如鸡豆[3]大，每药末一两入熟蜜一两，未丸[4]前再入臼杵百余下，油纸密封，贮瓷器，施取烧之作花气。

【注释】

〔1〕延安郡公：延安郡，今陕西延安；郡公，中国古代的一种封爵。史载封为延安郡公的有唐初宰相窦威、宋太宗赵光义之孙赵允升等人，尚不能确定此处指何人。

〔2〕干：据《洪氏香谱》，此处为控干之意，即令水从原料上自然分离，直到基本不再出水。

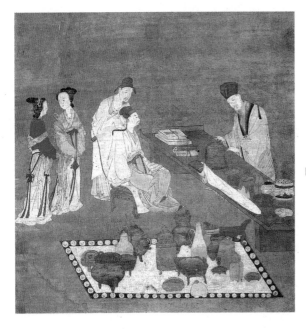

■〔宋〕张训礼《围炉博古图》（局部）

画作庭中松树挺立，梅花盛开。屏风前三文士围束腰长桌而坐，其中二文士坐于榻上，榻下壶门开光，一观画，一盥手回首；靠背扶手椅上文士手作研磨状，似为研香磨墨。

〔3〕鸡豆：睡莲科植物芡的果实（芡实）。

〔4〕未丸：四库版《陈氏香谱》作"末丸"，据《洪氏香谱》改。

【译文】

玄参半斤（洗净去尘土，装银器中用水煮熟，取出控干后放入铫子中，用慢火炒，令烟微微冒出），甘松香四两（用锉刀切细，拣去杂草尘土），白檀香二钱（用锉刀切），麝香二钱（取颗状的，等其他香药制成粉末，才研磨加入），滴乳香二钱（研细，与麝香同时加入）。

以上各味都用新而好的，用杵捣碎，用网筛罗，制成粉末，以炼蜜和匀，做成如同芡实大的丸子。每一两药末加入熟蜜一两，未做成丸子前再放入臼中杵百余下。用油纸密封，贮于瓷器中，取用时焚烧，呈花香之气。

金粟衙香〔1〕

香附子四两（去须〔2〕）、藿香一两。

右二味须酒一升同煮，候干至一半为度取出，阴干为细末，以查子〔3〕绞汁和令匀，调作膏子[4]，或捏薄饼烧之。

【注释】

〔1〕金粟衔香：《香乘》作"道香"。

〔2〕去须：四库版《陈氏香谱》无此，据《香乘》增。

〔3〕查子：中药名，楂（zhā）子，为蔷薇科植物毛叶木瓜的果实。

〔4〕膏子：半固体状的稠汁。

【译文】

香附子四两、藿香一两。

以上两味药须与一升酒同煮，等到酒干至一半为止，再取出，阴干后制成细末，用楂子绞出的汁液拌和均匀，调合为半固体状的稠汁，或者捏成薄饼来烧。

韵香

沉香末一两、麝香末一两[1]。

稀糊脱成饼子，阴干烧之。

【注释】

〔1〕麝香末一两：《香乘》作"麝香末二钱"。

【译文】

沉香末一两、麝香末一两。制成稀糊，用模具脱成饼子形状，阴干后焚烧。

不下阁[1]新香

栈香一两一钱、丁香一分、檀香一分[2]、降真香一分、甲香一字、零陵香一字、苏合油半字。

右为细末，白芨[3]末四钱，加减[4]水和作饼。

此香大作一炷。

【注释】

〔1〕不下阁：或为香号名称。

〔2〕栈香一两一钱、丁香一分、檀香一分：《香乘》作"栈香一两、丁香一钱檀香一钱"。

〔3〕白芨：兰科多年生草本球根植物的块根。

〔4〕加减：参酌病人情况加减药的用量和味数，谓之加减。

【译文】

栈香一两一钱、丁香一分、檀香一分、降真香一分、甲香一字、零陵香一字、苏合油半字。

以上制成细粉末，加入白芨末四钱，视情况加入一定量的水拌和，制作成饼状。

此香经常制成一炷线香。

宣和贵妃黄氏金香

占腊沉香八两、檀香二两、牙硝半两、甲香半两（制过）、金颜香半两、丁香半两、麝香一两、片白脑子〔1〕四两。

右为细末，炼蜜先和前香，后入脑、麝为丸，大小任意，以金箔为衣，爇如常法。

【注释】

〔1〕片白脑子：白色片状的龙脑香。

【译文】

真腊沉香八两、檀香二两、牙硝半两、甲香半两（炮制过）、金颜香半两、丁香半两、麝香一两、片白脑子四两。

以上各味制成细末，用炼蜜先与前面的香拌和，后加入龙脑香、麝香，制成香丸，大小任意，将金箔覆盖在表面，按照惯常方法焚烧。

压香

沉香二钱半、龙脑二钱（与沉末同研）、麝香一钱（别研）。

右细末，皂儿煎汤和剂，捏饼如常法，银衬烧。

【译文】

沉香二钱半、龙脑香二钱（与沉香末一齐研磨）、麝香一钱（单独研磨）。

以上各味磨成细末，用皂荚子煎汤调和成一剂，按照惯常方法捏作饼形，以银片衬香焚烧。

古香

柏子仁二两[1]（每个分作四片，去仁，胯茶[2]二钱沸汤，盏浸一宿，重汤煮，窨[3]令干用），甘松蕊一两，檀香半两，金颜香二两[4]，龙脑二钱[5]。

右为末，入枫香脂少许，蜜和如常法，阴干烧之。

【注释】

〔1〕柏子仁：柏科植物侧柏的干燥成熟种仁。

〔2〕胯茶：又名銙茶，是团茶的一种，形似带銙（古代附于腰带上的装饰品，用金、银、铁、犀角等制成）。

〔3〕窨：《香乘》作"焙"。

〔4〕金颜香二两：《香乘》作"郁金颜香三两"。

〔5〕龙脑二钱：《香乘》作"韶脑二钱"。

【译文】

柏子仁二两（每个分作四片，去仁，用二钱胯茶加汤煮沸，再以小盏浸泡一宿，隔水蒸煮，窨藏阴干后使用），甘松蕊一两，檀香半两，金颜香二两，龙脑香二钱。

以上制成粉末，加入少许枫香脂，按照惯常方法用蜜拌和，阴干后焚烧。

神仙合香

玄参一十两[1]、甘松一十两[2]、白蜜加减用。

右为细末，白蜜渍令匀[3]，入瓷罐内密封，重汤煮一宿，取出放冷，杵数百，如干，加蜜和匀，窖地中，旋取入麝少许爇之。

【注释】

〔1〕玄参一十两：《香乘》作"元参十两"。元参即玄参，因避清康熙帝玄烨讳而改"玄"为"元"。

〔2〕甘松一十两：《香乘》作"甘松十两（去土）"。

〔3〕渍令匀：《香乘》作"和令匀"。

【译文】

玄参十两、甘松一十两，白蜜用量视情况而定。

以上制成细末，用白蜜浸渍使之均匀，放入瓷罐内密封，隔水蒸煮一夜，取出放冷，用杵捣数百下，如果水干了，再加蜜和匀，窖藏在地下，临用时取出加入少许麝香，再焚烧。

僧惠深湿香[1]

地榆[2]一斤，玄参一斤（米泔[3]浸二宿），甘松半斤，白茅香一两，白芷一两（蜜四两，河水一碗同煎，水尽为度，切片焙干）。

右为细末，入麝香一分，炼蜜和剂，地窖一月，旋丸爇之。

【注释】

〔1〕僧惠深湿香：惠深，北魏沙门统（北朝时僧官名，为佛教事务的最高主持人）。四库版《陈氏香谱》作"僧惠深温香"，据《香乘》改。

〔2〕地榆：蔷薇科多年生草本植物地榆的根。

〔3〕米泔：淘米水。

【译文】

地榆一斤，玄参一斤（淘米水浸两晚），甘松香半斤，白茅香一两，白芷一两（蜜四两，河水一碗一齐煎，水尽为止，切片后焙干）。

以上制成细末，加入一分麝香，用炼蜜调和成一剂，地下窖藏一月，临用时制成香丸焚烧。

供佛湿香[1]

檀香[2]、栈香、藿香、白芷、丁香皮、甜参、零陵香各一两，甘松、乳香各半两，硝石一分。

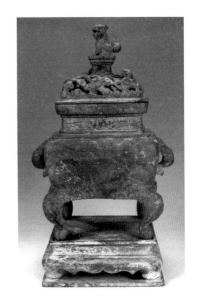

■〔明〕铜熏炉

右件依常法治碎，剉，焙干，捣为细末。别用白茅香八两，碎劈去泥，焙干，火烧之，焰将绝，急以盆盖手巾围盆口，勿令泄气。放冷，取茅香灰捣末，与诸香一处，逐旋入经炼好蜜相和，重入臼捣软得所，贮不津器中，旋取烧之。

【注释】

〔1〕供佛湿香：四库版《陈氏香谱》作"供佛温香"，据《洪氏香谱》《香乘》改。

〔2〕檀香：《洪氏香谱》《香乘》均作"檀香二两"。

【译文】

檀香、栈香、藿香、白芷、丁香皮、甜参、零陵香各一两，甘松、乳香各半两，硝石一分。

以上物品按照惯常方法作粉碎处理，用锉刀切细，再焙干，捣成细末。另外将八两白茅香劈碎去泥，焙干，用火燃烧，火焰快灭之时，赶紧用盆盖、手巾围住盆口，不要让香气走泄。放冷却后，取茅香灰捣末，与前面诸香和为一处，慢慢加入炼好的蜜相和，再放入臼中捣软至适宜程度，贮藏在不渗漏的器皿中，临用时取出焚烧。

久窨湿香[1]

栈香四斤（生）、乳香七斤、甘松二斤半、茅香六斤（剉）、香附子一斤、檀香十两、丁香皮十两、黄熟香十两（剉）。

右为细末，用大丁香二个捶碎，水一盏煎汁，浮萍草一掬[2]拣洗净，去须研细滤汁，同丁香汁和匀，搜拌诸香，候匀入臼，杵数百下为度，捏作小饼子阴干，如常法烧之。

【注释】

〔1〕久窨湿香：《香乘》此香方有所不同，多两味药（零陵香二斤，玄参二斤拣净），和香方法为"右为粗末，炼蜜和匀，焚如常法"。

〔2〕一掬（jū）：两手所捧之物为一掬。

【译文】

栈香四斤（生结）、乳香七斤、甘松香二斤半、茅香六斤（剉）、香附子一斤、檀香十两、丁香皮十两、黄熟香十两（剉）。

以上磨成细末。将两个大丁香捶碎，用一盏水煎汁。将一掬浮萍草拣选后洗净，去须根后研细滤汁，同丁香汁和匀，拌和诸香，待均匀后装入臼，用杵捣数百下为止，捏作小饼子阴干，按照惯常方法焚烧。

清神香

玄参一个、腊茶四胯[1]。

右为末，以冰糖搜之，地下久窨可爇。

【注释】

〔1〕胯：又作銙。銙茶的计数单位。

【译文】

玄参一个、腊茶四胯。

以上制成粉末，用冰糖拌和，地下长期窖藏后可焚烧。

清远香局方[1]

甘松十两，零陵香六两，茅香七两（局方六两），麝香末半斤[2]，玄参五两（拣净），丁香皮五两，降真香五两（系紫藤香以上三味[3]，局方六两），藿香三两，香附子三两（拣净，局方十两），白芷三两。

右为细末，炼蜜搜和令匀，捏饼或末爇。

【注释】

〔1〕局方：宋朝太医局指定的统一药方。

〔2〕麝香末半斤：《香乘》作"麝香木半两"。

〔3〕以上三味：四库版《陈氏香谱》作"以上味"，据《香乘》增"三"字。

【译文】

甘松香十两，零陵香六两，茅香七两（局方作六两），麝香末半斤，玄参五两（挑拣干净），丁香皮五两，降真香五两（即是紫藤香，以上三味药，局方作六两），藿香三两，香附子三两（挑拣干净，局方作十两），白芷三两。

以上磨为细末，用炼蜜拌和使之均匀，捏作饼或以粉末焚烧。

清远香

零陵香、藿香、甘松、茴香、沉香、檀香、丁香（各等分为末），右炼蜜圆[1]如龙眼核大，入龙脑、麝香各少许尤妙，爇如前法。

【注释】

〔1〕圆：丸，圆而小的东西。

【译文】

零陵香、藿香、甘松、茴香、沉香、檀香、丁香（各味药分量相等，制成粉末），以上用炼蜜和成如龙眼核大的丸子，加入龙脑香、麝香各少许尤其好，按照前面的方法焚烧。

清远膏子香

甘松一两（去土），茅香一两（去土，蜜水炒黄），藿香半两，香附子半两，零陵香半两，玄参半两，麝香半两（别研），白芷七钱半，丁皮三钱，麝檀香四两（即红兜娄），大黄二钱，乳香二钱（另研），栈香三钱，米脑二分[1]（另研）。

右为细末，炼蜜和匀，散[2]烧或捏小饼子亦可。

【注释】

〔1〕米脑二分：《香乘》作"米脑二钱"。
〔2〕散：中医所称的药末。

【译文】

甘松一两（去土），茅香一两（去土，用蜜水炒黄），藿香半两，香附子半两，零陵香半两，玄参半两，麝香半两（单独研磨），白芷七钱半，丁皮三钱，麝檀香四两（即红兜娄香），大黄二钱，乳香二钱（单独研磨），栈香三钱，米脑二分（单独研磨）。

以上制成细末，用炼蜜和匀，焚烧药末，或者捏小饼子亦可。

邢大尉[1]韵胜清远香

沉香半两、檀香二钱、麝香五钱[2]、脑子三字。

右先将沉檀为细末，次入脑麝钵内研极细，别研入金颜香一钱，次加苏合油少许，仍以皂儿仁三十个、水二盏熬皂儿水，候黏，入白芨末一钱，同上件香料和成剂，再入茶清研，其剂和熟，随意脱造花子，先用苏合油或面油[3]刷过花脱，然后印剂则易出。

【注释】

〔1〕邢大尉:《香乘》作"邢太尉"。即邢孝扬（？—1152），南宋初年太尉（武官之首）。

〔2〕麝香五钱:《香乘》作"麝香半钱"。

〔3〕面油:古代涂面用油，相当于今天的面霜。

【译文】

沉香半两、檀香二钱、麝香五钱、脑子三字。

以上各味先将沉香、檀香磨为细末，再将龙脑香、麝香于钵内研磨得极细，并单独研磨一钱金颜香加入，再添加少许苏合油，继而用皂荚子三十个、水两盏熬成皂儿水，待水黏稠之时，加入白芨末一钱，与上述香料调和成一剂，接着倒入茶清汤研磨，等香剂充分调和，可任意用模具脱造花样，先用苏合油或面油将造花样的模子刷过，这样后面把调好的香作印时便容易脱出。

内府龙涎香[1]

沉香、檀香、乳香、丁香、甘松、零陵香、丁皮香、白芷（各等分）、藿香二斤、玄参二斤（拣净）。共为粗末，炼蜜和匀，蒸如常法。

【注释】

〔1〕内府龙涎香:《香乘》此方无藿香和玄参，而有"龙脑、麝香各少许"，制法亦有别，作"右为细末，热汤化雪梨糕和，作小销脱花，烧如常法"（与后面"清神香"制法极为接近）。

【译文】

沉香、檀香、乳香、丁香、甘松香、零陵香、丁皮香、白芷（各味药分量相等）、藿香二斤、玄参二斤（挑拣干净）。一起制成粗末，用炼蜜和匀，按照惯常方法焚烧。

湿香

檀香一两一钱、乳香一两一钱、沉香半两、龙脑一钱、麝香一钱、桑炭灰一斤[1]。

右为末。为竹筒[2]，盛蜜于锅中，煮至赤色，与香末和匀，石板上槌三五十下，以热麻油[3]少许作丸或饼爇之。

【注释】

〔1〕桑炭灰一斤:《香乘》用量为二两。桑炭灰即桑柴灰，为桑科植物桑的木树所烧成的灰。

〔2〕竹筒:《香乘》作"铜筒"。

〔3〕热麻油:《香乘》作"熟麻油"。

【译文】

檀香一两一钱、乳香一两一钱、沉香半两、龙脑香一钱、麝香一钱、桑柴灰一斤。

以上制成粉末。做一个竹筒，盛上蜂蜜放于锅中煮至红色，将蜜与香末和匀，在石板上捶三五十下，用少许热麻油制成丸或饼焚烧。

清神湿香

苔莒须[1]半两，藁本[2]、羌活[3]、独活[4]、甘菊[5]各半两，麝香少许。

右同为末，炼蜜和丸或作饼爇之，可愈头痛。

【注释】

〔1〕苔莒须:应为"台莒须"之误。据《本草纲目》，台莒是产自浙江天台的莒蓊，台莒须即台莒的须根。《香乘》只作"莒须"。

〔2〕藁（gǎo）本:伞形科植物藁本或辽藁本的干燥根茎和根。

〔3〕羌活:伞形科植物羌活的干燥根。

〔4〕独活:伞形科植物重齿毛当归的干燥根。

〔5〕甘菊：菊科多年生草本植物甘菊的花。

【译文】

蒿芎须半两，藁本、羌活、独活、甘菊各半两，麝香少许。

以上各味一同制成粉末，用炼蜜拌和，做成丸或饼焚烧，可治愈头痛。

日用供神湿香

乳香一两（研）、蜜一斤（炼）、干杉木烧麸炭[1]（细筛）。

右同和，窖半月许，取出切作小块子，日用无大费，而清芬胜市货者。

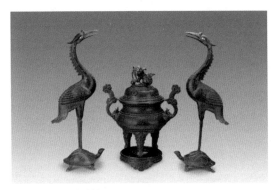
■〔清〕铜仙鹤熏炉

【注释】

〔1〕干杉木烧麸炭：干杉木烧成的麸炭。

【译文】

乳香一两（研磨）、蜜一斤（炼制）、干杉木烧麸炭（细筛）。

以上各味一起拌和，窖藏半个多月取出，切成小块，每日使用消耗不大，而清新芬芳则胜过市面上卖的。

清真香

麝香檀一两、乳香一两、干竹炭一十二两[1]（烧带性）。

右为细末，炼蜜搜，成厚片，切作小块子，瓷盒封贮，土中窖十日，慢火[2]爇之。

【注释】

〔1〕干竹炭一十二两:《香乘》作"干竹炭四两"。

〔2〕慢火：文火。

【译文】

麝香檀一两、乳香一两、干竹炭十二两（烧，保存药性）。

以上制成细末，用炼蜜拌和，做成厚片，再切作小块，用瓷盒密封贮藏，土中窖藏十日，文火焚烧。

黄太史[1]清真香

柏子仁二两、甘松蕊一两、白檀香半两、桑柴麸炭末三两。

右为细末，炼蜜和匀，瓷器窨一月，烧如常法。

【注释】

〔1〕黄太史：即北宋文学家黄庭坚（1045—1105），号山谷道人，晚号涪翁，因曾任国史编修官，人称"黄太史"。

【译文】

柏子仁二两、甘松蕊一两、白檀香半两、桑柴麸炭末三两。

以上制成细末，用炼蜜和匀，放入瓷器窨藏一月，按照惯常方法焚烧。

清妙香

沉香二两（剉）、檀香二两（剉）、龙脑一分、麝香一分（另研）。为细末，次入脑、麝拌匀白蜜五两，重汤煮熟放温，更入焰硝半两同和，瓷器窨一月取出爇之。

【译文】

沉香二两（用剉刀切）、檀香二两（用剉刀切）、龙脑香一分、麝香一分（单独研磨）。以上制成细末，接着加入龙脑香、麝香与五两白蜜拌匀，隔水蒸熟后晾温，再加入半两硝石一起拌和，装入瓷器窖藏一月取出焚烧。

清神香[1]

青木香半两（生切蜜浸），降真香一两，白檀香一两，香白芷一两，龙、麝各少许[2]。

右为细末，热汤化雪糕[3]和作小饼，晚风烧如常法。

【注释】

〔1〕清神香：《香乘》此方制法作："右细末。用大丁香二个槌碎，水一盏煎汁。浮萍草一掬择洗净，去须研碎裂汁，同丁香汁和匀，搜拌诸香候匀，入白杵数百下为度，捻作小饼子阴干，如常法爇之。"（与前面"久窨湿香"制法极为接近）

〔2〕龙、麝各少许：《香乘》此方无龙脑香和麝香。

〔3〕雪糕：古代的一种糕点，与今日所称雪糕不同。

【译文】

青木香半两（生切，以蜜浸），降真香一两，白檀香一两，香白芷一两，龙脑香、麝香各少许。

以上制成细末，以热汤融化雪糕拌和，做成小饼，在晚风起时按照惯常方法焚烧。

王将明[1]太宰[2]龙涎香

金颜香一两（乳细[3]如面），石脂[3]一两（为末，须西出者食之口涩生津者是），沉、檀各一两半[5]（为末，用水磨细令干），龙脑半钱（生），麝香半钱（绝好者）。

右用皂子膏和，入模子脱花样，阴干爇之。

【注释】

〔1〕王将明（生卒年不详）：宋朝官员，曾在宋徽宗当朝时为官。

〔2〕太宰：中国古代官职，在不同朝代职责和地位不同。宋徽宗政和改制，以左仆射为太宰，充当首相。

〔3〕乳细：把药末放在乳钵内研极细。

〔4〕石脂：矿物硅酸盐的白陶土，性黏，可入药。四库版《陈氏香谱》作"石纸"，据《香乘》改。

〔5〕沉、檀各一两半：四库版《陈氏香谱》作"沉、檀各一半"，据《香乘》增"两"字。

【译文】

金颜香一两（用乳钵研得像面一样细），石脂一两（制成粉末，须用来自西方且食之能使口涩生津的），沉香、檀香各一两半（制成粉末，加水磨细，晾干），龙脑香半钱（生结），麝香半钱（取最好的）。

以上各味用皂荚子熬成的膏和匀，装入模子中脱出花样，阴干后焚烧。

杨吉老[1]龙涎香

沉香一两，紫檀半两，甘松一两（净拣去土），脑、麝少许[2]。

右先以沉、檀为细末，甘松别研罗候，研脑、麝香极细[3]，入甘松内，三味再同研，分作三分：将一分半入沉香末中和令匀，入瓷瓶密封，窨一宿[4]；又以一分，用白蜜一两半重汤煮，干至一半，放冷入药，亦窨一宿；留半分，至调时掺入搜匀，更用苏合油、蔷薇水、龙涎别研，再搜为饼子，或搜匀入瓷盒内，掘地坑深三尺余，窨一月取出，方作饼子。若更少入制甲香，尤清绝。

【注释】

〔1〕杨吉老：即北宋医家杨介（1060—1130），字吉老，撰有《存真环中图》（已佚）。四库版《陈氏香谱》作"杨古老"，据《香乘》改之。

〔2〕脑、麝少许：《香乘》作"脑、麝各二分"。

〔3〕研脑、麝极细：四库版《陈氏香谱》作"研脑香极细"，据《香乘》改。

〔4〕窨一宿：四库版《陈氏香谱》作"窨一月宿"，从后文"亦窨一宿"看，"月"字为多余，因此据《香乘》删之。

【译文】

沉香一两，紫檀半两，甘松香一两（净拣去土），龙脑香、麝香少许。

以上先将沉香、檀香制成细末。甘松香单独研磨筛过候用，再将龙脑香研得极细，加入甘松香内，三味香药再一同研磨，分作三分：将一分半加入沉香末中拌和，使之均匀，再加入瓷瓶中密封，窨藏一晚；又有一分，将一两半白蜜隔水蒸煮，蒸干至一半后，放置冷却再入药，也窨藏一晚；留下半分，等到将诸份香调和时掺入，搅拌均匀，再用苏合油、蔷薇水、单独研磨的龙涎香和成饼子，或者拌匀装入瓷盒内，在地上挖三尺多深的坑，窨藏一月取出，方才制成饼子。如果再稍微加入炮制过的甲香，尤其清香无比。

亚里木吃兰脾[1]龙涎香

蜡沉二两（蔷薇水浸一宿，研如泥），龙脑二钱（别研），龙涎香半钱。共为末，入沉香泥，捏饼子，窨干爇。

【注释】

〔1〕亚里木吃兰脾：或为外国人名的音译。

【译文】

蜡沉二两（蔷薇水浸泡一晚，研磨成泥），龙脑香二钱（单独研磨），龙涎香半钱。一齐制成粉末，加入沉香泥中，捏作饼子，窨藏阴干焚烧。

龙涎香

沉香十两，檀香三两，金颜香、龙脑各二两，麝香一两。

右为细末，皂子胶[1]脱作饼子，尤宜作带香。

【注释】

〔1〕皂子胶：四库版《陈氏香谱》无"胶"字，据《香乘》增之。

【译文】

沉香十两，檀香三两，金颜香、龙脑香各二两，麝香一两。

以上制成细末，用皂子胶脱成饼子，特别适合作佩戴用香。

南蕃龙涎香（又名胜芬积）

木香（怀干[1]）、丁香各半两，藿香（晒干）、零陵香各七钱半，槟榔、香附子（咸水浸一宿，焙）、白芷、官桂[2]（怀干）各二钱半，肉豆蔻两个，麝香三钱。

别本有甘松七钱。石为，以蜜或皂子水和剂，丸如鸡头实大，蒸之。

又方（与前小有异同，今两存之）：

木香、丁香各二钱半，藿香、零陵香各半两，槟榔、香附子、白芷各一钱半[3]，官桂、麝香、沉香、当归各一钱，甘松半两，肉豆蔻一个。

石为，炼蜜和匀，用模子脱花，或捏饼子，慢火焙稍干，带润入瓷盒，久窨绝妙。兼可服，三两饼[4]茶酒任下，大治心腹痛，理气宽中[5]。

【注释】

〔1〕怀干：揣入怀中温干。

〔2〕官桂：供应官家的上等肉桂。

〔3〕槟榔、香附子、白芷各一钱半：《香乘》中槟榔用量为"二钱半"。

〔4〕三两饼:《香乘》作"三钱饼"。

〔5〕理气宽中：调理气行通顺，疏散中焦郁气。

【译文】

木香（揣入怀中温干）、丁香各半两，藿香（晒干）、零陵香各七钱半，槟榔、香附子（盐水浸泡一晚，焙烤）、白芷、官桂（揣入怀中温干）各二钱半，肉豆蔻两个，麝香三钱。另一个版本还有"甘松香七钱"。以上各味制成粉末，用蜜或皂荚子水调和为一剂，做成如同芡实大小的香丸焚烧。

又有一方（与前面稍有异同，这里两个都保留）：

木香、丁香各二钱半，藿香、零陵香各半两，槟榔、香附子、白芷各一钱半，官桂、麝香、沉香、当归各一钱，甘松香半两，肉豆蔻一个。

以上各味制成粉末，用炼蜜和匀，用模具脱出花样，或着捏成饼子，用慢火焙烤稍干，略带湿润时装入瓷盒，长期窖藏特别好。也可服用，用三两饼子及任意量的茶或酒一同服下，治疗心腹痛非常好，可理气宽中。

智月龙涎香[1]

沉香一两，麝香、苏合油各一钱，米脑、白芨各一钱半，丁香、木香各半钱。

右为细末，皂儿胶捣和，入臼杵千下，花印脱之，窨干刷出光，慢火云母衬烧。

【注释】

〔1〕智月龙涎香：智月为宋代僧人。《香乘》此方丁香用量为一钱，此外还有"金颜香半钱"。

【译文】

沉香一两，麝香、苏合油各一钱，米脑、白芨各一钱半，丁香、木香各半钱。

以上制成细末，用皂荚子胶捣和，再倒入臼中用杵捶千下，用花样模具翻脱出来，窖藏阴干后刷出光泽，用云母衬托，慢火焚香。

古龙涎香

好沉香一两、丁香一两、甘松二两、麝香一钱、甲香一钱（制过）。

右为细末，炼蜜和剂，作脱花样，窨一月或百日。

【译文】

好沉香一两、丁香一两、甘松香二两、麝香一钱、甲香一钱（炮制过）。

以上制成细末，用炼蜜和成一剂，脱出花样，窖藏一月或百日。

白龙涎香

檀香一两、乳香五钱。

右以寒水石[1]四两煅过，同为细末，梨汁和为饼子焚爇。

【注释】

〔1〕寒水石：矿石中药材，为天然沉积矿物单斜晶系硫酸钙（红石膏）或三方晶系碳酸钙矿石（方解石）。

【译文】

檀香一两、乳香五钱。

以上各味与四两猛火烧脆的寒水石一同制成细末，以梨汁拌和，制成饼子焚烧。

小龙涎香

沉香、栈香、檀香各半两，白芨、白敛[1]各二钱半，龙脑二钱，丁香一钱[2]。

右为细末，以皂儿胶水和作饼子，阴干刷光，窨土中十日，以锡盒贮之。

【注释】

〔1〕白敛（liǎn）：葡萄科植物白蔹的干燥块根。

〔2〕丁香一钱:《香乘》作"丁香二钱"。

【译文】

沉香、栈香、檀香各半两，白芨、白蔹各二钱半，龙脑香二钱，丁香一钱。

以上制成细末，以皂荚子熬成的胶状水调和制成饼状，阴干后刷出光泽，窨藏土中十日，以锡制的盒子贮藏。

吴侍郎[1]龙津香

白檀五两（细剉，以腊茶清浸半月后蜜炙），沉香四两，玄参半两，甘松一两（洗净），丁香二两，木麝二两，甘草半两（炙），甲香半两（制先以黄泥水煮，次以蜜水煮，复以酒煮，各一伏时[2]，更以蜜少许炒焙），焰硝三钱[3]，龙脑一两[4]，樟脑一两，麝香一两[5]（四味各别器研）。

为细末，拌和匀炼蜜作剂，掘地窖一月取烧。

【注释】

〔1〕吴侍郎：或为南宋官员吴猎（1130—1213），曾任刑部侍郎。《香乘》作"吴侍中龙津香"

〔2〕一伏时：即一复时，指一昼夜。

〔3〕焰硝三钱：《香乘》作"焰硝三分"。

〔4〕龙脑一两：《香乘》作"龙脑五钱"。

〔5〕麝香一两：《香乘》作"麝香五钱"。

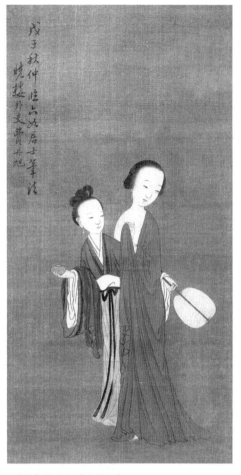

■〔清〕费丹旭《出浴图》

画中的杨贵妃神情逼肖、优美自然。侍女将香粉送到出浴的杨贵妃手中。

【译文】

白檀五两（用锉刀切细，用腊茶清汤浸泡半月后用蜜炙烤），沉香四两，玄参半两，甘松香一两（洗净），丁香二两，木麝二两，甘草半两（炙烤），甲香半两（炮制要先用黄泥水煮，接着用蜜水煮，再用酒煮，各煮一昼夜，再用少许蜜焙炒），焰硝三钱，龙脑香一两，樟脑一两，麝香一两（以上四味分别用单独的器皿研磨）。

以上制成细末，拌和均匀，加炼蜜作成一剂，挖地窖藏一月取出焚烧。

龙泉香[1]

甘松香四两、玄参二两、大黄一两半、麝香半钱、龙脑二钱。

右捣罗细末，炼蜜为饼子，如常法爇之。

【注释】

〔1〕龙泉香：《香乘》此方另有"丁皮一两半"。

【译文】

甘松香四两、玄参二两、大黄一两半、麝香半钱、龙脑香二钱。

以上各味捣碎筛过制成细末，加炼蜜制成饼状，按照惯常方法焚烧。

清心降真香

紫润降真香四十两（剉研），栈香三十两，黄熟香三十两，丁香皮十两，紫檀三十两（剉碎，以建茶细末一两，汤调以两碗拌香令湿，炒三时辰，勿令黑），藿香十两，麝香木十五两，拣甘草五两，焰硝半斤（汤化开，淘去滓，熬成霜秤），甘松十两，白茅香三十两（细剉，以青州[1]枣三十个、新水[2]三升同煮过，复炒令色变，去枣及黑者，止用十五两），龙脑一两（香成旋入）。

右为细末，炼蜜搜和令匀，作饼爇之。

【注释】

〔1〕青州：今山东青州市，宋金元时期为齐鲁地区的行政中心。
〔2〕新水：新汲取之水。

【译文】

紫润降真香四十两（用锉刀锉后研磨），栈香三十两，黄熟香三十两，丁香皮十两，紫檀三十两（用锉刀锉碎，将一两建茶细末调成两碗汤与檀香末相拌使之湿润，炒三个时辰，不要使其变黑），藿香十两，麝香木十五两，挑选过的甘草五两，焰硝半斤（用汤化开，淘去渣滓，熬成霜粒后再称重），甘松十两，白茅香三十两（用锉刀锉细，与青州枣三十个和新水三升一同煮过，再将其炒至颜色改变，去掉枣子和变黑的部分，只使用十五两），龙脑一两（香制好后再临时加入）。

以上制成细末，用炼蜜搅拌调和使之均匀，做成饼状后焚烧。

降真香

番降真香切作片子，以冬青树子[1]单布内绞汁浸香，蒸过窖半月烧。

【注释】

〔1〕冬青树子：冬青科植物冬青的果实。

【译文】

番降真香切作木片，将冬青树果实在布单内绞出汁液浸泡香片，蒸过之后窖藏半月焚烧。

假降真香[1]

番降真香一两（劈作碎片），藁本一两（水二碗，银、石器内与香同煎），右二味同煮干，去藁本不用，慢火衬筠州[2]枫香烧。

【注释】

〔1〕假降真香：《香乘》此方作"降真香"。

〔2〕筠（jūn）州：今四川筠连。

【译文】

番降真香一两（劈成碎片），藁本一两（在银器或石器里加两碗水与香同煎）。

以上二味一同煮干，去掉藁本不用，用慢火衬着筠州枫香脂烧。

胜笃耨香

栈香半两、黄连香三钱、檀香三分、降真香三分、龙脑一字、麝香一钱。

右以蜜和粗末爇之。

【注释】

〔1〕檀香三分：《香乘》作"檀香一钱"。

〔2〕降真香三分：《香乘》作"降真香五分"。

〔3〕龙脑一字：《香乘》作"龙脑一字半"。

【译文】

栈香半两、黄连香三钱、檀香三分、降真香三分、龙脑一字、麝香一钱。

以上用蜜调和成粗末焚烧。

假笃耨香

老柏根[1]七钱、黄连七钱（别器研置）、丁香半两、降真香（腊茶煮半日）、紫檀香一两、栈香一两。

右为细末，入米脑少许，炼蜜和匀，窨爇之。

【注释】

〔1〕老柏根：柏科植物高山柏的老树根。

【译文】

老柏根七钱、黄连七钱（单独器皿研磨处置）、丁香半两、降真香（腊茶煮半日）、紫檀香一两、栈香一两。

以上制成细末，加入少许米脑，以炼蜜和匀，窖藏后焚烧。

冯仲柔[1]假笃耨香

通明枫香三两[2]（火上镕开）、桂末一两（入香内搅匀）、白蜜三两（匙[3]入香内）。

右以蜜入香，搅和令匀，泻于水中，冷便可烧。或欲作饼子，乘热捏成，置水中。

【注释】

〔1〕冯仲柔：南宋医家冯钢（生卒年及生平待考），字仲柔。

〔2〕通明枫香三两：《香乘》作"通明枫香二两"。

〔3〕匙（chí）：小汤勺（调羹）。

【译文】

通明枫香三两（火上融化开）、桂皮末一两（加入香内搅拌均匀）、白蜜三两匙（加入香内）。

以上各味，将蜜加入香中，搅拌和匀，倾注于水中，冷却后便可焚烧。若有人想制作香饼，要趁热捏好放置在水中。

李王花浸沉[1]

沉香不拘多少剉碎，取有香花蒸：荼蘼、木犀、橘花或橘叶，亦可福建末利花之类。带露水摘花一碗，以瓷盒盛之，纸盖入甑蒸，食顷[2]取出，去花留汗汁浸沉香，日中暴干，如是者三，以沉香透润为度。或云皆不若蔷薇水浸之最妙。

【注释】

〔1〕李主花浸沉：四库版《陈氏香谱》与《香乘》作"李王花浸沉""李主花浸沉香"，显有抄误，故据前有"江南李主帐中香"，改为"李主花浸沉"。

〔2〕食顷：吃一顿饭的时间。

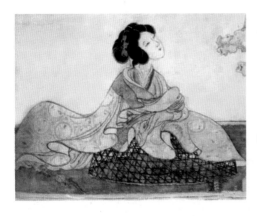

■〔清〕陈洪绶《斜倚熏笼图》（局部）

妇人斜倚在细竹篾条编制成的熏笼之上，笼下香炉既香且暖，这是当时社会生活习俗的写照。

【译文】

沉香无论多少用锉刀锉碎，取有香气的花来蒸：荼蘼花、木樨花、橘花或者橘叶，也可用福建茉莉花之类。摘下带露水的花一碗，以瓷盒子盛装，盖上纸放入甑里蒸，吃过一顿饭的时间取出，去除花，留下蒸馏出的汁液浸泡沉香，于正午晒干，如此反复三次，使沉香透润为止。有人说，以上花皆不如以蔷薇水浸香最为美妙。

华盖香

歌曰："沉檀香附并山麝，艾蒳酸仁[1]分两停[2]。炼蜜拌匀瓷器窨，翠烟如盖可中庭。"

【注释】

〔1〕酸仁：酸枣核，为鼠李科乔木酸枣的干燥种子。

〔2〕停：成数，总数分成几份，其中一份叫一停。

香球

石芝[1]、艾蒳各一两，酸枣肉半两，沉香一分[2]，甲香半钱（制），梅花龙脑半钱（另研），麝香少许（另研）。

右除脑、麝同捣细末，研枣肉为膏，入熟蜜少许和匀，捏作饼子，烧如常法。

【注释】

〔1〕石芝：按"艾蒳香"条，艾蒳有两种，其中一种又名石芝。此处或指两种艾蒳各一两。

〔2〕沉香一分：《香乘》作"沉香五钱"。

【译文】

石芝、艾蒳各一两，酸枣肉半两，沉香一分，甲香半钱（炮制），梅花龙脑半钱（单独研磨），麝香少许（单独研磨）。

以上各味除了龙脑香、麝香外一同捣成细末，再研枣肉为膏，加入熟蜜少许拌和均匀，捏成饼状，按照惯常方法焚烧。

芬积香（一）

丁香皮、硬木炭各二两（为末），韶脑半两（另研），檀香一分[1]（末），麝香一钱（另研）。

右拌匀，炼蜜和剂，实在罐器中，如常法烧。

【注释】

〔1〕檀香一分：《香乘》作"檀香五钱"。

【译文】

丁香皮、硬木炭各二两（制成粉末），韶脑半两（单独研磨），檀香一分（制成粉末），麝香一钱（单独研磨）。

以上拌和均匀，用炼蜜调和成一剂，在罐器中压紧，按照惯常方法焚烧。

小芬积香

栈香一两，檀香、樟脑（飞过）各五钱[1]，降真香一分[2]，麸炭三两。

以生蜜或熟蜜和匀，瓷盒盛，埋地一月取烧。

【注释】

〔1〕檀香、樟脑（飞过）各五钱：四库版《陈氏香谱》作"檀香、樟脑各五钱（飞过）"，语序有误，据《香乘》调整。

〔2〕降真香一分:《香乘》作"降真香一钱"。

【译文】

栈香一两，檀香、樟脑各五钱（飞制过），降真香一分，麸炭三两。以上用生蜜或熟蜜拌和均匀，用瓷盒子盛装，埋地下一月取出焚烧。

芬积香[1]（二）

沉香二两，紫檀、丁香各一两，甘松三钱，零陵香三钱，制甲香一分[2]，脑、麝各一钱。

右为末拌匀，生蜜和作剂饼，瓷器窨干爇之。

【注释】

〔1〕芬积香:《香乘》作"芬馥香"。

〔2〕制甲香一分:《香乘》作"制甲香三分"。

【译文】

沉香二两，紫檀、丁香各一两，甘松香三钱，零陵香三钱，炮制过的甲香一分，龙脑香、麝香各一钱。

以上制成粉末拌匀，用生蜜和成一剂制成饼状，放进瓷器窨藏阴干焚烧。

藏春香

沉香、檀香（酒浸一宿）、乳香、丁香、真腊香、占城香[1]各二两，脑、麝各一分。

右为细末，将蜜入，甘黄菊[2]一两四钱、玄参三分剉，同入瓶[3]内，重汤煮半日，滤去菊与参不用，以白梅二十个水煮，令冷浮，去核取肉研，入熟蜜拌匀众香，于瓶内久窨可爇。

【注释】

〔1〕真腊香、占城香：《香乘》此方无此二味，而有"降真制过者一两，榄油三钱"。

〔2〕甘黄菊：菊科多年生草本植物甘菊。

〔3〕瓶：四库版《陈氏香谱》作"饼"，显误，据《香乘》改。

【译文】

沉香、檀香（用酒浸泡一晚）、乳香、丁香、真腊香、占城香各二两，龙脑香、麝香各一分。

以上制成细末，将蜜加入，用锉刀将一两四钱甘黄菊和三分玄参剉细，一同装入瓶中隔水蒸煮半日，滤去甘菊与玄参不用，取二十个盐梅煮汤，当盐梅冷却后浮于水面，去除梅核，研磨梅肉，加入熟蜜与诸香拌和均匀，于瓶内长期窨藏，可以焚烧。

出尘香

沉香一两，栈香半两（酒煮），麝香一钱。

共为末，蜜拌焚之。

【译文】

沉香一两，栈香半两（用酒煮），麝香一钱。

一齐制成粉末，用蜜拌和焚烧。

四和香

沉、檀各一两，脑、麝各一钱。

如法烧。香橙皮、荔枝壳、樱桃核、梨滓、甘蔗滓等分为末，名小四和。

【译文】

沉香、檀香各一两，龙脑香、麝香各一钱。

按照方法焚烧。香橙皮、荔枝壳、樱桃核、梨滓、甘蔗滓按照相同等分制成粉末，名为"小四和"。

冯仲柔四和香

锦文大黄、玄参、藿香叶、蜜各一两。

右用水和，慢火煮数时辰许，剉为粗末，入檀香三钱、麝香一钱，更以蜜两匙拌匀，窨过爇之。

【译文】

锦文大黄、玄参、藿香叶、蜜各一两。

以上用水拌和，慢火煮几个时辰左右，用锉刀锉成粗末，加入檀香三钱、麝香一钱，再加两勺蜜拌匀，窨藏后焚烧。

加减四和香[1]

沉香一分，丁香皮一分，檀香半分（各别为末），龙脑半分（另研），麝香半分，木香不拘多少（杵末，沸汤浸水）。

右以余香，别为细末，木香水和，捏作饼子，如常爇之。

【注释】

〔1〕加减四和香：《香乘》此香配方作"沉香一两、木香五钱（沸汤浸）、檀香五钱各为末、丁皮一两、麝香一分（另研）、龙脑一分（另研）"。

【译文】

沉香一分，香皮一分，檀香半分（各自单独磨成粉末）；龙脑半分（单独研磨），麝香半分，木香不拘多少（用杵捣成末，浸入沸汤水中）。

以上除木香外的其他香品单独制成细末，木香以水状兑和，将香捏成饼状，按照惯常方法焚烧。

夹栈香

夹栈香、甘松、甘草、沉香各半两，白茅香二两，檀香二两，藿香一分[1]，甲香二钱（制），梅花龙脑二钱（别研），麝香四钱[2]。

右为细末，炼蜜拌和令匀，贮瓷器，密封地窨一月[3]，旋取出捏饼子，爇如常法。

【注释】

〔1〕藿香一分:《香乘》作“藿香三钱”。

〔2〕麝香四钱:《香乘》作“麝香一钱”。

〔3〕窨一月:《香乘》作“窨半月”。

【译文】

夹栈香、甘松、甘草、沉香各半两，白茅香二两，檀香二两，藿香一分，甲香二钱（炮制），梅花龙脑二钱（单独研磨），麝香四钱。以上制成细末。

以炼蜜拌和使之均匀，贮藏在瓷器中，密封地下窨藏一月，临用时取出捏成饼子，按照惯常方法焚烧。

闻思香（一）

玄参、荔枝、松子仁[1]、檀香、香附子各二钱，甘草、丁香各一钱[2]。

同为末，查子汁和剂，窨爇如常法。

【注释】

〔1〕松子仁：松科植物华山松、红松、马尾松的种仁。

〔2〕甘草、丁香各一钱:《香乘》此二味用量均为二钱。

【译文】

玄参、荔枝、松子仁、檀香、香附子各二钱，甘草、丁香各一钱。

以上一同制成粉末，以樝子汁调和成一剂，窨藏后按照惯常方法焚烧。

闻思香（二）

紫檀半两（蜜水浸三日慢火焙）、甘松半两（酒浸一日火焙）、橙皮一两（日干）、苦楝花[1]一两、楤查核[2]一两、紫荔枝[3]一两、龙脑少许。

右为末，炼蜜和剂，窖月余爇之。别一方无紫檀、甘松，用香附子半两、零陵香一两，余皆同。

【注释】

〔1〕苦楝花：楝科植物楝和川楝的花。

〔2〕楤查核：楤查即楤楂，又名楂子。楤查核即楂子（木瓜海棠）的种子。

〔3〕紫荔枝：又称陈紫荔枝或陈紫，最初是指南宋名臣陈俊卿（1113—1186）家族所种的荔枝，产于福建兴化军（今福建莆田），后来逐渐指荔枝的一个品种。陈紫荔枝在当时被认为是天下最好的荔枝。据蔡襄《荔枝谱》记载，陈家的荔枝每年开采之前都要关闭家门，买者隔墙交钱才能取货。《香乘》作"紫荔枝皮"。

【译文】

紫檀半两（用蜜水浸泡三日，以慢火焙），甘松香半两（酒浸一日，用火焙），橙皮一两（太阳下晒干），苦楝花一两，楤查核一两，紫荔枝一两，龙脑香少许。

以上制成粉末，以炼蜜和成一剂，窖藏一个多月焚烧。另有一方无紫檀和甘松，而用香附子半两、零陵香一两，其余皆同。

寿阳公主[1]梅花香

甘松半两、白芷半两、牡丹皮[2]半两、藁本半两、茴香一两、丁皮一两（不见火）、檀香一两、降真香一两、白梅一百枚。

右除丁皮，余皆焙干为粗末，瓷器窖半月，爇如常法。

【注释】

〔1〕寿阳公主：南朝宋武帝刘裕之女。据《太平御览》记载，寿阳公主在农历正月初七这天卧憩于含章殿的屋檐下，梅花朵朵飘落，其中一朵停留在公

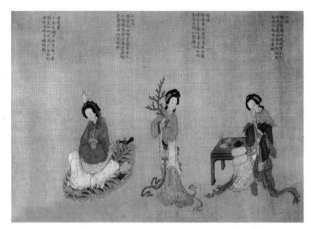

■〔明〕佚名《千秋绝艳》之
　《爱梅》

主的额头上，形成五瓣之花样，怎么擦拭都无法去掉。皇后见了，特意将其保留，想看看能保持多久，结果过了三日，才将其洗掉。宫女们对此异象十分好奇，于是纷纷效仿，从此便有了今日的"梅花妆"。

〔2〕牡丹皮：毛茛科植物牡丹的干燥根皮。

【译文】

甘松半两、白芷半两、牡丹皮半两、藁本半两、茴香一两、丁皮一两（不用火炮制）檀香一两、降真香一两、盐梅一百枚。

以上各味除了丁皮外，其余皆焙干为粗末，入瓷器中窨藏半月，按照惯常方法焚烧。

李主帐中梅花香[1]

丁香一两一分[2]（新好者）、沉香一两、紫檀半两、甘松半两、龙脑四钱、零陵香半两、麝香四钱、制甲香三分、杉松麸炭四两。

右为细末，炼蜜和匀丸，窨半月，取出爇之。

【注释】

〔1〕李主帐中梅花香：四库版《陈氏香谱》《香乘》均作"李王帐中梅花香"，显有抄误，故据前有"江南李主帐中香"改为"李主帐中梅花香"。

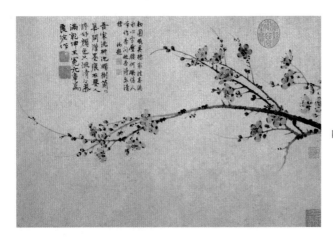

■〔元〕王冕《墨梅图卷》

画作中有作者题诗
五首。此作神韵秀逸，
令后人叹赏不已，对明
清画坛产生了十分深远
的影响。

〔2〕丁香一两一分:《香乘》作"丁香一两"。

【译文】

丁香一两一分（新而好的），沉香一两，紫檀半两，甘松香半两，龙脑香四钱，零陵香半两，麝香四钱，炮制过的甲香三分，杉、松木制的麸炭四两。

以上制成细末，用炼蜜拌和均匀制成香丸，窖藏半月，取出焚烧。

梅花香

苦参[1]四两，甘松四钱[2]，甲香三分[3]（制之用），麝香少许。

右为细末，炼蜜为丸，如常法爇之。

【注释】

〔1〕苦参：蝶形花科植物地槐的干燥根。《香乘》作"玄参"。

〔2〕甘松四钱:《香乘》作"甘松四两"。

〔3〕甲香三分:《香乘》作"甲香三钱"。

【译文】

苦参四两、甘松四钱、甲香三分（炮制后使用）、麝香少许。

以上制成细末，用炼蜜和成丸，按照惯常方法焚烧。

梅英香

沉香三两（剉末）、丁香四两、龙脑七钱（另研）、苏合香[1]二钱、甲香二两[2]（制）、硝石末一钱.

为细末，入乌香[3]末一钱，炼蜜和匀，丸如芡实爇之。

【注释】

〔1〕苏合香:《香乘》作"苏合油"。

〔2〕甲香二两:《香乘》作"甲香二钱"。

〔3〕乌香：又名淹叭香或胆八香，为杜英科植物杜英的种子。

【译文】

沉香三两（用锉刀锉成末）、丁香四两、龙脑七钱（单独研磨）、苏合香二钱、甲香二两（炮制）、硝石末一钱。

以上制成细末，加入乌香末一钱，用炼蜜和匀，做成如同芡实的香丸焚烧。

梅蕊香

歌曰:"沉檀一分[1]丁香半，烰炭筛罗五两灰。炼蜜丸烧加脑麝，东风吹绽十枝梅[2]。"

【注释】

〔1〕沉檀一分:《香乘》作"沉香一分"。

〔2〕十枝梅:《香乘》作"一枝梅"，由此香别名"一枝香"观之，或以《香乘》为是。

【译文】

歌谣道:"沉檀一分丁香半，烰炭筛罗五两灰。炼蜜丸烧加脑麝，东风吹绽十枝梅。"

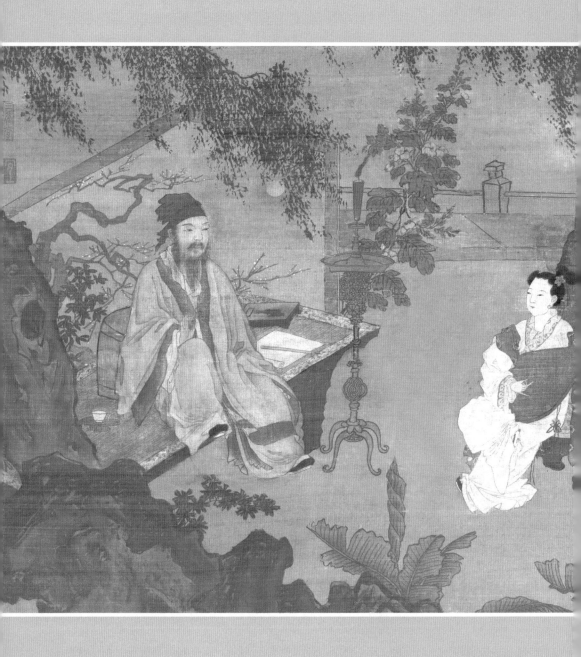

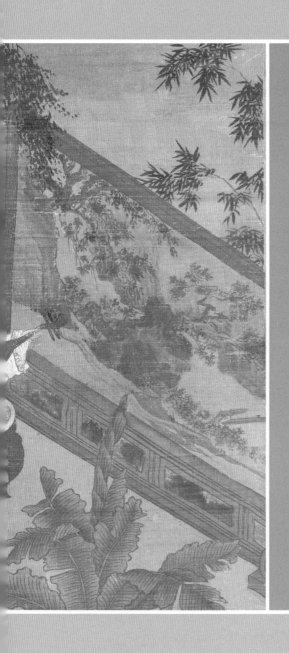

卷三

香的运用，从上古就有了，可以供奉神明，可以使周遭明亮洁净。夏商、周三代举行祭天仪式贡献祭品，最重要的便是要向神明奉香。

凝和诸香

韩魏公[1]浓梅香（又名返魂梅）

黑角沉半两、丁香一分[2]、郁金半分[3]（小麦麸炒令赤色）、腊茶末一钱、麝香一字、定粉[4]一米粒（即韶粉是）、白蜜一盏，

右各为末，麝先细研，取腊茶之半汤点[5]澄清调麝，次入沉香，次入丁香，次入郁金，次入余茶及定粉，共研细，乃入蜜，使稀稠得宜，收沙瓶器中，窨月余，取烧，久则益佳，烧时以云母石或银叶衬之。

【注释】

〔1〕韩魏公：北宋宰相韩琦（1008—1075），谥号忠献，因曾封为魏国公，故称。

〔2〕丁香一分：《香乘》作"丁香一钱"。

〔3〕郁金半分：《香乘》作"郁金五分"。

〔4〕定粉：即块状的铅粉，定为"锭"之意。可引起铅中毒，产于韶关的名为韶粉。

〔5〕点：开水冲泡。

【译文】

黑角沉半两、丁香一分、郁金半分（用小麦麸炒成红色）、腊茶末一钱、麝香一字、定粉一米粒（即韶粉）、白蜜一盏，

以上各味制成粉末，麝香先研细，用开水冲泡腊茶汤，澄清后取一半与麝香调和，接着加入沉香，再加入丁香，再加入郁金，再加入剩下的茶汤与定粉一同研细，再加入蜜，使其稀稠得度，收藏在沙制的瓶器中，窖藏一个多月取出焚烧，长期窖藏则更佳，焚烧时以云母石或银叶衬香。

嵩州[1]副宫李元老[2]笑梅香

沉香、檀香、白豆蔻仁[3]、香附子、肉桂、龙脑、麝香、金颜香各一钱，白芨二钱，马牙硝二字，荔枝皮半钱。

右先入金颜香于乳钵内细研，次入牙硝及脑、麝研细，余药别入杵臼内，捣罗为末，同前药再入乳钵内研，滴水和剂，印作饼子，阴干用，或小印雕"乾，元亨利贞[4]"字印之佳。

【注释】

〔1〕嵩州：金代行政区划名，辖境约当今河南嵩县、洛宁和宜阳西部。

〔2〕李元老：其人不详待考。

〔3〕白豆蔻仁：姜科植物白豆蔻的种仁。

〔4〕乾，元亨利贞：《易经》乾卦的卦词。

【译文】

沉香、檀香、白豆蔻仁、香附子、肉桂、龙脑香、麝香、金颜香各一钱，

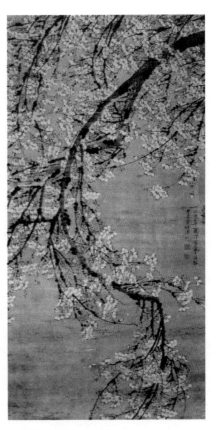

■〔明〕陈录《万玉图》

画作写倒垂梅一株，枝由右上角出，主干弧形弯曲，构成梅枝总的动势。小枝则有穿插、变化，形成枝蕊参差交错、俯仰顾盼，梅花烂漫怒放的景象，图中以没骨写干，双钩圈花，淡墨渲染背景，突出千条万玉、花团锦簇的视觉效果。

白芨二钱，马牙硝二字，荔枝皮半钱。

以上先将金颜香加入乳钵内研细，接着加入马牙硝及龙脑香、麝香研细，其余的药单独加入杵臼内，捣碎筛罗制成粉末，再与前面的药一齐加入乳钵内研磨，滴水和成一剂，翻脱制成饼子，阴干使用，或制成小印香，雕上"乾，元亨利贞"字样为好。

笑梅香

榅桲[1]二个、檀香半两、沉香三钱、金颜香四钱、麝香二钱半，将榅桲割开顶子，以小刀子剔去穰并子，将沉、檀为极细末入于内，将元割下顶子盖着，以麻缕系定。用生面一块裹榅桲在内，慢火灰烧，黄熟为度，去面不用，取榅桲研为膏，别将麝香、金颜研极细，入膏内相和研匀。以木雕香花子印脱，阴干烧。

【注释】

〔1〕榅（wēn）桲（po）：蔷薇科植物榅桲的果实。

〔2〕麝香二钱半：《香乘》作"麝香一钱"。

【译文】

榅桲两个、檀香半两、沉香二钱、金颜香四钱、麝香二钱半，先将榅桲的顶部割下，用小刀子剔去瓤和种子，将沉香、檀香制成极细的粉末加入其内，将最初割下的顶部盖上，以麻绳系定。用生面一块将榅桲裹在内，以慢火烧成灰，烧黄烧熟为止，再去除面块不用，取榅桲研磨成膏。单独将麝香、金颜香研得极细，加入膏内相和，研磨均匀。以木雕的制香花模脱印，阴干焚烧。

肖梅香

韶脑四两、丁香皮四两、白檀二钱[1]、桐炭[2]六两、麝香一钱。

右先捣丁、檀、炭为末，次入脑、麝、熟蜜拌匀，杵三五百下，封窨半月取出爇之。

别一方加沉香一两。

【注释】

〔1〕白檀二钱：《香乘》作"白檀五钱"。

〔2〕桐炭：玄参科植物泡桐或毛泡桐烧制的炭。

【译文】

韶脑四两、丁香皮四两、白檀二钱、桐炭六两、麝香一钱。

以上各味先将丁香皮、檀香、桐炭捣碎成末，接着加入龙脑香、麝香、熟蜜拌匀，用杵捣三五百下，封藏半月后取出焚烧。

另有一方加沉香一两。

鄙梅香

沉香一两，丁香、檀香、麝香[1]各二钱，浮萍草。

右为末，以浮萍草取汁，加少蜜和，捏饼烧之。

【注释】

〔1〕麝香：《香乘》中麝香用量为五分。

【译文】

沉香一两，丁香、檀香、麝香各二钱，浮萍草。

以上制成粉末，以浮萍草取汁，加少量蜜拌和，捏作饼焚烧。

梅林香[1]

沉香、檀香各一两，丁香枝杖、樟脑各三两，麝香一钱。右除脑、麝别器细研，将三味怀干，为末，用煅过炭硬末二十两与香末和匀，白蜜四十两重汤煮，去浮蜡放冷，旋入杵臼捣软阴干，以银叶衬烧之。

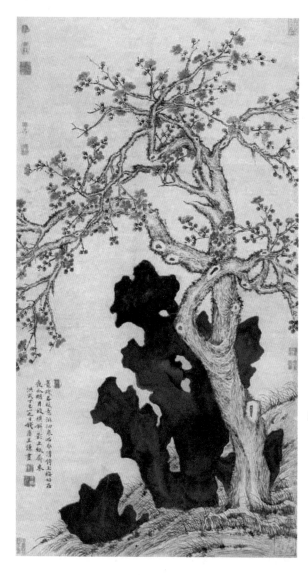

■〔明〕王谦《梅石图》

梅花最令画家倾倒的气质，是一种寂寞中的自足，一种"凌寒独自开"的孤傲。它不屑与凡桃俗李在春光中争艳，而是在天寒地冻、万木不禁寒风时，独自傲然挺立，在大雪中开出满树繁花，幽幽冷香，随风袭人。

【注释】

〔1〕梅林香:《香乘》作"默林香"。

【译文】

沉香、檀香各一两，丁香枝杖、樟脑各三两，麝香一钱。以上除龙脑香、麝香外用单独器皿研细，将其余三味温干，制成末，用猛烧过的硬炭末二十两与香末和匀，加白蜜四十两隔水蒸煮，去除浮蜡后放冷却，临用时放入臼中用杵捣软阴干，以银叶衬托焚烧。

浃梅香[1]

丁香百粒，茴香一捏，檀香、甘松、零陵香各二两，脑、麝少许。

右为细末，炼蜜作剂爇之。

【注释】

〔1〕浃梅香:《香乘》作"淡梅香"。

【译文】

丁香百粒，茴香一捏，檀香、甘松香、零陵香各二两，龙脑香、麝香少许，以上制成细末，用炼蜜和作一剂焚烧。

笑兰香（一）

白檀香、丁香、栈香、玄参各一两，甘松半两，黄熟香二两，麝香一分[1]。

右除麝香别研外，余六味同捣为末，炼蜜搜拌成膏，爇窨如常法。

【注释】

〔1〕麝香一分:《香乘》作"麝香二钱"。

【译文】

白檀香、丁香、栈香、玄参各一两，甘松香半两，黄熟香二两，麝香一分。

以上除麝香单独研磨外，其余六味一同捣碎为末，用炼蜜搅拌成膏，按照惯常方法焚烧和窨藏。

笑兰香[1]（二）

沉香、檀香、白梅肉各一两，丁香八钱，木香七钱，牙硝半两（研），丁香皮（去粗皮）二钱，麝香少许，白芨末。

右为细末，白芨煮糊和匀，入范子印花，阴干烧之。

【注释】

〔1〕笑兰香：《香乘》作"笑梅香"。

【译文】

沉香、檀香、盐梅肉各一两，丁香八钱，木香七钱，牙硝半两（研磨），丁香皮（去粗皮）二钱，麝香少许，白芨末。

以上制成细末，将白芨煮成糊和匀，入模子里印成花样，阴干焚烧。

李元老笑兰香

拣丁香（味辛）、木香（如鸡骨）、沉香（刮净去软白）、檀香（脂腻）、肉桂（味辛）、回纥[1]香附子各一钱（如无，以白豆蔻代之，以上六味同末），麝香、片白脑子各半钱，南硼砂[2]二钱（先入乳钵内研细，次入脑、麝同研）。

右炼蜜和匀，更入马勃[3]二钱许，搜拌成剂，新油单纸封裹，入瓷盒窨一百日取出，旋丸如豌豆状，捏之渍酒，名洞庭春。（每酒一斤入香一丸，化开笋叶密封，春三日，夏秋一日，冬七日可饮，味甚清美。）

【注释】

〔1〕回纥（hé）：也作回鹘（hú），维吾尔族的祖先，主要分布于新疆及其周边地区。

〔2〕南硼砂：一种产自南番的含硼矿物，主要成分为四硼酸钠。

〔3〕马勃：一种真菌，为担子菌类马勃科菌类马勃。

【译文】

挑选丁香（味辛的）、木香（如鸡骨的）、沉香（刮干净，去掉软而白的部分）、檀香（油脂丰富的）、肉桂（味辛的）、回纥香附子各一钱（如没有就用白豆蔻代替，以上六味一齐制成粉末），麝香、白色片状龙脑香各半钱，南硼砂二钱（先在乳钵内研细，接着加入龙脑香、麝香一同研磨）。

以上各味用炼蜜和匀，再加入二钱左右的马勃，搅拌成一剂，用新的油单纸封裹，放入瓷盒窖藏一百日取出，临用时做成如豌豆状的香丸，捏扁后浸入酒中，酒名洞庭春。（每一斤酒加入一粒香丸，香化开后用笋叶密封，春季密封三日，夏秋季密封一日，冬季密封七日后可以饮用，味道特别清新美好。）

靖老[1]笑兰香

零陵香、藿香、甘松各七钱半，当归一条，豆蔻一个，麝半钱[2]，槟榔一个，木香、丁香各半两，香附子、白芷各二钱半。

右为细末，炼蜜和搜，入臼杵百下，贮瓷盒地坑埋窖一月，作饼烧如常法。

【注释】

〔1〕靖老：宋代文人郑嘉（生卒年不详），字靖老，与苏东坡同时。

〔2〕麝半钱：《香乘》作"麝香少许"。

【译文】

零陵香、藿香、甘松香各七钱半，当归一条，豆蔻一个，麝香半钱，槟榔一个，木香、丁香各半两，香附子、白芷各二钱半。

以上制成细末，用炼蜜搅和，入臼中杵百下，贮于瓷盒内，在地坑中埋藏一月，制成饼状按照惯常方法焚烧。

肖兰香

零陵香、藿香、甘松各七钱，母丁香[1]、官桂、白芷、木香、香附子各二钱，玄参三两，沉香[2]、麝香各少许（别研）。

右炼蜜和匀，捏作饼子烧之。

【注释】

〔1〕母丁香：《香乘》母丁香用量作七钱。

〔2〕沉香：《香乘》沉香用量作二钱。

【译文】

零陵香、藿香、甘松香各七钱，母丁香、官桂、白芷、木香、香附子各二钱，玄参三两，沉香、麝香各少许（单独研磨）。

以上用炼蜜和匀，捏作饼状焚烧。

胜肖兰香

沉香拇指大、檀香拇指大、丁香一分[1]、丁香皮三两、茴香三钱[2]、甲香二十片、制过樟脑半两、麝香半钱[3]、煤末五两、白蜜半斤。

右为末，炼蜜和匀，入瓷器内封窖，旋丸爇之。

【注释】

〔1〕丁香一分:《香乘》作"丁香二钱"。

〔2〕茴香三钱:《香乘》作"茴香五分"。

〔3〕麝香半钱:《香乘》作"麝香五分"。

【译文】

沉香拇指大、檀香拇指大、丁香一分、丁香皮三两、茴香三钱、甲香二十片、炮制过的樟脑半两、麝香半钱、煤末五两、白蜜半斤。

以上制成粉末，用炼蜜和匀，放入瓷器内密封窖藏，临用时作成香丸焚烧。

胜兰香

歌曰:"甲香一分煮三番，二两乌沉三两檀[1]。水麝一钱龙脑半，异香清婉胜芳兰。"

【注释】

〔1〕三两檀:《香乘》作"一两檀"。

【译文】

歌谣道："煮三次的甲香一分，乌文沉香二两，檀香三两。水麝香一钱，龙脑香半钱，所和之香奇异清婉，胜于芬芳的兰花。"

秀兰香

歌曰："沉藿零陵俱半两，丁香一分麝三钱。细捣蜜和为饼爇，秀兰香似禁中传。"

【译文】

歌谣道："沉香、藿香、零陵香各半两，丁香一分，麝香三钱。研细杵捣，用蜜和成饼状焚烧，此秀兰香仿佛宫中流传出来的一样。"

兰远香

沉香、速香、黄连、甘松各一两，丁香皮、紫藤香各半两。

右为细末，以苏合油作饼爇之。

【译文】

沉香、速香、黄连、甘松香各一两，丁香皮、降真香各半两。

以上各味制成细末，用苏合油合成饼子焚烧。

吴彦庄[1]木犀香

沉香一两半[2]，檀香二钱半，丁香五十粒[3]（各为末），金颜香三钱（别研，不用亦可），麝香少许（入建茶清研极细），脑子少许（续入同研），木犀花五盏（已开未离披[4]者，吹入脑、麝同研如泥）。

右以少许薄面糊入所研三物中，同前四物和剂，范[5]为小饼，窨干，如常法爇之。

【注释】

〔1〕吴彦庄：其人不详待考。

〔2〕沉香一两半：《香乘》作"沉香半两"。

〔3〕丁香五十粒：《香乘》作"丁香十五粒"。

〔4〕离披：凋零的样子。

〔5〕范：用模子塑形。

【译文】

沉香一两半，檀香二钱半，丁香五十粒（各自制成粉末），金颜香三钱（单独研磨，不用也行），麝香少许（加入建茶清汤后研至极细），龙脑香少许（接着加入麝香中一齐研磨），木樨花五小杯（选择已开放而未凋萎的，吹入龙脑香和麝香当中，一齐研成泥状）。

以上各味，将少许薄面糊加入同研的三种香中，再与前面四物和成一剂，用模子塑成小饼状，窖藏阴干，按照惯常方法焚烧。

木犀香

降真香一两（剉屑）、檀香二钱[1]（别为末作）、腊茶半胯（碎）。

右以纱囊盛降真置瓷器内，用去核凤栖梨[2]或鹅梨汁浸降真及茶，候软透去茶不用，拌檀末窖干。

【注释】

〔1〕檀香二钱：《香乘》作"檀香一钱"。

〔2〕凤栖梨：古代的一种名梨，以皮红汁美著称。相传唐太宗时有凤栖于此种梨树之上，因而得名。

【译文】

降真香一两（锉成碎屑）、檀香二钱（单独制成末状）、腊茶半铸（弄碎）。

以上各味，用纱囊盛装降真香末置于瓷器内，用去核的凤栖梨或鹅梨汁浸泡降真香和腊茶，等香彻底变软后去掉茶不用，再拌檀香末窖藏阴干。

桂花香

冬青树子、桂花香（即木犀）。

以冬青树子绞汁，与桂花同蒸，阴干炉内爇之。

【译文】

冬青树子、桂花香（即木樨花）。

以上各味将冬青树子绞出汁，与桂花同蒸，阴干后香炉内焚烧。

桂枝香

沉香、降真各等分。

右劈碎碎[1]，以水浸香上一指，蒸干为末，蜜剂焚。

【注释】

〔1〕碎碎：零星、细碎。

【译文】

沉香、降真香各自等分。

以上各味劈成细碎状，用水浸香，水位高出香上一指的高度，蒸干后制成末，用蜜和成一剂焚烧。

杏花香

附子、沉、紫檀香、栈香、降真香各十两，甲香（制）、薰陆香、笃耨香、塌乳香各五两，丁香、木香各二两，麝半两，脑二钱[1]。

右为末，入蔷薇水匀和作饼子，以琉璃瓶贮之，地窖一月，爇之有杏花韵度。

【注释】

〔1〕脑二钱：按照《香乘》所载各香的用量比例，龙脑香的用量为三钱。

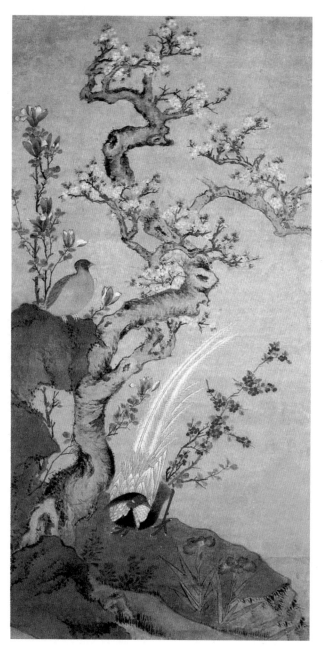

■〔明〕周之冕《杏花锦鸡图》

　　此图画奇石兀立，一杏树干老枝遒劲花荣，旁有辛夷伴立；
坡有二枝蝴蝶花，迎风招展。有两只锦鸡，一只伫立石端，一
立坪地。锦鸡朱腹白羽，尾端上翘，姿态威武。羽毛点染细腻
妍媚，生动活泼，体现了画家描绘飞禽和花卉的本领。

【译文】

附子香、沉香、紫檀香、栈香、降真香各十两，甲香（炮制过）、薰陆香、笃耨香、塌乳香各五两，丁香、木香各二两，麝香半两，龙脑香二钱。

以上制成粉末，加入蔷薇水和匀制成饼子，用琉璃瓶贮藏，在地下窨藏一月，焚烧起来有杏花的香韵。

吴顾道侍郎[1]花

白檀五两（细剉，以蜜二两热汤化开，浸香三宿，取出于银盘中，入杉木夫炭内炒紫色[2]，同捣为末），麝香一钱（另研），腊茶一钱（汤点澄清，用稠脚）。右同拌令匀，以白蜜八两搜和，入乳钵槌碎数百，贮瓷器，仍镕蜡固缝，地窨月余可爇矣，久则佳，若合多，可于臼中捣之。

【注释】

〔1〕吴顾道侍郎：即吴栻（生卒年不详），字顾道，北宋官员，曾任工部、户部侍郎。

〔2〕入杉木夫炭内炒紫色：四库版《陈氏香谱》作"紫色入杉木夫炭内炒"，意不可解。据前文，多有将檀香炒成紫色的炮制方法，故将"紫色"二字后移。

【译文】

白檀五两（用锉刀锉细，将二两蜜用热汤融化开浸泡檀香，三夜后取出香放入银盘中，加杉木炭入内后炒成紫色，一齐捣成末），麝香一钱（单独研磨），腊茶一钱（用沸汤冲泡，待澄清后使用浓稠的茶脚）。以上各味一齐拌和均匀，用白蜜八两搅拌和合，入乳钵中捶几百次捶碎，贮藏在瓷器中，再用融化的蜡密闭缝隙，地下窨藏月余可以焚烧，窨藏得久更好，如果合香的量多，可在臼中捣香。

百花香

甘松（去土）、栈香（剉碎如米）、沉香（腊茶末同煮半日）、玄参（筋脉少者洗净，槌碎炒焦）各一两，檀香半两（剉如豆，以鹅梨二个取汁浸，银器内盛蒸三五次，以汁尽为度），丁香[1]（腊茶半钱同煮半日）、麝香（另研）、缩砂仁[2]、肉豆蔻各一钱，龙脑半钱（研）。

右为细末罗匀，以生蜜搜和，捣百卅杵，捏作饼子，入瓷盒封窨，如常法爇。

【注释】

〔1〕丁香：《香乘》此方丁香用量为一两。

〔2〕缩砂仁：姜科植物砂仁的干燥成熟果实。

【译文】

甘松香（去土）、栈香（锉刀锉碎如米状）、沉香（与腊茶末同煮半日）、玄参（选筋脉少的洗净，捶碎炒焦）各一两，檀香半两（用锉刀锉成豆状，将两个鹅梨取汁浸香，盛于银器内蒸三五次，汁尽为止），丁香（用腊茶半钱一齐煮半日），麝香（单独研磨）、缩砂仁、肉豆蔻各一钱，龙脑半钱（研磨）。

以上各味制成细末筛均匀，以生蜜拌和，用杵捣一百三十来下，捏成饼状，入瓷盒中密封窨藏，按照惯常方法焚烧。

野花香

沉香、檀香、丁香、丁香皮、紫藤香（怀干）各半两，麝香二钱，樟脑少许，杉木炭八两（研）。

右以蜜一斤重汤炼过，先研脑、麝和匀入香，搜蜜作剂，杵数百，瓷盒地窨，旋取捏饼子烧之。

【译文】

沉香、檀香、丁香、丁香皮、紫藤香（怀中温干）各半两，麝香二钱，樟脑少许，杉木炭八两（研磨）。

以上各味，将一斤蜜隔水蒸煮炼制，先研磨樟脑、麝香，和匀后加入其他香，用蜜搅拌成一剂，用杵捣数百下，装入瓷盒在地下窨藏，临用时取出捏成饼子焚烧。

后庭花香

檀香、栈香、枫乳香各一两，龙脑二钱，白芨末。

右为细末，以白芨作糊和匀，脱花样，窨烧如常法。

【译文】

檀香、栈香、枫乳香各一两，龙脑香二钱，白芨末。

以上制成细末，将白芨末做成糊和匀，脱成花样，窨藏后按照惯常方法焚烧。

洪驹父荔支香

荔支壳（不拘多少），麝香一个，以酒同浸二宿，酒高二指，封盖饭甑上蒸之[1]，以酒干[2]为度，日中[3]燥之捣末，每十两重加入真麝香一字，蜜和作丸，爇如常法。

【注释】

〔1〕酒高二指，封盖饭甑上蒸之：四库版《陈氏香谱》作"封盖饭上蒸之"，据《香乘》增补。

〔2〕酒干：四库版《陈氏香谱》无此，据《香乘》增。

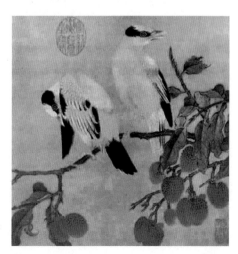

■〔宋〕佚名《离支伯赵图》

荔枝的品种更多。据蔡襄《荔枝谱》，福建种植的荔枝品种就多达三四十类，其中最上品叫"陈紫"，是闽中特产。《离支伯赵图》所绘"离支"，即是荔枝。

〔3〕日中：四库版《陈氏香谱》作"白中"，据《香乘》改。

【译文】

荔枝壳（不论多少）、麝香一个。用酒一齐浸泡二夜，酒高出香面二指，封盖后上饭甑蒸，蒸干为止，捣成末，每十两重的香末加入真麝香一字，用蜜和作香丸，按照惯常方法焚烧。

荔支香

沉香、檀香、白豆蔻仁、西香附子、肉桂、金颜香各一钱[1]，马牙硝[2]、龙脑、麝香各半钱，白芨、新荔支皮各二钱。以上先将金颜香于乳钵内细研，次入牙硝，入脑麝，别研诸香为末，入金颜研匀，滴水和剂，脱花爇。

【注释】

〔1〕一钱：《香乘》作"一两"。
〔2〕马牙硝：《香乘》此方马牙硝用量为五钱。

【译文】

沉香、檀香、白豆蔻仁、西香附子、肉桂、金颜香各一钱，马牙硝、龙脑香、麝香各半钱，白芨、新荔枝皮各二钱。先将金颜香在乳钵内研细，接着加入牙硝，加入龙脑香、麝香，另外将其余诸香研磨为末，入金颜香研磨均匀，滴水和成一剂，脱出花样焚烧。

柏子香

柏子实不计多少（带青色未破未开者），右以沸汤焯[1]过，细切，以酒浸，密封七日取出，阴干爇之。

【注释】

〔1〕焯（chāo）：沸水中略微煮过捞起。

【译文】

柏子实不计多少（选带青色没有破损裂开的），以上用沸汤焯过，切细，以酒浸泡，密封七日后取出，阴干焚烧。

醁醾香

歌曰："三两玄参一两松^[1]，一枝楦子^[2]蜜和同。少加真麝并龙脑，一架醁醾落晚风。"

【注释】

〔1〕一两松：《香乘》作"二两松"。

〔2〕楦（xuàn）子：制鞋帽所用的模型，但此意不通。《香乘》作"滤子"，或为"榲子"之误，译文按榲子译。

【译文】

歌谣道："玄参三两，甘松一两，榲子一枝，以上用蜜同和，加少许真麝香和龙脑香，烧起来如同一架醁醾花落入晚风之中。"

黄亚夫^[1]野梅香

降真香四两、腊茶一胯，右以茶为末，入井花水^[2]一碗，与香同煮，水干为度。筛^[3]去腊茶，碾降真为细末，加龙脑半钱和匀，白蜜炼令过熟，搜作剂，丸如鸡头实^[4]，或散烧。

【注释】

〔1〕黄亚夫：黄庭坚的父亲。

〔2〕井花水：清晨初汲的水。

〔3〕筛：四库版《陈氏香谱》作"蓗"，据《香乘》改。

〔4〕丸如鸡头实：四库版《陈氏香谱》作"丸如鸡头大"，据《香乘》改。

【译文】

降真香四两、腊茶一銙，以上将腊茶制成末，加入井花水一碗，与香同煮，水干为止。筛去腊茶，将降真香碾成细末，加龙脑半钱和匀，将白蜜炼熟，拌作一剂，制成如同芡实的香丸，或者作散烧。

江梅香

零陵香、藿香、丁香各半两（怀干），茴香半钱，龙脑少许[1]，麝香少许（乳钵内研，以建茶汤和，洗之）。

右为末，炼蜜和匀，捏饼子，以银叶衬烧之。

【注释】

〔1〕龙脑少许：《香乘》此方龙脑香用量为半两。

【译文】

零陵香、藿香、丁香各半两（怀中温干），茴香半钱，龙脑香少许，麝香少许（在乳钵内研磨，以建茶清汤调和，洗去污垢）。

以上制成粉末，用炼蜜和匀，捏成饼子，以银叶衬托焚烧。

蜡梅香

沉香、檀香各三钱，丁香六钱，龙脑半钱，麝香一钱。

右为细末，生蜜和剂爇之。

【注释】

〔1〕麝香一钱：《香乘》作"麝香一字"。

【译文】

沉香、檀香各三钱，丁香六钱，龙脑香半钱，麝香一钱。

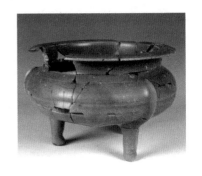

■〔宋〕老虎洞窑鬲式炉

以上制成细末,用生蜜和成一剂焚烧。

雪中春信

沉香一两,白檀、丁香、木香各半两,甘松、藿香、零陵香各七钱半,回鹘香附子、白芷、当归、官桂、麝香各三钱[1],槟榔、豆蔻各一枚。

右为末,炼蜜和饼,如棋子大,或脱花样,烧如常法。

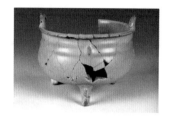

■〔宋〕修内司官窑鼎式炉

【注释】

〔1〕三钱:《香乘》作二钱。

【译文】

沉香一两,白檀香、丁香、木香各半两,甘松香、藿香、零陵香各七钱半,回鹘香附子、白芷、当归、官桂、麝香各三钱,槟榔、豆蔻各一枚。

以上制成粉末,用炼蜜和成如棋子大的饼状,或者脱出花样,按照惯常方法焚烧。

春消息

丁香、零陵香、甘松各半两,茴香[1]、麝香各一分。

为粗末,蜜和得剂,以瓷盒贮之,地坑内窖半月。

【注释】

〔1〕茴香:《香乘》此方茴香用量为二分。

【译文】

丁香、零陵香、甘松香各半两,茴香、麝香各一分。

以上制成粗末,用蜜调和得成一剂,用瓷盒收藏,在地坑内窖藏半月。

洪驹父百步香（又名万斛香）

沉香一两半，栈香、檀香（以蜜酒汤少许别炒极干）、制甲香各半两（别末），零陵叶（同研，筛罗过）、龙脑、麝香各三分[1]。右和匀，熟蜜和剂，窖爇如常法。

【注释】

〔1〕三分：《香乘》作三钱。

【译文】

沉香一两半，栈香、檀香（用少许蜜酒汤单独炒至极干）、炮制过的甲香各半两（单独磨成末），零陵叶（一齐研磨，用筛子滤过），龙脑香、麝香各三分。各味和匀，用熟蜜和成一剂，按照惯常方法窖藏、焚烧。

百里香

荔支皮千颗（须闽中来用盐梅者）[1]，甘松、栈香各三两，檀香（蜜拌炒黄色）、制甲香各半两麝香一钱（别研）。

右细末，炼蜜和。令稀稠得所。盛以不津器，坎埋之，半月取出，爇之。再投少许蜜，捏作饼子，亦可，此盖裁损闻思香也。

【注释】

〔1〕来用盐梅者：据《荔枝谱》记载，宋人喜用盐梅卤水泡扶桑花制成的红浆来腌渍荔枝，曝干后荔枝色红而酸甜，可三四年不生虫，称之为红盐荔枝，当时的进贡者和商人都觉得携带这种荔枝蜜饯非常方便。《香乘》作"未间用盐梅者"。

【译文】

荔枝皮千颗（须福建来的用盐梅腌渍过的），甘松香、栈香各三两，檀香（用蜜拌后炒成黄色）、炮制过的甲香各半两，麝香一钱（单独研磨）。

以上制成细末，用炼蜜和，使之稀稠得度。用不渗漏的器皿盛装，挖深坑掩埋，半月后取出焚烧。再加入少许蜂蜜捏成饼状，亦可。这便是减少了香药味数的闻思香。

黄太史四香

沉、檀为主，每沉二两半、檀一两，斫小博骰^[1]，取椶查液渍之，液过指许，三日乃煮，沥其液，温水沐之。

紫檀为屑，取小龙茗^[2]末一钱，沃^[3]汤和之，渍晬^[4]时，包以濡^[5]竹纸数重^[6]，缹^[7]之。

螺甲半两，弱磨去龃龉，以胡麻膏熬之色正黄，则以蜜汤遽^[8]洗之，无膏气乃已。

青木香末。

以意和^[9]四物，稍入婆律膏及麝二物，惟少以枣肉合之，作模如龙涎香状，日暵^[10]之。

【注释】

〔1〕博骰（tóu）：骰子。

〔2〕小龙茗：即小龙团茶，系北宋蔡襄在丁谓始创的大龙团茶基础上，取茶之精者改制而成，当时受到宋仁宗的喜爱。

〔3〕沃：没于水中浸泡。

〔4〕晬（zuì）：润泽的样子。

〔5〕濡（rú）：沾湿。

〔6〕数重：四库版《陈氏香谱》作"数熏"，据《香乘》改之。

〔7〕缹（fǒu）：蒸煮。

〔8〕遽（jù）：急。

〔9〕意和：随心意和合。据《香乘》，此香名为"意合"。

〔10〕暵（hàn）：晒。

【译文】

沉香、檀香为主料，每次将沉香二两半、檀香一两，斫成小骰子样，取椶子汁浸渍，液体没过香一指多，浸泡三日才煮，沥去液体，用温水冲洗。

紫檀制成屑，取小龙团茶末一钱，没入汤中调和，待香渍到温润之时，用沾湿的竹纸包裹数重蒸煮。

甲香半两，微微磨去参差不平之处，用胡麻膏熬到色正黄，用蜜汤快速清洗至没有油麻膏的味道为止。

青木香末。

按照自己的意念和合四物，加入少许龙脑油和麝香等二物，用少量的枣肉合香，做成如同龙涎香的模样，每天晒。

意可

海南沉水香三两（得火不作柴桂烟气者），麝香檀一两（切焙，衡山亦有之，宛不及海南来者），木香四钱（极新者，不焙），玄参半两（剉炒），炙甘草末二两[1]，焰硝末一钱，甲香一钱[2]，（浮油煎令黄色，以蜜洗去油，复以汤洗去蜜，如前治法而末之）。婆律膏及麝各三钱（别研，香成旋入）。

以上皆末之，用白蜜六两熬去沫，取五两和香末匀，置瓷盒窨如常法[3]。

山谷道人得之于东溪老[4]，东溪老得自历阳公[5]，多方初不知其所自，始名宜爱，或曰此江南宫中香，有美人字曰宜，甚爱此香，故名。宜爱不知其在中主后主时耶？香殊不凡，故易名意可，使众业力[6]无度量之意。鼻孔绕二十五有[7]，求觅增上[8]，必以此香为可，何况[9]酒款玄参，茗熬紫檀，鼻端已霈然[10]乎[11]。且[12]是得无生意[13]者，观此香莫[14]处处穿透，亦必为可耳。

【注释】

〔1〕炙甘草末二两：《香乘》作"炙甘草末二钱"。

〔2〕甲香一钱：《香乘》作"甲香一分"。

〔3〕窨如常法：四库版《陈氏香谱》无"窨"字，据《香乘》补。

〔4〕东溪老：指北宋僧人行瑛（生卒年待考），曾任庐山开先寺长老，作有《东溪闲居示众偈》。

〔5〕历阳公：指北宋官员王安上（生卒年待考），为王安石之弟。

〔6〕业力：佛教术语，指一个人的行为所引发的结果。

〔7〕二十五有：佛教术语，指生死轮回的二十五种迷界。

〔8〕增上：佛教术语，指修行的增加。

〔9〕何况：四库版《陈氏香谱》作"何沉"，据《香乘》改。

〔10〕需然：自我满足的样子。

〔11〕乎：四库版《陈氏香谱》作"平"，据《香乘》改。

〔12〕且：四库版《陈氏香谱》作"直"，据《香乘》改。

〔13〕主意：立定的心意、办法。四库版《陈氏香谱》作"生意"，据《香乘》改。

〔14〕莫：表示推测、或许、大约之意。

【译文】

海南沉水香三两（点燃不产生柴桂烟气的），麝香檀一两（切细焙烤，衡山也有，似乎比不上来自海南的），木香四钱（选最新的，不焙烤），玄参半两（锉细炒），炙甘草末二两，焰硝末一钱，甲香一钱（用浮油煎至黄色，用蜜洗去油，又用热水洗去蜜，按照前面做法制成粉末），龙脑油及麝香各三钱（单独研磨，香成时临时加入）。

以上各味皆制成粉末，将白蜜六两熬煮后除去泡沫，取其中五两与香末和合均匀，置于瓷盒中按照惯常方法窖藏。

此方乃山谷道人从东溪老那里得来，东溪老从历阳公那里得来，大家全都不知最初从哪来的。此方最早叫作宜爱，有人说这是南唐国宫中之香，有美人

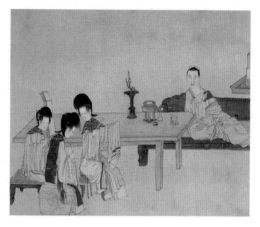

■〔清〕禹之鼎《乔元之三好图》（局部）

　　画中乔元之踞榻而坐，后面的案几上书卷堆积如山；左边三个女乐人正吹拉弹唱，而右侧他的妻子和女仆抬出一瓮新酒。书籍、香炉、女乐，充分展示出主人公豪宕放纵，不拘一格的性格特征。

叫作宜，很爱此香，所以得名。不知道宜爱是中主时的香，还是后主时的呢？香特别不简单，所以改名为意可，意思是使众生的业力不可限量。鼻孔徘徊在二十五种迷界之中，要寻求修行的提升，一定用此香为好。何况用酒泡玄参、用茶熬紫檀的时候，鼻子已经得到满足了呢。同时，心无定意的人，观摩此香或许能够全面透悟，这想必也是有可能的啊。

深静

海南沉香二两，羊胫炭四两。

沉水剉如小博骰，入白蜜五两，水解其胶，重汤慢火煮半日许，浴以温水，同炭杵为末，马尾筛，下之以煮蜜为剂，窨四十九日出之，入婆律膏三钱、麝一钱，以安息香一分和作饼子，亦得以瓷盒贮之。

荆州欧阳元老[1]为余处此香，而以一斤许赠别。元老[2]者，其从师[3]也，能受匠石之斤[4]，其为吏也，不剉庖丁之刃[5]，天下可人[6]也，此香恬澹[7]寂寞，非世所尚，时时下帷一炷，如见其人。

【注释】

〔1〕荆州欧阳元老：北宋人欧阳献（生卒年不详），为黄庭坚好友。

〔2〕元老：四库版《陈氏香谱》作"无老"，据《香乘》改。

〔3〕从师：跟老师学习。

〔4〕能受匠石之斤：《庄子》提到有一个郢都人，自己鼻尖上有了污渍，于是让石匠挥动利斧去掉污渍，却面不改色心不跳。"能受匠石之斤"即比喻以诚相托。

〔5〕不剉庖丁之刃：语出庖丁解牛的典故。据《庄子》记载，由于庖丁能够根据牛的解剖结构来用刀，因此他的刀十九年没有磨过，如同新的一样。"不剉庖丁之刃"即指深谙规律，办事得心应手。

〔6〕可人：能人。

〔7〕恬澹：清净淡泊。

【译文】

海南沉香二两、羊胫炭四两。

沉水香剉成小骰子的模样，放入白蜜五两，用水溶解蜜胶，隔水用慢火蒸煮半日多，用温水洗，与炭一起用杵捣成末，马尾筛筛过，放下去与蜜相煮，制成一剂，窖藏四十九日取出。再加入婆律膏三钱、麝香一钱，用安息香一分，和成饼状，也可以用瓷盒贮藏。

荆州的欧阳元老为我制作此香，赠我一斤多香作为临别之礼。欧阳元老，其从师学习，能够诚心受教，其做官，能够按规律办事，是天下的能人啊。此香清净淡泊，给人寂寞的感受，不是世人所推崇的。我每次在帷帐下点此香一炷，都仿佛见到了他。

小宗

海南沉水香一分（剉）、栈香半两（剉）、紫檀三分半[1]（生，用银石器炒[2]令紫色），三物皆令如锯屑。

苏合油二钱、制甲香一钱（末之）、麝一钱半（研）、玄参半钱（末之）、鹅梨二枚（取汁）。

青枣二十枚、水二碗煮，取小半盏同梨汁浸沉、栈、檀，煮一伏时，缓火取，令干，和入四物。炼蜜令小冷，搜和得所，入瓷盒窖一日。

南阳宗少文[3]嘉遁[4]江湖之间，援琴[5]作《金石弄》[6]，远山皆与之应声，其文献足以配古人。孙茂深[7]亦有祖风，当时贵人欲与之游不可得，乃使陆探微[8]画其像挂壁间观之。茂深惟喜闭阁焚香，遂作此馈之。时谓少文太宗，茂深小宗，故名小宗香。（大宗、小宗《南史》有传）

【注释】

〔1〕紫檀三分半：《香乘》作"二两半"。

〔2〕炒：四库版《陈氏香谱》作"妙"，显误，改之。

〔3〕宗少文：南朝刘宋时期画家宗炳（375—443），字少文，南阳人。

〔4〕嘉遁：合乎正道的隐退。

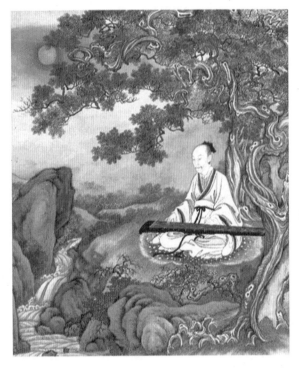

■〔清〕《雍正行乐图·竹林抚琴》（局部）

　　这套行乐图中，雍正皇帝化身各种身份，或为古代文人雅士，或为神话人物：如弹琴的高士、乘槎的仙人、采菊东篱的陶渊明、独钓寒江的老渔翁，等等。可以看出此画中烟雾缭绕，人物悠然自得。

〔5〕援琴：弹琴。

〔6〕《金石弄》：古曲名。

〔7〕茂深：指宗测，南朝萧齐时人，字茂深，为宗炳的孙子。

〔8〕陆探微（？—约 485）：南朝刘宋时期画家。

【译文】

　　海南沉水香一分（用锉刀锉）、栈香半两（用锉刀锉）、紫檀三分半（取生的，用银器或石器炒成紫色），三物皆要使之如锯屑。苏合油二钱、炮制过的甲香一钱（制成末）、麝一钱半（研磨）、玄参半钱（研磨成末）、鹅梨二枚（取汁）。

　　用青枣二十枚、水两碗同煮，取小半盏与梨汁一齐浸泡沉香、栈香和檀香，煮一昼夜，使火变小，取出干燥。再和入其他四物，用稍放冷的炼蜜拌和到适宜的程度，入瓷盒中窖藏一日。

　　南阳的宗少文隐居于江湖之间，弹起琴曲《金石弄》，远山皆发出回应的声音，其文献足以与古人相配。他的孙子茂深也有祖父之风，当时的贵人想要与他同游而不可得，于是贵人让陆探微画茂深的画像挂在墙壁上观看。宗茂深只喜欢在封闭的阁楼中焚香，于是贵人制作此香相赠。当时的人称少文为太宗，茂深为小宗，所以此香叫作小宗香。（大宗、小宗《南史》有传）

蓝成叔^[1]知府韵胜香

沉香、檀香、麝香各一钱，白梅肉（焙干秤）、丁香皮各半钱，拣丁香五粒，木香一字，朴硝半两（别研）。

右为细末，与别研二味入乳钵拌匀，密器收，每用薄银叶，如龙涎法烧之少歇即是。硝融隔火气，以水匀浇之，即复气通氤氲矣，乃郑康道御带^[2]传于蓝，蓝尝括于歌曰："沉檀为末各一钱，丁皮梅肉减其半。拣丁五粒木一字，半两朴硝柏麝拌。"此香韵胜以为名，银叶烧之，火宜缓。苏韬光云："每五料^[3]用丁皮梅肉各三钱、麝香半钱重，余皆同，且云以水滴之，一炷可留三日。"

【注释】

〔1〕蓝成叔：南宋官员。

〔2〕御带：宋代官职，相当于御前带刀侍卫。

〔3〕每五料：四库版《陈氏香谱》作"每五科"，据《香乘》改。

【译文】

沉香、檀香、麝香各一钱，盐梅肉（烤干称重）、丁香皮各半钱，精选丁香五粒，木香一字，朴硝半两（单独研磨）。以上各味制成细末，与单独研磨的两味在乳钵中拌匀，用密封的器皿收藏。每次用薄银叶，按照烧龙涎香的方法烧一会儿即可。朴硝融化，隔绝火气，用水均匀地浇，便又气通而烟弥漫了。此方是御带郑康道传给蓝成叔的，蓝成叔曾经概括成口诀道："沉檀为末各一钱，丁皮梅肉减其半。拣丁五粒木一字，半两朴硝柏麝拌。"此香韵味优美所以得名，用银叶烧香时，火宜缓。苏韬光说："每五料药使用丁香皮和梅肉各三钱重、麝香半钱重，其余都相同，并且说，以水来滴，一炷香香气可留三日。"

元御带清观香

沉香四两、金颜香（别研）、石芝、檀香各二钱半（末），龙涎二钱，麝香一钱半。

右用井花水和匀，砝石[1]砝细，脱花蒸之。

【注释】

〔1〕砝石：古代作水闸用的大石。此处可能指用平整的重石来舂压。

【译文】

沉香四两，金颜香（单独研磨）、石芝、檀香各二钱半（制成末），龙涎香二钱，麝香一钱半。以上用井花水和匀，用砝石砝细，脱成花样焚烧。

脱浴香

香附子（蜜浸三日，慢火焙干）、零陵香（酒浸一宿，慢火焙干）各半两，橙皮（焙干），楝花（晒干），槟查核、荔支壳各一两。

右并精细拣择为末，加龙脑少许，炼蜜拌匀，入瓷盒封窨十余日取烧。

【译文】

香附子（用蜜浸泡三日，慢火焙干）、零陵香（用酒浸一晚，慢火焙干）各半两，橙皮（焙干），楝花（晒干），槟查核、荔支壳各一两。

以上各味全部精挑细选制成末，加入龙脑香少许，用炼蜜拌匀，放入瓷盒中密封窨藏十几天，取出焚烧。

文英香

甘松、藿香、茅香、白芷、麝、檀香、零陵香、丁香皮、玄参、降真香各二两，白檀香半两。

右为末，炼蜜半斤，少入朴硝，和香蒸之。

【译文】

甘松香、藿香、茅香、白芷、麝香、檀香、零陵香、丁香皮、玄参、降真香各二两，白檀香半两。

以上制成末，加炼蜜半斤和少量朴硝，和香焚烧。

心清香

沉、檀各一指大，母丁香一分，丁香皮三钱[1]，樟脑一两，麝香少许，无缝炭四两。

右同为末拌匀，重汤煮蜜，去浮泡和剂，瓷器守窨。

【注释】

[1]丁香皮三钱:《香乘》作"丁香皮三分"。

【译文】

沉香、檀香各一指大，母丁香一分，丁香皮三钱，樟脑一两，麝香少许，无缝炭四两。

以上一齐制成粉末拌匀，将蜜隔水蒸煮，去除浮沫，与香末和成一剂，瓷器中保管窨藏。

琼心香

栈香半两、檀香一分（腊茶清煮）、丁香三十粒、麝香半钱、黄丹一分。

右为末，炼蜜和膏爇之。

又一方用龙脑少许。

【译文】

栈香半两、檀香一分（用腊茶清汤煮）、丁香三十粒、麝香半钱、黄丹一分。

以上制成粉末，用炼蜜和成膏状焚烧。

另有一个方子使用少许的龙脑香。

大真香[1]

沉香一两半[2]，白檀一两（细剉，白蜜半盏相和，蒸干），栈香二两，甲香一两（制），脑、麝各一钱（研入）。

右为细末和匀，重汤煮蜜为膏，作饼子，窨一月烧。

【注释】

〔1〕大真香:《香乘》作"太真香"。

〔2〕沉香一两半:《香乘》作"沉香一两"。

【译文】

沉香一两半，白檀一两（用锉刀锉细，与半盏白蜜相和，蒸干），栈香二两，甲香一两（炮制），龙脑香、麝香各一钱（研磨后加入）。

以上各味制成细末和匀，将蜜隔水蒸煮成膏，制成饼子，窨藏一月焚烧。

天真香

沉香三两(剉)、丁香(新好)、麝香木(剉炒)各一两，玄参(洗切，微炒香)、生龙脑各半两(别研)，麝香三钱(另研)，甘草末二钱，焰硝少许，甲香一分[1]（制过）。

右为末，与脑、麝和匀，用白蜜六两炼，去泡沫，入焰硝及香末，丸如鸡头大，爇之，熏衣最妙。

【注释】

〔1〕甲香一分:《香乘》作"甲香一钱"。

【译文】

沉香三两（用锉刀锉细）、丁香（选新而好的）、麝香木（用锉刀锉后炒）各一两，玄参(洗后切，稍微炒香)、生龙脑香各半两（单独研磨），麝香三钱（单独研磨），甘草末二钱，焰硝少许，甲香一分（炮制过）。以上制成粉末，与龙脑香、麝香和匀，取白蜜六两炼制，去掉泡沫，加入焰硝和香末，做成如芡实大的香丸，焚烧，熏衣最好。

玉蕊香

玄参半斤[1]（银器内煮干再炒，令微烟出），甘松四两，白檀二两[2]（剉）。右为末，真麝香、乳香各二钱研，入炼蜜，丸芡子大。

【注释】

〔1〕玄参半斤：《香乘》作"玄参半两"。

〔2〕白檀二两：《香乘》作"白檀二钱"。

【译文】

玄参半斤（银器内煮干再炒，令烟微微冒出），甘松香四两，白檀二两（用锉刀锉）。

以上制成末，取真麝香和乳香各二钱研磨，加入炼蜜，做成芡子大的香丸。

庐陵香

紫檀七十二铢（即三两，屑之，蒸一两半），栈香十二铢（半两），沉香六铢（一分），麝香三铢（一钱字），苏合香五铢（二钱二分，不用亦可），甲香二铢半（一钱，制），玄参末一铢半（半钱）。

右用沙梨[1]十枚切片，研绞取汁。青州枣二十枚，水二碗，浓煎汁，浸紫檀一夕，微火煮，滴入炼蜜及焰硝各半两，与诸香研和，窨一月爇之。

【注释】

〔1〕沙梨：蔷薇科梨属落叶乔木沙梨的果实。

【译文】

紫檀七十二铢（即三两，研为屑，蒸一两半），栈香十二铢（半两），沉香六铢（一分），麝香三铢（一枚钱舀一字之量），苏合香五铢（二钱二分，不用也可），甲香二铢半（一钱，炮制），玄参末一铢半（半钱）。

以上各味，用沙梨十枚切片，研磨绞碎取汁。取青州枣二十枚，水两碗，煎成浓汁，浸泡紫檀一夜，用小火煮，滴入炼蜜和焰硝各半两。与诸香一齐研磨，和香，窖藏一月焚烧。

康漕紫瑞香

白檀一两（错末），羊胫骨炭半秤[1]（捣罗）。

右用蜜九两，瓷器重汤煮熟，先将炭煤与蜜搜匀，次入檀末，更用麝香半钱或一钱，别器研细，以好酒化开，洒入前件药剂，入瓷罐封窖一月，旋取爇之，久窖尤佳。

【注释】

〔1〕秤：古代重量单位，一秤为 15 斤。

【译文】

白檀一两（锉成末），羊胫骨炭半秤（捣碎筛过）。

以上各味将九两蜜在瓷器中隔水蒸熟，先将炭煤与蜜搅拌均匀，接着加入檀香末，再用麝香半钱或一钱在单独的器皿中研细，以好酒化开，洒入前面的药剂中。放入瓷罐中密封窖藏一月，临用时取出焚烧，长期窖藏尤其好。

仙荬香

甘菊蕊（干）、檀香、灵灵香、白芷各一两，脑、麝各少许（乳钵研）。

右为末，以梨汁和剂，作饼子晒干。

【译文】

甘菊蕊（干）、檀香、灵灵香、白芷各一两，龙脑香、麝香各少许（乳钵研磨），以上制成末，用梨汁调和成一剂，制成饼状晒干。

降仙香

檀香末四两（蜜少许和为膏），参、甘松各二两，川灵灵一两，麝少许。

右为末，以檀香膏子和之，如常法窨爇。

【译文】

檀香末四两（用少许蜜和成膏），玄参、甘松香各二两，川零陵香一两，麝香少许。

以上制成末，以檀香膏子调和，按照惯常方法窨藏焚烧。

可人香

歌曰："丁香一分沉檀半，脑麝二钱中半良[1]。二两乌香杉炭是，蜜丸爇处可人香。"

【注释】

〔1〕丁香一分沉檀半，脑麝二钱中半良：《香乘》作"丁香沉檀各两半，脑麝三钱中半良。"

【译文】

歌谣道："丁香一分，沉香、檀香各半分，龙脑香、麝香共二钱，各一半为好。乌香二两，杉木炭，用蜜和成丸，焚烧起来香气可人。"

禁中非烟

歌曰："脑麝沉檀俱半两，丁香一分桂三钱。蜜丸和细为团饼，得自宣和禁闼[1]传。"

【注释】

〔1〕禁闼（tà）：宫廷。

【译文】

歌谣道："龙脑香、麝香、沉香、檀香各半两，丁香一分，桂皮三钱，用蜜细和成丸，制成圆饼。此方得自宣和年间，是宫中传出的。"

复古东阁云头香

占腊沉香十两，金颜香、拂手香各二两[1]，蕃栀子（别研）、石芝各一两，梅花脑一两半[2]，龙涎、麝香各一两，制甲香半两[3]。

右为末，蔷薇水和匀，如无，以淡水和之亦可，用碪石碪之，脱花，如常法爇。

【注释】

〔1〕金颜香、拂手香各二两：《香乘》作"金颜香、拂手香各三两"。

〔2〕梅花脑一两半：《香乘》作"梅花脑二两半"。

〔3〕龙涎、麝香各一两，制甲香半两：《香乘》此方龙涎香为二两，无麝香、甲香。

【译文】

占腊沉香十两、金颜香、拂手香各二两，蕃栀子（单独研磨）、石芝各一两，梅花龙脑一两半，龙涎香、麝香各一两，制甲香半两。

以上制成末，用蔷薇水和匀，如没有，以淡水调和亦可。用碪石碪之，脱出花样，按照惯常方法焚烧。

崔贤妃瑶英香

沉香四两，金颜香二两半，拂手香、麝香、石芝各半两，为细末，上石和碪，捏饼子，排银盏或盘内，盛夏烈日晒干，以新软刷子出其光，贮于锡盒内，如常法爇之。

【译文】

沉香四两，金颜香二两半，拂手香、麝香、石芝各半两，以上制成细末，石上和匀压，捏成饼子，排列在银盏或银盘内，盛夏时节在烈日下晒干，以新而软的刷子刷出光泽，贮藏在锡盒内，按照惯常方法焚烧。

元若虚[1]总管瑶英胜

龙涎一两、大食栀子二两、沉香十两（上等）、梅花脑七钱、麝香当门子半两。

先将沉香细剉，令极细，方用蔷薇水浸一宿，次日再上砝三五次，别用石砝龙脑等四味极细，方与沉香相合，和匀再上石砝一次，如水多用纸渗，令干湿得所。

【注释】

〔1〕元若虚：宋代官员，生平待考。

【译文】

龙涎香一两、大食栀子二两、沉香十两（上等）、梅花龙脑七钱、麝香当门子半两。

以上各味先将沉香锉细，用砝石砝得极细，再用蔷薇水浸一宿，次日再砝三五次。单独用石砝将龙脑香等四味砝至极细，方与沉香相合，和匀后再上一次石砝。如果水分多了就用纸浸，使其干湿得度。

韩钤辖[1]正德香

上等沉香十两，梅花片脑、蕃栀子各一两，龙涎、石芝、金颜香、麝香肉各半两。

右用蔷薇水和，令干湿得所，上砝石细砝，脱花爇之，或作数珠佩带。

【注释】

〔1〕钤辖：宋代武官名。

【译文】

上等沉香十两，梅花片脑、蕃栀子各一两，龙涎香、石芝、金颜香、麝香肉各半两。

以上各味，用蔷薇水调和，使之干湿得度，上砣石砣细，脱成花样焚烧，或者做成若干珠子佩戴。

滁州[1]公库天花香

玄参四两、甘松二两、檀香一两、麝香半钱。

除麝香别研外，余三味细锉如米粒许，白蜜六两拌匀，贮瓷罐内，久窨乃佳。

【注释】

〔1〕滁州：今安徽滁州。

【译文】

玄参四两、甘松香二两、檀香一两、麝香半钱。

以上各味除了麝香单独研磨外，其余三味锉成如米粒差不多细，用白蜜六两拌匀，贮藏在瓷罐内，长期窨藏才好。

玉春新料香[1]

沉香五两，栈香、紫檀各二两半，米脑一两，梅花脑二钱半，麝香七钱半，木香、丁香各一钱半，金颜香一两半，石脂半两（好），白芨二两半，胯茶一胯半。

右为细末，次入脑麝研匀，皂儿仁半斤浓煎膏，硬和杵千下，脱花阴干刷光，瓷器收贮，如常法爇之。

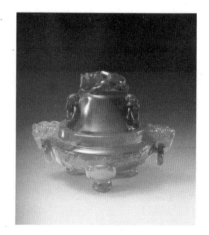

■〔清〕玛瑙螭纽狮足香炉

【注释】

〔1〕玉春新料香:《香乘》作"玉春新科香"。

【译文】

沉香五两,栈香、紫檀各二两半,米脑一两,梅花龙脑二钱半,麝香七钱半,木香、丁香各一钱半,金颜香一两半,石脂半两(挑好的),白芨二两半,铐茶一铐半。

以上制成细末,接着加入龙脑香、麝香研磨均匀,皂荚子半斤浓煎成膏,等变硬后与香和,用杵捣千下,脱出花样阴干,刷出光泽,在瓷器中收藏,按照惯常方法焚烧。

辛押陁罗^{〔1〕}亚悉香

沉香、兜娄香各五两,檀香、甲香各二两(制),丁香、大石芎^{〔2〕}、降真各半两,鉴临(别研,未详,或异名),米脑(白)、麝香各二钱,安息香三钱。

右为细末,以蔷薇水、苏合油和剂,作丸或饼,爇之。

【注释】

〔1〕辛押陁罗:宋神宗时期旅居中国的大食商人,曾出任广州蕃坊蕃长。

〔2〕大石芎:即大食芎,其物待考。

【译文】

沉香、兜娄香各五两,檀香、甲香各二两(炮制),丁香、大食芎、降真香各半两,鉴临(单独研磨,其药不详,或许是别名),米脑(白色)、麝香各二钱,安息香三钱。

以上制成细末,以蔷薇水、苏合油和成一剂,制成香丸或香饼,焚烧。

金龟香灯

香皮:每以烰炭研为细末,筛过,用黄丹少许和,使白芨研细,米汤调胶,烰炭末勿令太湿。

香心：茅香、藿香、零陵香、三赖子[1]、柏香[2]、印香[3]、白胶香。用水如法煮去松烟性，漉上待干，成堆碾[4]，不成饼。已上香等分，剉[5]为末，和令停[6]，独白胶香中半，亦研为末。以白芨为末，水调和，捏作一指大如橄榄形。

以烰炭为皮，如裹馒头入龟印[7]，却用针穿自龟口插，从龟尾出，脱去龟印，将香龟尾捏合焙干。烧时从尾起，自然吐烟于头，灯明而且香。每以油灯心或油纸燃火点之。

【注释】

〔1〕三赖子：即三奈。

〔2〕柏香：黑色的松香。

〔3〕印香：可能是某种印香，也可能有抄误。

〔4〕成堆碾：四库版《陈氏香谱》作"成惟碾"，显误，据《香乘》改。

〔5〕剉：四库版《陈氏香谱》作"挫"，显误，据《香乘》改。

〔6〕停：妥当，均匀。

〔7〕龟印：龟形模具。

【译文】

香皮：每次将烰炭研磨成细末，筛过，用少许黄丹调和，再将白芨研细，以米汤调成胶状，烰炭末不要弄得太湿。

香心：茅香、藿香、零陵香、三赖子、柏香、印香、白胶香。用水适当煮柏香，去掉其烟性，上滤网等待晾干，堆成堆来碾，不摊成饼状。以上各味香按照等同的分量，用锉刀锉成末和匀，只有白胶香分量减半，也研磨成末。将白芨制成末，与诸香和水调和，捏成一指大小如橄榄的形状。

以烰炭为香皮，像裹馒头一样塞入龟印，接着用针从龟口穿入，从龟尾处插出，再脱去龟印，将香龟尾部捏合焙干。烧香时从尾部开始，香烟自然从头部吐出，灯光明亮而且散发香气。每次使用此香，以油灯芯或油纸燃火后点香。

瑞龙香

沉香一两，占城麝檀、占城沉香各三钱，迦兰木[1]、龙脑[2]各二钱，大食栀子花、龙涎各一钱，檀香、笃耨各半钱，大食水五滴，蔷薇水不拘多少。

右为极细末，拌和令匀，于净石上砥如泥，入模脱。

【注释】

〔1〕迦兰木：参见"伽阑木"条。

〔2〕龙脑：《香乘》作"龙脑二钱金脚者"。

【译文】

沉香一两，占城麝檀、占城沉香各三钱，迦阑木、龙脑香各二钱，大食栀子花、龙涎香各一钱，檀香、笃耨香各半钱，大食水五滴，蔷薇水不论多少。

以上制成极细的粉末，拌和均匀，在干净的石头上压成泥状，放进模具中脱出花样。

华盖香

脑、麝各一钱，香附子（去毛）、白芷、甘松、零陵香叶、茅香、檀香、沉香各半两，松薥、草豆蔻各一两（去壳），酸枣肉（以肥红小者，湿生者尤妙）。

右为细末，炼蜜用枣水煮成膏汁，搜和令匀，水臼捣之，以不粘为度，丸如鸡头实，烧之。

【译文】

龙脑香、麝香各一钱，香附子（去毛）、白芷、甘松香、零陵香叶、茅香、檀香、沉香各半两，松上艾薥香、草豆蔻各一两（去壳），酸枣肉（用小个、肥厚、红色的，湿生的尤其好）。

以上制成细末，将炼蜜用枣水煮成膏汁，与香末拌和均匀，臼中加水捣香，捣至不粘为止，做成如同芡实一样大的香丸焚烧。

宝林香

黄熟香、白檀香、栈香、甘松（去毛）、藿香叶、荷叶、紫背浮萍[1]各一两，茅香半斤（去毛，酒浸以蜜拌，炒令黄色）。

右为末，炼蜜和匀，丸如皂子大，无风处烧之。

【注释】

〔1〕紫背浮萍：紫萍科植物紫背浮萍。

【译文】

黄熟香、白檀香、栈香、甘松香（去毛）、藿香叶、荷叶、紫背浮萍各一两，茅香半斤（去毛，酒浸后以蜜相拌，炒至黄色）。

以上制成粉末，用炼蜜和匀，做成如皂荚子大的香丸，在没有风的地方焚烧。

巡筵[1]香

龙脑一分[2]，乳香半钱，荷叶、浮萍、旱莲[3]、风松[4]、水衣[5]、松萪各半两。

右为细末，炼蜜和匀，丸如弹子大，慢火烧之。从主人位，以净水一盏，引烟入水盏内，巡筵旋转，香烟接了，去[6]水盏，其香终而方断。

以上三方亦名三宝殊薰。

【注释】

〔1〕巡筵：循着宴席的座位。

〔2〕龙脑一分：《香乘》作"龙脑一钱"。

〔3〕旱莲：指旱莲草，为菊科植物鳢肠（Ēclipta prostrata）。四库版《陈氏香谱》作"旱蓬"，据《香乘》改。

〔4〕瓦松：四库版《陈氏香谱》作"风松"，据《香乘》改。

〔5〕水衣：即青苔。

〔6〕去：四库版《陈氏香谱》无此，据《香乘》增。

【译文】

龙脑一分，乳香半钱，荷叶、浮萍、旱蓬、风松、水衣、松上艾蒳香各半两。以上制成细末，用炼蜜和匀，做成如同弹子大小的香丸，用慢火焚烧。从主人的座位开始，以干净的水一盏，引烟入水盏内，循着席上座位转一圈，香烟首尾连接完毕，移去水盏，香燃烧结束，烟气才断。

以上三个香方又名"三宝殊薰"。

宝金香

沉、檀各一两，乳香（别研）、紫矿[1]、金颜（别研）、安息香（别研）、甲香各一钱，麝香半两[2]（别研），石芝（净）、白豆蔻各二钱，川芎、木香各半钱[3]，龙脑[4]（别研，三钱），排香[5]四钱。

右为粗末拌匀，炼蜜和剂，捏作饼，金箔为衣，用如常法。

【注释】

〔1〕紫矿：紫胶虫科昆虫紫胶虫在豆科植物紫矿树树枝上所分泌的胶质。《香乘》用量为二钱。

〔2〕麝香半两：《香乘》作"麝香二钱"。

〔3〕川芎、木香各半钱：《香乘》此二味用量均为一钱。

〔4〕龙脑：《香乘》用量为二钱。

〔5〕排香：《香乘》此方无排香。

【译文】

沉香、檀香各一两，乳香（单独研磨）、紫矿、金颜香（单独研磨）、安息香（单独研磨）、甲香各一钱，麝香半两（单独研磨），石芝（干净的）、白豆蔻各二钱，川芎、木香各半钱，龙脑香（单独研磨，三钱），排香四钱。

以上制成粗末拌匀，用炼蜜和成一剂，捏成饼状，以金箔为衣，按照惯常方法使用。

云盖香

艾叶、艾蒳、荷叶、扁柏叶^[1]各等分，右烧存性为末，炼蜜和，别香作剂，用如常法，芬芳袭人。

【注释】

〔1〕扁柏叶：柏科植物侧柏的枝梢及叶。

【译文】

艾叶、艾蒳、荷叶、扁柏叶各自分量等同，以上各味焚烧但保存药性，制成粉末，用炼蜜调和其他的香，制成一剂，按照惯常方法使用，芬芳袭人。

佩熏诸香

笃耨佩香

沉香末一斤，金颜末十两，大食栀子花、龙涎各一两，龙脑五钱。

右为细末，蔷薇水徐徐和之得所，臼杵极细，脱范子，用如常法。

【译文】

沉香末一斤，金颜香末十两，大食栀子花、龙涎香各一两，龙脑香五钱。

以上制成细末，用蔷薇水徐徐调和得当，在臼中杵至极细，脱出模样，按照惯常方法使用。

梅蕊香

丁香、甘松、藿香叶、白芷各半两，牡丹皮一钱，零陵香一两半，舶上茴香一钱^[1]。

同㕮咀贮绢袋，佩之。

【注释】

〔1〕舶上茴香一钱:《香乘》作"舶上茴香五分"。

【译文】

丁香、甘松、藿香叶、白芷各半两,牡丹皮一钱,零陵香一两半,进口茴香一钱。

一齐锉碎贮于绢袋内佩戴。

荀令十里香

丁香半两强,檀香、甘松、零陵香各一两,生脑少许,茴香半钱弱(略炒)。

右为末,薄纸贴[1],纱囊盛佩之。其茴香生则不香,过炒则焦气,多则药气,少则不类花香,须逐旋斟酌添,使旖旎。

【注释】

〔1〕贴:同"帖",旧时妇女置放缝纫用品的器物,此处作动词,意为包起来。

【译文】

丁香半两稍多,檀香、甘松香、零陵香各一两,生龙脑香少许,茴香半钱略少(稍微炒一下)。

以上制成粉末,用薄纸包起来,放在纱囊内佩戴。茴香若是生的则不香,炒过头了则有焦气,放多了则有药气,放少了则不像花香,必须逐渐慢慢斟酌着添加,使之香气芬芳。

■〔清〕改琦《宫娥梳髻图》

画作中仕女形象纤细俊秀,用笔轻柔流畅,落墨洁净,敷色清雅。画中描画清晨晓妆的情景,一个宫娥披发而坐,另一宫娥正帮她用香油梳头。画中人物的造型、神态活灵活现,富有生活情趣。

洗衣香

牡丹一两、甘松一钱。

右为末，每洗衣最后泽[1]水，入一钱香着衣上，经月不歇。

【注释】

〔1〕泽：同"释"，排放。

【译文】

牡丹一两、甘松香一钱。

以上各味制成粉末，每次洗衣最后脱水的时候，加入一钱香末在衣服上，一整月香气也不消散。

假蔷薇面花

甘松、檀香、零陵香、丁香[1]各一两，藿香叶[2]、黄丹[3]、白芷[4]、香墨[5]、茴香[6]各一钱，脑、麝为衣。

右为细末，以熟蜜和，拌稀稠得所，随意脱花，用如常法。

【注释】

〔1〕丁香：《香乘》用量为半两。

〔2〕藿香叶：《香乘》用量为半两。

〔3〕黄丹：《香乘》用量为二分。

〔4〕白芷：《香乘》用量为五分。

〔5〕香墨：为松烟和入胶汁、香料等加工制成之墨。《香乘》用量为一分。

〔6〕茴香：《香乘》用量为三分。

【译文】

甘松香、檀香、零陵香、丁香各一两，藿香叶、黄丹、白芷、香墨、茴香各一钱，龙脑香、麝香作最外面的香衣。

以上各味制成细末，用熟蜜拌和至稀稠得度，按照自己的想法脱出花样，按照惯常方法使用。

玉华醒醉香

采牡丹蕊，与荼蘼花清酒拌浥润[1]得所，当风阴一宿，杵细，捏作饼子，窨干，以龙脑为衣。置枕间，芬芳袭人，可以醒醉。

【注释】

〔1〕浥（yì）润：《香乘》作"浥润"。

【译文】

采牡丹花蕊，与荼蘼花清酒拌和至湿润得度，当风阴晾一晚，用杵捣细，捏作饼状，窨藏干燥，以龙脑香为香衣。置于枕间，芬芳袭人，可以醒酒。

衣香

零陵香一斤，甘松、檀香各十两，丁香皮、辛夷各半[1]，茴香六分[2]。

右捣粗末，入龙脑少许，贮囊佩之，香气着衣，汗浥愈馥。

【注释】

〔1〕丁香皮、辛夷各半：此处疑有抄误或脱文。《香乘》作"丁香皮五两、辛夷二两"。

〔2〕茴香六分：《香乘》作"茴香二钱（炒）"。

【译文】

零陵香一斤，甘松香、檀香各十两，丁香皮、辛夷各半，茴香六分。

以上各味捣成粗末，加入龙脑香少许，贮于囊中佩戴，香气沾衣，汗湿后愈加芳馥。

蔷薇衣香

茅香、零陵香、丁香皮各一两（剉碎，微炒），白芷、细辛、白檀各半两，茴香一分[1]。

右同为粗末，可爇可佩。

【注释】

〔1〕茴香一分：《香乘》作"茴香三分（微炒）"。

【译文】

茅香、零陵香、丁香皮各一两（锉刀锉碎，略炒），白芷、细辛、白檀各半两，茴香一分。

以上一同制成粗末，可以焚烧，也可以佩戴。

牡丹衣香

丁香、牡丹皮、甘松各一两（同为末），龙脑[1]（别研）、麝香各一钱（别研）。同和，以花叶纸贴佩之，或用新绢袋贴，着肉香如牡丹。

【注释】

〔1〕龙脑：《香乘》用量为二钱。

【译文】

丁香、牡丹皮、甘松香各一两（一同制成粉末），龙脑香（单独研磨）、麝香（单独研磨）各一钱。

以上各味一同拌和，用花叶纸包起来佩戴，或用新绢袋包起来，贴身佩戴香气如牡丹。

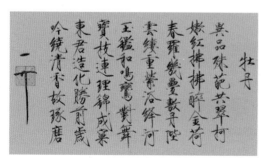

■ 宋徽宗《宋代墨宝册》之《宋徽宗牡丹诗》（局部）

该作品华丽富贵，疏密自然，用笔洒脱，线条粗细有致，笔势圆转流畅，书写时以手腕为轴心，少了点刚硬，多了些柔和，充分表现出了瘦金书体的婀娜之美。

芙蕖^{〔1〕}香

丁香、檀香、甘松各一两，零陵香、牡丹皮各半两，茴香一分^{〔2〕}。

右为末，入麝香少许研匀，薄纸贴之，用新帕子裹，出入着肉，其香如新开莲花。临时更入茶末、龙脑各少许，不可火焙，汗渑愈香。

【注释】

〔1〕芙蕖：即莲花。

〔2〕茴香一分：《香乘》作"茴香二分（微炒）"。

【译文】

丁香、檀香、甘松香各一两，零陵香、牡丹皮各半两，茴香一分。

以上制成粉末，加入少许麝香研磨均匀，以薄纸将香包起来，用新帕子裹好，出入贴身佩戴，其香气如新开的莲花。临用时再加入茶末、龙脑香各少许，不可用火焙烤，汗湿后更香。

御爱梅花衣香

零陵叶四两，藿香叶^{〔1〕}、檀香各二两，甘松三两（洗净，去土，干，秤），白梅霜^{〔2〕}（捣碎罗净，秤）、沉香各一两，丁香（捣）、米脑各半两，麝一钱半^{〔3〕}（别研）。

以上诸香并须日干，不可见火，除脑、麝、梅霜外，一处同为粗末，次入脑、麝、梅霜拌匀，入绢袋佩之。此乃内侍^{〔4〕}韩宪所传。

【注释】

〔1〕藿香叶：《香乘》用量作三两。

〔2〕白梅霜：日久生霜的盐梅。

〔3〕麝一钱半：《香乘》作"麝香三钱"。

〔4〕内侍：在皇帝宫廷侍奉的人，多为宦官。

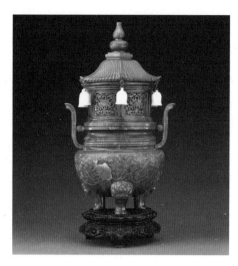

■〔清〕碧玉塔式炉

【译文】

零陵叶四两，藿香叶、檀香各二两，甘松香三两（洗净去土，干燥后称重），生霜盐梅（捣碎筛干净，称重）、沉香各一两，丁香（捣碎）、米脑各半两，麝香一钱半（单独研磨）。

以上诸香都须晒干，不可见火，除了龙脑香、麝香、白梅霜外，一齐捣成粗末，接着加入龙脑香、麝香、生霜盐梅拌匀，放入绢袋中佩戴。此香为内侍韩宪所传。

梅花衣香

零陵香、甘松、白檀、茴香各半两（微炒），丁香一分[1]，木香一钱。

右同为粗末，入脑、麝少许，贮囊中。

【注释】

〔1〕丁香一分：《香乘》用量为一钱。

【译文】

零陵香、甘松香、白檀、茴香各半两（略炒），丁香一分，木香一钱。

以上各味一同制成粗末，加入龙脑香、麝香少许，放在香囊中。

梅萼衣香

丁香二钱，零陵香、檀香各一钱，舶上茴香、木香各半钱，甘松、白芷各一钱半，脑、麝各少许。

右同剉。候梅花盛开，晴明无风雨，于黄昏前择未开含蕊者，以红线系定，至清晨日未出时，连梅蒂摘下。将前药同拌阴干，以纸衣贮纱囊佩之，馤馦可爱。

【译文】

丁香二钱，零陵香、檀香各一钱，进口茴香、木香各半钱，甘松香、白芷各一钱半，龙脑香、麝香各少许。以上各味一同锉刀锉细。等梅花盛开的时候，于晴朗无风雨的黄昏来临之前选择含蕊未开的梅花，以红线系定，到清晨日未出之时，连梅蒂一齐摘下。将前面的香药与梅花一同拌和阴干，以纸作衣，贮于纱囊内佩戴，香气馤馦，惹人喜爱。

莲蕊衣香

莲花蕊一钱（干研），零陵香半两，甘松四钱，藿香、檀香、丁香各三钱，茴香、白梅肉各一分[1]，龙脑少许。

右为末，入龙脑研匀，薄纸贴，纱囊贮之。

【注释】

〔1〕茴香、白梅肉各一分：《香乘》作"茴香二分（微炒），白梅肉三分"。

【译文】

莲花蕊一钱（选干的研磨），零陵香半两，甘松香四钱，藿香、檀香、丁香各三钱，茴香、盐梅肉各一分，龙脑香少许。

以上制成粉末，加入龙脑香研磨均匀，用薄纸包起来，贮放在纱囊中。

浓梅衣香

藿香叶、早春茶芽各二钱，丁香十枚，茴香半字，甘松、白芷、零陵香各三钱。

右同剉，贮绢袋佩之。

【译文】

藿香叶、早春茶芽各二钱，丁香十枚，茴香半字，甘松香、白芷、零陵香各三钱。

以上各味一齐锉刀锉细，贮于绢袋内佩戴。

裛衣香（一）

丁香[1]（别研），郁金各十两，零陵香六两，藿香、白芷各四两，苏合香、甘松、杜蘅各三两，麝香少许。

右为末，盛袋佩之。

【注释】

〔1〕丁香：《香乘》用量为一两。

【译文】

丁香（单独研磨）、郁金香各十两，零陵香六两，藿香、白芷各四两，苏合香、甘松香、杜蘅各三两，麝香少许。

以上制成粉末，放入袋中佩戴。

裛衣香（二）

零陵香一斤，丁香、苏合香各半斤，甘松三两，郁金、龙脑各二两，麝香半两。

右并须精好者，若一味恶即损许[1]，香同捣如麻豆，以夹绢袋贮之。

【注释】

〔1〕许:《香乘》作"诸",如彼断句则为"若一味恶即损诸香。同捣如麻豆"。

【译文】

零陵香一斤，丁香、苏合香各半斤，甘松香三两，郁金香、龙脑香各二两，麝香半两。

以上都必须精选好的，如果一味较差便要逊色一些，香一齐捣碎如麻豆，用夹绢袋贮放。

贵人绝汗香

丁香一两（为粗末），川椒〔1〕六十粒。

右以二味相和，绢袋盛而佩之，辟绝汗气。

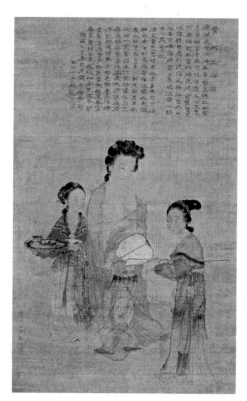

■〔明〕仇英《贵妃出浴图》

画中人物有一股浴后的清新丽质之态，妍雅婀娜之韵。画作描绘了贵妃出浴后，侍女为其献上香粉、香露，供其使用。

【注释】

〔1〕川椒：川花椒。

【译文】

丁香一两（制成粗末），川花椒六十粒。

将以上二味相和，用绢袋盛装佩戴，可摒除隔绝汗气。

内苑蕊心衣香

藿香、益智仁[1]、白芷、蜘蛛香[2]各半两，檀香、丁香、木香各一钱[3]，右同捣粗末裹置衣笥中。

【注释】

〔1〕益智仁：姜科植物益智的果实。

〔2〕蜘蛛香：败酱科植物蜘蛛香的干燥根茎和根。

〔3〕檀香、丁香、木香各一钱：《香乘》作"檀香二钱，丁香三钱，木香二钱"。

【译文】

藿香、益智仁、白芷、蜘蛛香各半两，檀香、丁香、木香各一钱。

以上一同捣成粗末，包裹起来，置于纳衣的竹箱中。

胜兰衣香

零陵香、茅香、藿香各二钱，独活、大黄各一钱，甘松一钱半[1]，牡丹皮、白芷、丁皮、桂皮各半钱。

以上用水净洗，干再用，酒略喷碗，盛蒸少时，用三赖子二钱（豆腐浆蒸，以盏盖定）、檀一钱细剉，合和令匀，入麝香少许。

【注释】

〔1〕甘松一钱半：四库版《陈氏香谱》作"甘松钱半"，据《香乘》增。

【译文】

零陵香、茅香、藿香各二钱，独活、大黄各一钱，甘松香一钱半，牡丹皮、白芷、丁皮、桂皮各半钱。以上各味用水洗净，晾干再用，以酒略喷碗上，盛香蒸一小会，再将二钱三奈（用豆腐浆蒸，小碗盖稳）、一钱檀香锉细，与诸香合和均匀，加入麝香少许。

香爨[1]

零陵香、茅香、藿香、甘松、松子（捶碎）、茴香、三赖子（豆腐同蒸过）、檀香、木香、白芷、土白芷、肉桂、丁香、丁皮、牡丹皮、沉香各等分，麝香少许。

右用好酒喷过，日晒干，以剪刀切碎，碾为生料，筛罗粗末，瓦坛收顿[2]。

【注释】

〔1〕爨（cuàn）：灶。

〔2〕收顿：储存。

【译文】

零陵香、茅香、藿香、甘松香、松子（捶碎）、茴香、三奈（与豆腐一起蒸过）、檀香、木香、白芷、土白芷、肉桂、丁香、丁皮、牡丹皮、沉香各等分，麝香少许。

以上各味用好酒喷过，太阳下晒干，用剪刀切碎，碾作生料，筛滤成粗末，用瓦坛储存。

软香（一）

丁香（加木香少许同炒）、心子红[1]（若作黑色不用）、沉香各一两，白檀、金颜、黄蜡、三赖子各二两，龙脑半两（三钱亦可），苏合油不拘多少，生油少许[2]，白胶香半斤（灰水于沙锅内煮，候浮上暑[3]，掠入凉水搦[4]块，再用皂角水三四盏复煮[5]，以香色白为度，秤二两入香用）。

右先将蜡于定瓷器内溶开，次下白胶香，次生油，次苏合油，搅匀取碗置地，候大温入众香，每一两作一丸，更加乌笃耨一两尤妙。如造黑色者，不用心子红，入香墨二两，烧红为末和剂，如前法。可怀，可佩，可置扇柄把握。

【注释】

〔1〕心子红：即心红，又名银硃，为人工制成的赤色硫化汞，鲜红色的粉末，有毒。《香乘》用量为二两。

〔2〕生油少许：《香乘》作"生油不计多少"。

〔3〕曑：此处不可解，或为"處"之误写。译文略去不译。

〔4〕搦（nuò）：握。

〔5〕复煮：四库版《陈氏香谱》无此二字，据《香乘》增。

【译文】

丁香（加木香少许，一同炒）、心子红（若做黑色的香则不用）、沉香各一两，白檀、金颜香、黄蜡、三奈各二两，龙脑香半两（三钱亦可）。

苏合油不论多少，生油少许，白胶香半斤（用灰水在砂锅内煮，等香浮上来，快速投入凉水中握成块状，再用皂角水三四盏再煮，到香为白色为止，称二两入香用）。

以上各味，先将黄蜡在定窑瓷器内融化开，接着下白胶香，然后生油，然后苏合油，搅匀后将碗放在地上，等差不多放温了加入众香，每一两香做成一个香丸，再加一两黑笃耨香尤其好。如果制作黑色的香，不使用心子红，加入香墨二两，烧红后制成粉末和入剂中，如同前面的方法一样。可入怀中，可佩戴，可置于扇柄供把握。

软香（二）

笃耨香、檀香末、麝香各半两，金颜香五两（牙子[1]香，为末），苏合油三两，银朱一两，龙脑三钱[2]。

右为细末，用瓷器或银器于沸汤锅内顿放[3]，逐旋倾入苏合油，搅和停匀为度，取出泻入水中，随意作剂。

【注释】

〔1〕牙子：古代各行商业中的中间经纪人。

〔2〕龙脑三钱：《香乘》作"龙脑二钱"。

〔3〕顿放：放置。

【译文】

笃耨香、檀香末、麝香各半两，金颜香五两（贩子卖的香，制成粉末），苏合油三两，银朱一两，龙脑香三钱。

以上制成细末，用瓷器或银器放置在沸水的锅中，渐渐倒入苏合油，搅和均匀为止，再取出泻入水中，随自己的想法做成一剂。

广州吴家软香

金颜香半斤（研细），苏合油二两，沉香一两（末），脑、麝各一钱（别研），黄蜡二钱，芝麻油一钱（腊月者，经年尤佳）。

右将油蜡同销镕，放令微温，和金颜、沉末令匀，次入脑、麝与苏合油同搜，仍于净石版上，以木槌击数百下，如常法用之。

【译文】

金颜香半斤（研磨细），苏合油二两，沉香一两（制成粉末），龙脑香、麝香各一钱（单独研磨），黄蜡二钱，芝麻油一钱（取腊月的，一年以上的尤其好）。

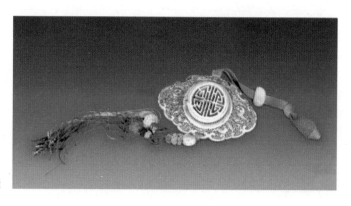

■ 古代香囊

以上各味，将苏合油和黄蜡一同融化，将其稍微放温，与金颜香、沉香末调和均匀，接着加入龙脑香、麝香，与苏合油一同搅拌，再在干净的石板上，用木槌槌击数百下，按照惯常方法使用。

翟仲仁[1]运使[2]软香

金颜香半两，苏合油三钱[3]，脑、麝各一匙[4]，乌梅肉二钱半（焙干）。

右先以金颜、脑、麝、乌梅肉为细末，后以苏合油相合和，临时相度鞭软得所，欲色红，加银朱二钱半[5]，欲色黑，加皂儿灰三钱（存性）。

【注释】

〔1〕翟仲仁：其人不详，待考。《香乘》作"翟仁仲"。

〔2〕运使：古代官名。水陆运使、转运使、盐运使等的简称。

〔3〕苏合油三钱：《香乘》用量作"以拌匀诸香为度"。

〔4〕脑、麝各一匙：《香乘》此二味用量均为"一字"。

〔5〕银朱二钱半：《香乘》作"银朱二两半"。

【译文】

金颜香半两，苏合油三钱，龙脑香、麝香各一匙，乌梅肉二钱半（烤干）。

以上各味，先将金颜香、龙脑香、麝香、乌梅肉制成细末，然后用苏合油相和合，临用时要看软硬是否得当，想要红色，加银朱二钱半，想要黑色，加皂荚子灰三钱（烧后存性）。

宝梵院主软香

沉香二两[1]、金颜香半斤[2]（细末）、龙脑四钱、麝香二钱[3]、苏合油二两半、黄蜡一两半。

右细末，苏合与蜡重汤镕和，捣诸香，入脑子更杵千余下。

【注释】

〔1〕沉香二两:《香乘》作"沉香三两"。

〔2〕金颜香半斤:《香乘》作"金颜香五钱"。

〔3〕麝香二钱:《香乘》作"麝香五钱"。

【译文】

沉香二两、金颜香半斤(制成细末)、龙脑香四钱、麝香二钱、苏合油二两半、黄蜡一两半。

以上制成细末,将苏合油与黄蜡隔水蒸煮融化相合,捣碎诸香,加入龙脑香再杵千余下。

熏衣香

茅香四两(细剉,酒洗微蒸),零陵香、甘松各半两,白檀二钱(错末),丁香二钱[1],白梅[2]三个(焙干取末)。

右同为粗末,入米脑少许,薄纸贴,佩之。

【注释】

〔1〕丁香二钱:《香乘》作"丁香二钱半"。

〔2〕白梅:四库版《陈氏香谱》作"白干",据《香乘》改。

【译文】

茅香四两(锉细,酒洗后微蒸),零陵香、甘松香各半两,白檀二钱(锉为末),丁香二钱,白梅三个(烤干取粉末)。

以上一同制成粗末,加入米脑少许,用薄纸包好佩戴。

蜀主熏御衣香

丁香、栈香、沉香、檀香、麝香[1]各一两,甲香三两[2](制)。

右为末,炼蜜放冷令匀,入窨月余,用如前(见第一卷)。

【注释】

〔1〕麝香:《香乘》用量作二两。

〔2〕甲香三两:《香乘》作"甲香一两"。

【译文】

丁香、栈香、沉香、檀香、麝香各一两,甲香三两(炮制)。

以上制成粉末,将炼蜜放冷后和匀,地窖中窖藏月余,按前面所讲方法使用(见第一卷)。

新料熏衣香

沉香一两、栈香七钱、檀香半钱[1]、牙硝一钱、甲香一钱(制如前)、豆蔻一钱[2]、米脑一钱[3]、麝香半钱,先将沉、檀、栈为粗末,次入麝拌匀,次入甲香并牙硝、银朱一字,再拌炼蜜和匀,上糁脑子,用如常法。

【注释】

〔1〕檀香半钱:《香乘》作"檀香五钱"。

〔2〕豆蔻一钱:《香乘》此方无豆蔻。

〔3〕米脑一钱:《香乘》作"米脑四钱"。

【译文】

沉香一两、栈香七钱、檀香半钱、牙硝一钱、甲香一钱(按照前面方法炮制)、豆蔻一钱、米脑一钱、麝香半钱,以上各味先将沉香、檀香、栈香制成粗末,接着加入麝香拌匀,接着加入甲香、牙硝和一字银朱,再将炼蜜拌和均匀,上面洒龙脑香,按照惯常方法使用。

《千金月令》[1]熏衣香

沉香、丁香皮各二两,郁金二两(细切),苏合香、詹糖香各一两(同苏合和作饼),小甲香四两半(以新牛粪汁二升[2]、水三升和煮,三分去二取出,以净水淘，刮去上肉，焙干，又以清酒二升、蜜半合和，煮令酒尽，以物搅，候干，以水洗去蜜，暴干，另为末）。

右将诸香末和匀，烧熏如常法。

【注释】

〔1〕《千金月令》：唐代医学家孙思邈所著医书。

〔2〕新牛粪汁二升：《香乘》用量为三升。

【译文】

沉香、丁香皮各二两，郁金香二两（切细），苏合香、詹糖香（与苏合香一起和成饼）各一两，小甲香四两半（以新牛粪汁二升和水三升同煮，煮去三分之二水取出，以干净水淘洗，刮去上面的肉再焙干，又以清酒二升、蜜一升合和，煮至酒尽，用东西搅拌等晾干，用水洗去蜜，再晒干，单独制成粉末）。

将以上诸香末和匀，按照惯常方法焚烧熏衣。

熏衣芬积香

沉香二十五两（剉），栈香（剉）、檀香（剉，腊茶清炒黄）、甲香（制法如前）、杉木烰炭各二十两，零陵叶、藿香叶、丁香、牙硝各十两，米脑三两（研），梅花龙脑二两〔1〕（研），麝香五两〔2〕（研），蜜十斤（炼和香）。

右为细末，研脑、麝，用蜜和搜令匀，烧熏如常法〔3〕。

【注释】

〔1〕梅花龙脑二两：《香乘》作“梅花龙脑一两”。

〔2〕麝香五两：《香乘》作“麝香一两五钱”。

〔3〕“右为细末……如常法”一句：四库版《陈氏香谱》无此句，据《香乘》增。

【译文】

沉香二十五两（用锉刀锉），栈香（用锉刀锉）、檀香（用锉刀锉，加腊茶清汤炒黄）、甲香（炮制方法如前）、杉木烰炭各二十两，零陵叶、藿香叶、丁香、牙硝各十两，米脑三两（研磨），梅花龙脑二两（研磨），麝香五两（研磨），蜜十斤（炼后和香）。

以上制成细末，研磨龙脑香、麝香，用蜜搅拌均匀，按照惯常方法焚烧熏衣。

熏衣衙香

生沉香（剉）、栈香各六两（剉），檀香（剉腊茶清炒）、生牙硝[1]各十二两，生龙脑（研）、麝香各九两[2]（研），甲香六两[3]（炭灰煮二日，洗净，再加酒蜜同煮干），白蜜（比香斤[4]加倍用炼熟）。

右为末，研入脑麝，以蜜搜和令匀，烧熏如常法。

【注释】

〔1〕生牙硝:《香乘》生牙硝用量为"六两"。

〔2〕九两:《香乘》作"二两"。

〔3〕甲香六两:《香乘》作"甲香一两"。

〔4〕斤:《香乘》作"斤两"。

【译文】

生沉香（用锉刀锉）、栈香（用锉刀锉）各六两，檀香（用锉刀锉，加腊茶清汤炒）、生牙硝各十二两，生龙脑（研磨）、麝香（研磨）各九两，甲香六两（用炭灰煮两日，洗净后再加酒和蜜一同煮干），白蜜（比香的重量加倍，用炼熟的蜜）。

以上制成粉末，研磨龙脑香和麝香加入，用蜜搅拌和匀，按照惯常方法焚烧熏衣。

涂傅诸香

傅身香粉

英粉[1]（别研），青木香、麻黄根[2]、附子（炮）、甘松、藿香、零陵香各等分。

右除英粉外，同捣罗为细末，以生绢夹袋[3]盛之，浴罢傅身上。

【注释】

〔1〕英粉：糯米粉。四库版《陈氏香谱》作"英粉"，显误，据《香乘》改。

〔2〕麻黄根：麻黄科植物草麻黄或中麻黄的干燥根茎。

〔3〕夹袋：随身携带、用来盛放零碎杂物的袋子。四库版《陈氏香谱》误为"夹带"，改之。

【译文】

英粉（单独研磨），青木香、麻黄根、附子（炮制）、甘松香、藿香、零陵香各自等分。

以上各味除了英粉之外，一同捣碎筛罗为细末，以生绢夹袋盛装，沐浴完毕后涂抹身上。

拂手香

白檀香三两（滋润者剉末，用蜜三钱化汤一盏许炒，令水尽，稍觉湆湿，焙干，杵罗细末），米脑一两（研），阿胶一片。

右将阿胶化汤打糊，入香末搜拌匀，于木臼中捣三五日，捏作饼子，或脱花窨干，穿穴[1]线悬于胸间。

【注释】

〔1〕穿穴：穿洞。

【译文】

白檀香三两（选滋润的锉成末，用三钱蜜化成差不多一盏汤来炒，使水气炒尽，觉得湿了些就焙干，用杵捣筛成细末），米脑一两（研磨），阿胶一片。

将阿胶化成汤打糊，加入香末搅拌均匀，在木臼中捣三五日，捏成饼状，或者脱出花样窖藏阴干，在上面打洞穿线，悬于胸间。

梅真香

零陵叶、甘松、白檀、丁香、白梅末各半两，脑、麝少许。

右为细末，糁衣、傅身皆可用之。

【译文】

零陵香叶、甘松香、白檀香、丁香、盐梅末各半两，龙脑香、麝香少许。

以上制成细末，洒衣、涂身皆可使用。

香发木犀油

凌晨摘木犀花半开者，拣去茎蒂，令净。高量一斗，取清麻油一斤，轻手拌匀，捺瓷器中，厚以油纸，密封罐口，坐于釜内，以重汤煮一饷久，取出安顿稳燥处，十日后倾出，以手泚[1]其清液，收之。最要封闭最密，久而愈香。如此油匀入黄蜡，为面脂，馨香也。

【注释】

〔1〕泚（cǐ）：出汗，此处形容用手来充当滤布，使液体像汗一样流出。四库版《陈氏香谱》作"泚"，显误，据《香乘》改。

【译文】

凌晨采摘半开的木樨花，拣去茎蒂，使之干净。量一斗的花，则取一斤清麻油，用手轻轻将花拌匀，在瓷器中按紧，用厚厚的油纸密封罐口，放在锅里隔水蒸煮一会儿，取出后安置在一直干燥的地方，十天后倒出来，以手滤出清液收起来。最关键是要封闭到最紧，时间越长越香。如果此油均匀加入黄蜡，制成面脂，十分馨香。

香饼

凡烧香用饼子，须先烧令通赤，置香炉内，俟有黄衣生，方徐徐以灰覆之，仍手试火气紧慢。

【译文】

凡用香饼烧香，必须先将其烧至通红，置于香炉内，等外面发黄，才慢慢用香灰覆盖，再用手试火气猛缓。

耐久香饼

硬[1]炭末五两，胡粉[2]、黄丹各一两。

同捣细末，煮粳米胶[3]和匀，捏饼子晒干，每用烧令赤，炷香经久，或以针沙代胡粉，煮枣代粳米胶。

【注释】

〔1〕硬：四库版《陈氏香谱》作"鞕"，据《香乘》改之。

〔2〕胡粉：中药名，主要成分为碱式碳酸铅，为矿物铅加工制成的碱或碳酸铅。

〔3〕糯米胶：四库版《陈氏香谱》作"粳米胶"，显为抄误，据《香乘》改之。

【译文】

硬炭末五两，胡粉、黄丹各一两。

以上各味一同捣成细末，将粳米煮成胶和匀，捏成饼状晒干，每次使用将其烧红，燃香持久，或者用针沙代替胡粉，煮枣子代替粳米胶。

长生香饼

黄丹四两，干蜀葵花（烧灰）、干茄根[1]各二两（烧灰），枣半斤（去核）。

右为细末，以枣肉研作膏同和匀，捏作饼子，窖晒干，置炉而火，耐久不熄。

【注释】

〔1〕茄根：茄科茄属植物茄的根。

【译文】

黄丹四两，干蜀葵花（烧成灰）、干茄根（烧成灰）各二两，枣半斤（去核）。

以上制成细末，将枣肉研成膏一同和匀，捏成饼状，窖藏晒干，置炉内点火，可耐久不熄。

终日香饼

羊胫炭一斤（末），黄丹、定粉各一分，针沙少许（研匀）。煮枣肉杵膏拌匀，捏作饼子，窖二日，便于日中晒干，如烧香毕，水中蘸灭，可再用。

【译文】

羊胫炭一斤（制成末），黄丹、定粉各一分，针沙少许（研磨均匀）。煮枣肉杵成膏拌匀，捏成饼状，窖藏两日，便在中午晒干，如果烧香结束，在水中蘸灭，可以再次使用。

丁晋公文房七宝香饼

青州枣一斤（和核用），木炭二升[1]（末），黄丹半两，铁屑二两（造针处有），定粉、细墨各一两，丁香二十粒。

右同捣为膏，如干时再加枣，以模子脱作饼如钱许，每一饼可经昼夜。

【译文】

青州枣一斤（连核一并使用），木炭二升（制成末），黄丹半两，铁屑二两（造针的地方有），定粉、细墨各一两，丁香二十粒。

以上一同捣成膏，若水干的时候再加枣，用模子脱成如钱币大小的饼状，每块饼可持续一昼夜。

香煤

近来焚香取火，非灶下即蹈[1]炉中者，以之供神佛、格[2]祖先，其不洁多矣，故用煤以扶接[3]火饼。

【注释】

〔1〕蹈：冒险朝某个方向去。

〔2〕格："佫"的借字，到达之意。

〔3〕扶接：帮助。

【译文】

近来焚香取火，不是在灶下就是从火炉中，用其供神佛、迎祖先，是非常不洁的，所以就用香煤来帮助点燃香饼。

日禅师[1]香煤

杉木夫炭四两，竹夫炭[2]、硬[3]羊胫炭各二两，黄丹、海金沙各半两。

右同为末拌匀，每用二钱置炉中，纸灯防烧，候透红，以冷灰薄覆。

【注释】

〔1〕日禅师：《香乘》作"月禅师"。

〔2〕竹夫炭：《香乘》用量为一两。

〔3〕硬：四库版《陈氏香谱》作"鞭"，据《香乘》改。

【译文】

杉木夫炭四两，竹夫炭、硬羊胫炭各二两，黄丹、海金沙各半两。

以上各味一同制成末拌匀，每次用取二钱置于香炉中，用纸灯芯点燃，等烧透红，用冷灰薄薄地覆盖。

阎资钦[1]香煤

柏叶多采之，摘去枝梗净洗，日中曝干，剉碎，不用坟墓间者，入净罐内，以盐泥[2]固济。炭火煅之存性细研，每用一二钱，置香炉灰上，以纸灯点，候匀编[3]。焚香时时添之，可以终日。（或烧柏子存性，作火尤妙。）

【注释】

〔1〕阎资钦（生卒年待考）：北宋儿科医生，字资钦，一生研究儿科名医钱乙的医术，收集钱氏医方及著作，集成《小儿药证直诀》三卷，另撰《重广保生信效方》（已佚）。

〔2〕盐泥：盐场过滤海水用的泥土，沉积了很高的盐分。

〔3〕匀编：意不可解，或为"匀遍"之误，译文按"匀遍"译。

【译文】

多采摘一些柏叶，摘去枝梗洗净，中午晒干，用锉刀锉碎，不用坟墓之间的，装入干净罐子内，以盐泥封固。用炭火猛烧柏叶末，但保存其性，再研细，每次使用一两钱，置于香炉灰上，用纸灯芯点燃，等其周身燃烧均匀。焚香时时添加，可以持续整日。（或者烧柏子存性，点燃后特别好。）

香品器

香炉

　　香炉不拘银、铜、铁、锡、石，各取其便用。其形或作狻猊[1]、獬豸[2]、凫鸭[3]之类，计[4]随其人之当[5]意作。头贵穿窾，可泄火气，置窍不用太多[6]，使香气回薄，则能耐久。

【注释】

〔1〕狻（suān）猊（ní）：狮子的古称。

〔2〕獬（xiè）豸（zhì）：传说中能分辨是非曲直的神兽。

〔3〕凫（fú）鸭：水鸭。

〔4〕计：考察。

〔5〕当：适当。

〔6〕太多：四库版《陈氏香谱》作"大都"，据《香乘》改。

【译文】

　　制作香炉，质不拘泥于银、铜、铁、锡、石，各人选取自己方便的使用。香炉的外形，有做成狻猊、獬豸、凫鸭之类的，看制作者适合做什么。随人的

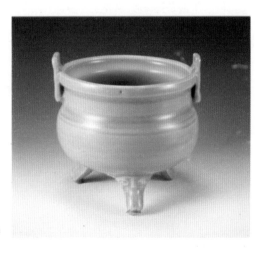

■〔元〕龙泉窑鼎式炉

喜好去做。香炉顶以穹隆形为好，最重要的是穿孔要能使火气外泄，打孔不用太多，使香气回旋喷薄，则能持久。

香盛

盛即盒也，其所用之物与炉等，以不生涩枯燥者皆可，仍不用生铜，铜易腥渍。

【译文】

香盛即香盒，所采用的物料与香炉一样，只要是较温润的材料都可以，便用看上去较温润的材料，仍旧不用生铜的，铜容易有腥气和污渍。

香盘

用深中者，以沸汤泻中，令其气蓊郁[1]，然后置炉其上，使香易着物。

【注释】

〔1〕蓊（wěng）郁：浓郁。

【译文】

用内部深的盘子，将沸汤倒入其中，使其水气浓密，然后将香炉置于其上，使香气容易附着在物体上。

香匙

平灰、置火，则必用圆者；分香、抄末则必用锐者。

【译文】

铺平香灰、放置炭火，则一定用圆的香匙；分离香团、抄取香末，则一定用尖的香匙。

香箸

和香取香，总宜用箸。

【译文】

和香与取香，总适合用筷子。

香壶

或范金[1]，或埏[2]为之，用盛匕[3]箸。

【注释】

〔1〕范金：用模子浇铸金属器皿。

〔2〕埏（shān）：用泥制作陶器。四库版《陈氏香谱》无"土"字，据《香乘》增。

〔3〕匕：指香匙。

【译文】

或者用模子铸成金属壶，或者用泥制陶来制作香壶，用以盛装香匙和香箸。

香罂[1]

窨香用之，深中而掩上。

【注释】

〔1〕罂（yīng）：古代大腹小口的酒器。

【译文】

用以窨香，将调配好的香料放入罂肚中，把罂口封住。

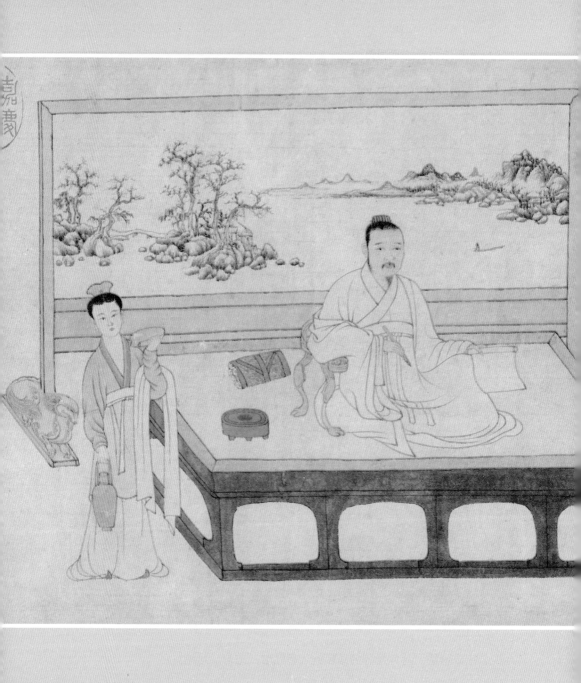

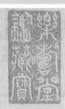

卷四

古代圣人对"香"的恭敬和推崇是
十分深厚的，置办宝物的方法有着
无穷的精妙，被世世代代敬奉香火
的人忠守，几乎没有一日间断。

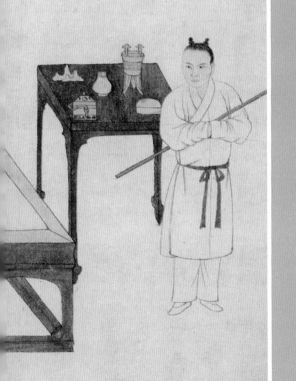

香 珠

香珠

香珠之法，见诸道家者流，其来尚矣。若夫茶、药之属，岂亦汉人含鸡舌之遗制乎？兹故录之，以备闻见，庶几[1]免一物不知[2]之议云。

【注释】

〔1〕庶几：或许可以。

〔2〕一物不知：对某一事物有所不知。比喻知识尚有欠缺。

【译文】

香珠的制作方法，见于诸道家流派，其来由很久了。像茶、药之类的东西，难道也是含鸡舌香的汉代人遗留下来的吗？所以这里记录下来，以备闻见，或许可以免去知识有欠缺的议论吧。

孙廉访[1]木犀香珠

木犀花蓓蕾未开全者，开则无香矣。露未晞[2]时，先用布幔铺地，如无幔，净扫树下地面，令人登梯上树，打下花蕊，收拾归家，择去梗叶，须精拣花蕊，用中样[3]石磨磨成浆，次以布复包裹，榨压去水。将已干花料盛贮新瓷罐内，逐旋取出于乳钵内，研令细软，用小竹筒为则度[4]筑[5]剂，或以滑石平片刻窍取则，手握圆如小钱大，竹签穿孔置盘中，以纸四五重衬，借日傍阴干。稍健，百颗作一串，小竹弓绷[6]挂当风处。次至八九分干取下，每十五颗以净洁水略略揉洗去皮，透青黑色，又用盘盛于日影中晒干。如天气阴晦，纸隔之于幔火上，焙干，新绵裹，以时时取观，则香味可数年不失，其磨乳圆洗之际，忌秽污妇女、银器、油、盐等触犯。《琐碎录》云："木犀香念珠，须入少西木香。"

【注释】

〔1〕廉访：廉访使，宋元时期官名，主管监察事务。

〔2〕晞（xī）：干燥。

〔3〕中样：中等。

〔4〕则度：模子、范式。

〔5〕筑：捣。

〔6〕绷（bēng）：张开。

【译文】

选蓓蕾没有完全开放的木樨花，开了便没有香气了。露水未干之时，先用布帐子铺地，如果没有布帐子，将树下地面打扫干净，让人爬梯子上树，打下花蕊，收捡回家，择去茎叶，须要精心挑拣出花蕊，用中等石磨磨成花浆，接着再用布包裹起来榨压去水。将干燥后的花料盛装存贮在新瓷罐内，等用时逐步取出，在乳钵内研得细而软，用小竹筒做模子捣成一剂，或将平展的滑石片凿孔作为模子，用手握成像小钱大小的丸子，竹签穿孔，放在盘中，用四五层纸垫衬，在阳光旁边阴干。稍硬一些后将百颗香丸制成一串，用小竹弓绷着挂在当风的地方。然后，晾至八九分干取下，每十五颗香丸用洁净的水微微揉洗去皮，露出青黑色，又用盘子盛装在太阳影子里晒干。如果天气阴晦，用纸隔着香丸在慢火上焙干，用新丝绵包起来，以便时时可取出察看，这样香味可以数年不失。磨洗乳丸的时候，切忌不洁妇女、银器、油、盐等人或物触碰。《琐碎录》载："木樨香做念珠，须加入少量西木香。"

龙涎香珠

大黄一两半，甘松一两三钱[1]，川芎一两半，牡丹皮一两三钱[2]，藿香一两三钱[3]，三奈子一两三钱[4]（以上六味，并用酒发，留一宿，次五更以后药一处拌匀，于露天安，待日出晒干用），白芷二两、零陵香一两半，丁香皮一两三钱[5]，檀香三两，滑石一两三钱（别研）[6]，白芨六两（煮糊），均香[7]二两（炒干），白矾一两三钱[8]（二味另研），好栈香二两，秦皮一两三钱[9]，樟脑一两，麝香半字。

右圆，晒如前法，旋入龙涎、脑、麝。

【注释】

〔1〕甘松一两三钱：《香乘》作"甘松一两二钱"。

〔2〕牡丹皮一两三钱：《香乘》作"牡丹皮一两二钱"。

〔3〕藿香一两三钱：《香乘》作"藿香一两二钱"。

〔4〕三奈子一两三钱：《香乘》作"三奈子一两一钱"。

〔5〕丁香皮一两三钱：《香乘》作"丁香皮一两二钱"。

〔6〕滑石一两三钱：《香乘》作"滑石一两二钱"。

〔7〕均香：此味未知其香，或有抄误。

〔8〕白矾一两三钱：《香乘》作"白矾一两二钱"。

〔9〕秦皮一两三钱：秦皮，中药名，为木樨科植物白蜡树的干燥枝皮或干皮。《香乘》作"春皮一两二钱"。

【译文】

大黄一两半，甘松香一两三钱，川芎一两半，牡丹皮一两三钱，藿香一两三钱，三奈子一两三钱（以上六味，都用酒发其性，留一晚，然后五更以后在一处拌匀，于露天安放，等日出晒干用），白芷二两、零陵香一两半，丁香皮一两三钱，檀香三两，滑石一两三钱（单独研磨），白芨六两（煮成糊），均香二两（炒干），白矾一两三钱（以上二味单独研磨），好栈香二两，秦皮一两三钱，樟脑一两，麝香半字。

以上各味制成丸子，按照前面方法晒干，临用时将樟脑、麝香加入龙涎香珠。

收香珠法

凡香环、佩带、念珠之属，过夏后须用木贼草[1]擦去汗垢，庶不蒸坏，若蒸损者，以温汤洗过晒干，其香如初。

【注释】

〔1〕木贼草：木贼科植物木贼的干燥地上部分。

【译文】

凡是香环、佩带、念珠之类，夏天过后须用木贼草擦去汗垢，几乎不会蒸坏，如果蒸坏了，用温汤洗后晒干，其香如初。

香 药

丁沉煎圆

丁香二两半，沉香四钱，木香一钱，白豆蔻二两、檀香二两，甘草四两。

右为细末，以甘草熬膏和匀，为圆如鸡头大，每用一丸，噙[1]化，常服，调顺三焦，和养营卫[2]，治心胸痞满[3]。

【注释】

〔1〕噙（qín）：含在口里。

〔2〕营卫：中医术语，营气与卫气。营气即营养物质，是指人体必需的各种物质；卫气是指防卫免疫体系及消除外来的机体内生的各种异物的功能。

〔3〕痞满：指由于脾胃功能失调，升降失司，胃气壅塞，出现以脘腹满闷不舒为主症的病证。以自觉胀满，触之无形，按之柔软，压之无痛为临床特点。

【译文】

丁香二两半，沉香四钱，木香一钱，白豆蔻二两，檀香二两，甘草四两。

以上制细末，将甘草熬成膏状，和匀，制成如芡实大小的香丸，每次使用一丸，用口含化，常服可调顺三焦，调养营气和卫气，治疗心胸痞满。

木香饼子

　　木香、檀香、丁香、甘草、肉桂、甘松、缩砂、丁皮、莪术[1]各等分。

　　以上制莪术醋煮过，用盐水浸出醋，水[2]浸三日，为末，蜜和，同甘草膏为饼，每服三五枚。

【注释】

〔1〕莪（é）术（zhú）：姜科植物蓬莪术、广西莪术或温郁金的干燥根茎。

〔2〕水：四库版《陈氏香谱》作"米"，据《香乘》改。

【译文】

　　木香、檀香、丁香、甘草、肉桂、甘松香、缩砂仁、丁皮、莪术各自等分，莪术用醋煮过后，用盐水浸出醋，浆米浸泡三日，制成粉末，以蜜相和，同甘草膏一起制成香饼，每次服三五枚。

香　茶

经进[1]龙麝香茶

　　白豆蔻一两（去皮），白檀末七钱，百药煎五钱，寒水石五分[2]（薄荷汁制），麝香四钱[3]，沉香三钱（梨汁制），片脑二钱半[4]，甘草末三钱，上等高茶[5]一斤，

　　右为极细末，用净糯米半升煮粥，以密布绞取汁，置净碗内放冷，和剂不可稀软，以硬[6]为度，于石版上杵一二时辰，如粘黏，用小油[7]二两，煎沸，入白檀香三五片，脱印时以小竹刀刮背上，上令平。

【注释】

〔1〕经进：曾经进呈皇帝御览。

〔2〕寒水石五分:《香乘》作"寒水石五钱"。

〔3〕麝香四钱:《香乘》作"麝香四分"。

〔4〕片脑二钱半:《香乘》作"片脑二钱"。

〔5〕高茶：精品茶。

〔6〕硬：四库版《陈氏香谱》作"鞭"，据《香乘》改。

〔7〕小油：据《广群芳谱》记载"脂麻炼熟，与小油无异"，小油应是与芝麻油接近但原料不同的一种油。

【译文】

白豆蔻一两（去皮），白檀末七钱，百药煎五钱，寒水石五分（用薄荷汁炮制），麝香四钱，沉香三钱（梨汁炮制），片脑二钱半，甘草末三钱，上等高茶一斤。

以上各味制成极细的粉末，用半升净糯米煮粥，以密布绞粥取汁，置于干净碗内放冷，和成一剂，不能稀软，以硬为合适，在石板上用杵捣一两个时辰，煎沸的小油二两，加入三五片白檀香，脱花模时用小竹刀将油刮在模具里面，敷平。

事 类

香尉

汉雍仲子[1]进南海香，拜洛阳尉[2]，人谓之"香尉"。（《述异记》）

【注释】

〔1〕雍仲子：四库版《陈氏香谱》作"仲雍子"，据《洪氏香谱》《海录碎事》改。

〔2〕洛阳尉:《洪氏香谱》《海录碎事》作"涪阳尉"。

【译文】

汉代的雍仲子进献南海香，拜为洛阳尉，人们称他为"香尉"。(《述异记》)

香户

南海郡有采香户。(《述异记》)

海南俗以贸香为业。(《东坡文集》)

【译文】

南海郡有采香的人家。(《述异记》)

海南习惯上以卖香为业。(《东坡文集》)

香市

南方有香市，乃商人交易香处。(《述异记》)

【译文】

南方有香市，是商人交易香的地方。(《述异记》)

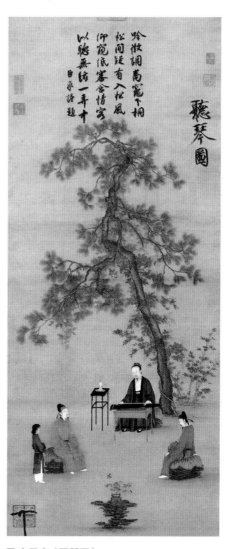

■ 宋徽宗《听琴图》

画面正中一枝苍松，枝叶郁茂，凌霄花攀缘而上，树旁翠竹数竿。松下人物抚琴轻拢慢捻，另二人坐于下首恭听，一侧身一仰面，神态恭谨。画上仅用松竹石表示庭院环境，清幽的香气、悠扬的琴韵在松竹间流动。

香洲

朱崖郡[1]洲[2]中出诸异香，往往有不知名者。(《述异记》)

【注释】

〔1〕朱崖郡：古代在雷州半岛和海南设置的行政区。

〔2〕洲：水中陆地曰洲，香洲即今海南岛。

【译文】

朱崖郡的岛上出产各种异香，往往有不知道名字的香。(《述异记》)

香溪

吴宫有香水溪，俗云西施浴处，又呼为脂粉塘，吴王宫人濯袚[1]于此溪上源，至今犹香。

【注释】

〔1〕濯袚(fú)：古代除灾求福的祭祀仪式。

【译文】

吴王宫有香水溪，俗称西施沐浴之处，又称为脂粉塘，吴王宫里的人在这条溪的上游源头处举行濯袚之礼，至今仍有香气。

香篆

镂木为篆纹以之范，香尘然于饮食或佛象前，有至二三尺径者。(《洪谱》)香蔼雕盘。(《坡词》)

【译文】

将木头镂刻出篆纹作为模具，在吃饭时或于佛像前燃烧香尘，有直径达二三尺的。(《洪氏香谱》)

香烟氤氲在雕花的盘子上。(《苏东坡词》)

香缨

诗："亲结其缡[1]。"注云："缡，香缨[2]也，女将嫁，母结缨而戒之。"

【注释】

〔1〕缡（lí）：古代女子出嫁时所系的佩巾。

〔2〕缨：用线或绳等做的装饰品。

【译文】

诗经："双亲为她结缡。"注释说："缡，即香缨，女儿将要出嫁的时候，母亲结缨并进行告诫。"

香囊

晋谢玄常佩紫罗香囊，谢安患之，而不欲伤其意，自戏赌取香囊焚之，玄遂止。

又古诗云："香囊悬肘后。"

后蜀文澹生五岁，谓母曰：有五色香囊在杏林[1]下。往取得之，乃澹前生五岁失足落井，今再生也。（并本传[2]）

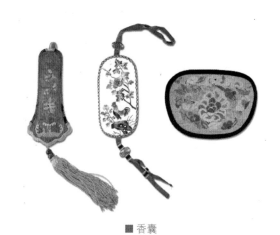

■香囊

【注释】

〔1〕杏林：四库版《陈氏香谱》作"否林"，显误，据《香乘》改。

〔2〕本传：传记文的一种，记载一人的生平事迹及其著作等，与"别传"相对。

【译文】

晋代的谢玄时常佩戴紫罗香囊，谢安对此很担忧，但又不想伤谢玄的心，自己便戏言与谢玄打赌，赢取香囊后烧掉，谢玄于是停止了这项爱好。

又有古诗说："香囊悬肘后。"

后蜀的文澹五岁时对母亲说："杏林下有五色的香囊。"母亲过去，取得了香囊。这是因为文澹的前世五岁时失足落井，现在再世转生了。(都来自其本传)

香童

唐元宝[1]好宾客，务[2]于华侈器玩，服用僭[3]于王公，而四方之士尽仰归焉。常于寝帐床前，刻镂童子，人捧七宝博山香炉，日暝[4]焚香彻曙，其骄贵如此。(《天宝遗事》)

【注释】

〔1〕元宝：指唐代商人王元宝（生卒年不详），靠贩运琉璃发家，富可敌国。

〔2〕务：追求。

〔3〕僭（jiàn）：超越。

〔4〕暝：日落。

【译文】

唐代王元宝喜好宾客，追求奢华的器具玩物，服饰和用度超越自己的身份，比肩王公，而四方之士都景仰归附。王元宝常常刻镂一个童子放在寝帐床前，童子手捧七宝博山香炉，黄昏时焚香一直到天亮，是如此骄傲显贵。

香岩童子

香岩童白佛言："我诸比丘烧水沉香，香气寂然，来入鼻中，非木非空，非烟非火，去无所着，来无所从，由是意[1]销[2]，发明[3]无漏[4]，得阿罗汉[5]。"(《楞严经》)

【注释】

〔1〕意：六根之一，指知觉器官所有的知觉能力。

〔2〕销：同"消"，消失。

〔3〕发明：创造性地阐发前人不知的义理。

〔4〕无漏：没有烦恼。在佛学中，漏为烦恼之别称。

〔5〕阿罗汉：佛学用语，指断绝烦恼的人，也称罗汉。

【译文】

香岩童子对佛称："我看见比丘们烧沉水香，香气悄然而至，来到我的鼻中。那香气不是因为木头，不是因为空气，不是因为烟，也不是因为火，没有去处，也没有来处，于是意根消失，发现了新的义理，除却了烦恼，成了断绝烦恼的罗汉。"(《楞严经》)

宗超香

宗超尝露坛[1]行道[2]，奁中香尽，自然满溢，炉中无火，烟自出。(《洪谱》)

【注释】

〔1〕露坛：平地上用土、石筑起的高台，供检阅军队和祭祀之用。

〔2〕行道：修道。

【译文】

宗超曾经在露坛上修道，匣子里的香燃尽之后自然变满，香炉中没有火，香烟自然生出。(《洪氏香谱》)

栈槎

番禺民忽于海旁，得古槎，长丈余，阔六七尺，木理甚坚，取为溪桥。数年后，有僧过而识之，谓众曰："此非久计，愿舍衣钵，资易为石桥，即求此槎为薪。"众许之，得栈香数千两。(《洪谱》)

【译文】

番禺的百姓，忽然在海边得到一个长一丈有余的古代木筏，宽六七尺，木头的纹理十分坚硬，便拿来建造溪上的桥。几年后，有僧人路过认出来，对众人说："这样造桥并非长久之计，我愿意舍去我的衣钵，卖成钱建造石桥，只求这个筏子当柴烧。"众人答应了，僧人由此得到了数千两栈香。

披香殿

汉宫阙名。长安有合欢殿、披香殿。(《郡国志》)

【译文】

汉代宫殿的名字。长安有合欢殿、披香殿。(《郡国志》)

采香径

吴王阖闾起响屧廊[1]、采香径。(《郡国志》)

【注释】

〔1〕响屧(xiè)廊：春秋时吴王宫中的廊名。屧，木鞋子。

【译文】

吴王阖闾建造了响屧廊、采香径。(《郡国志》)

柏香台

汉武帝作柏香台[1]，以柏香闻数十里。(《本纪》)

【注释】

〔1〕柏香台：《史记》作"柏梁台"。

【译文】

汉武帝建柏香台，用柏木造，香气数十里可闻。(《本纪》)

三清台

王审知[1]之孙昶[2]袭为闽王，起三清台三层，以黄金铸像，日焚龙脑、薰陆诸香数斤。(《五代史·十国世家》)

【注释】

〔1〕王审知（862—925）：五代十国时期闽国建立者。

〔2〕昶（chǎng）：王继鹏，后改名王昶，五代十国时期闽国君主。

【译文】

王审知的孙子王昶袭闽王之位，建造三层高的三清台，用黄金铸像，每天焚烧龙脑香、薰陆香等各种香数斤。(《五代史·十国世家》)

沉香床

沙门[1]支法[2]有八尺沉香床。(《异苑》[3])

【注释】

〔1〕沙门：古印度对出家人的总称。

〔2〕支法：支法存，晋代医僧，其先辈为胡人，后移居广州，所著有《申苏方》五卷，后佚。

〔3〕《异苑》：南朝宋刘敬叔（生卒年待考）所撰志怪小说集。

【译文】

沙门支法存有八尺沉香床。

沉香亭

开元中，禁中初重木芍药（即今牡丹也），得四本，红、紫、浅红、通白者，上因移植于兴庆池东沉香亭前。(《李白集》)

敬宗时，波斯国进沉香亭子，拾遗李汉谏曰："沉香为亭，何异琼台瑶

室？"（本传）

【译文】

开元年中，宫中开始看重木芍药（即今天的牡丹），得到红色、紫色、浅红和通白四株，皇帝于是移植到兴庆池东的沉香亭前。（《李白集》）

唐敬宗时，波斯国进献沉香亭子，拾遗李汉进谏称："沉香木造亭子，跟琼台瑶室有什么分别？"（本传）

沉香堂

隋越国公杨素[1]大治第宅，有沉香堂。

【注释】

〔1〕杨素（544—606）：隋朝杰出的军事家、统帅，灭陈后封越国公。

【译文】

隋朝越国公杨素大修宅第，有沉香堂。

沉香火山

隋炀帝每除夜殿前设火山数十，皆沉香木根。每一山焚沉香数车，以甲煎沃之，香闻数十里。（《续世说》[1]）

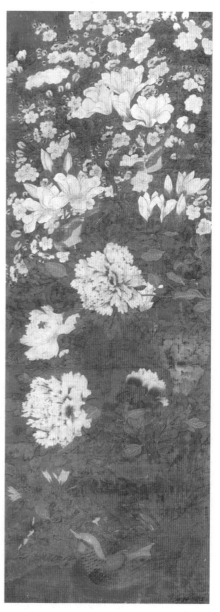

■〔五代〕徐熙《玉堂富贵图》

画中上方玉兰初吐芳华，海棠飞艳溢彩，秀石之后，几丛牡丹姹紫嫣红，一只野雉正徜徉其间。从整幅图中来看，画中所有画面被牡丹、玉兰、海棠、禽鸟和假山石充溢，十分紧密，有明显的装饰性，使观者一望而生富丽之感。

【注释】

〔1〕《续世说》：北宋孔平仲（1044—1111）所撰逸事小说集，仿《世说新语》体例，主要记南北朝至唐五代朝野逸事。

【译文】

隋炀帝每到除夕之夜，在殿前设置数十座火山，皆是沉香木根。每座山要焚数车沉香，再用甲煎覆盖，香气数十里可闻。（《续世说》）

沉香山

华清温泉汤中，叠沉香为方丈、瀛洲。（《明皇杂录》）

【译文】

在华清池温泉汤中，将沉香木叠作方丈洲和瀛洲。（《明皇杂录》）

沉屑泥壁

唐宗楚客[1]造新第，用沉香红粉以泥壁，每开户则香气蓬勃。（《洪谱》）

【注释】

〔1〕宗楚客（?—710）：唐代大臣，宰相，诗人。

【译文】

唐代的宗楚客造新房，用沉香红粉作泥壁，每次开门便香气蓬勃。（《洪氏香谱》）

檀香亭

宣州观察使杨牧造檀香亭子，初成，命宾落[1]之。（《杜阳编》）

【注释】

〔1〕落：古代宫室建成时举行祭礼。

【译文】

宣州观察使杨牧造檀香亭子，刚建成，命宾客为之举行仪式。(《杜阳杂编》)

檀槽

天宝中，中官[1]白秀贞自蜀使回得琵琶以献，其槽以沙檀为之，温润如玉，光耀可鉴。李宣古[2]诗云："琵琶声亮紫檀槽[3]。"

【注释】

〔1〕中官：宫内之官。

〔2〕李宣古（生卒年不详）：唐代诗人。四库版《陈氏香谱》作"李宣"，显误，补之。

〔3〕琵琶声亮紫檀槽：此句出自李宣古《杜司空席上赋》。

【译文】

天宝年间，宫中官员白秀贞从蜀地出使回宫，得琵琶进献，其弦槽用沙檀制作，温润如玉，光耀可鉴。

李宣有诗道："琵琶声亮紫檀槽。"

麝壁

南齐废帝东昏侯[1]涂壁皆以麝香。(《鸡石集》[2])

【注释】

〔1〕东昏侯：即南朝齐第六位皇帝萧宝卷（483—501）。

〔2〕《鸡石集》：其书不详。

【译文】

南齐废帝东昏侯涂抹墙壁都用麝香。(《鸡石集》)

麝枕

置真麝香于枕中，可绝恶梦。

【译文】

将真麝香放置于枕中，可以断绝噩梦。

龙香拨

贵妃琵琶以龙香板为拨。

【译文】

杨贵妃的琵琶是用龙香木料制成的拨子。

香阁

后主起临春、结绮、望春三阁，以沉檀香木为之。(《陈书》[1])

杨国忠尝用沉香为阁，檀香为栏槛，以麝香、乳香筛土和为泥饰阁壁。每于春时，木芍药盛开之际，聚宾于此阁上赏花焉。禁中沉香亭远不侔此壮丽也。(《天宝遗事》)

【注释】

〔1〕《陈书》：唐朝人姚思廉（557—637）所著纪传体史书，记南朝自陈武帝陈霸先即位至陈后主陈叔宝亡国前后三十三年间史实。

【译文】

《陈书》载："陈后主修建临春、结绮、望春三阁，以沉檀香木为之。"(《陈书》)

《天宝遗事》载："杨国忠曾用沉香木造楼阁，用檀香作栏槛，用麝香、乳香、筛土和成泥装饰阁壁。每到春天木芍药盛开之际，将宾客聚于此阁上赏花。宫中的沉香亭远远比不上此阁壮丽。"(《天宝遗事》)

香床

隋炀帝于观文殿前两厢[1]为堂十二间，每间十二宝厨[2]，前设五方香床，缀贴金玉珠翠。每驾至，则宫人擎香炉在辇[3]前行。(《隋书》)

【注释】

[1]厢：在正房前面两旁的房屋。

[2]宝厨：即宝橱，一种收藏、放置东西的家具，前面有门。

[3]辇(niǎn)：古代用人拉着走的车子，后多指天子或皇家坐的车子。

【译文】

隋炀帝在观文殿前的两厢建造了十二间堂屋，每间堂屋置十二个宝橱，宝橱前设五方香床，贴上金玉珠翠作为点缀。每当皇帝驾到，宫人便手擎香炉在辇车前行走。《隋书》

五香席

石季伦[1]作席，以锦装五香，杂以五综[2]，编蒲皮缘。

【注释】

[1]石季伦：西晋文学家、官员石崇(249—300)，字季伦，以生活豪奢著称。

[2]综(cǎi)：彩色的绸子。

【译文】

石季伦制作席子，用锦来装五香，杂以五种彩色绸子，蒲皮编好后用此锦作为边缘。

七香车

梁简文帝[1]诗云："丹毂[2]七香车[3]。"

【注释】

[1]梁简文帝：南朝梁朝皇帝、文学家萧纲(503—551)。

[2]毂(gǔ)：车轮中心，有洞可以插轴的部分，借指车轮或车。

〔3〕七香车：用多种香木制作的车。此句诗出自梁简文帝《乌栖曲四首》其三："青牛丹毂七香车，可怜今夜宿倡家。倡家高树乌欲栖，罗帏翠帐向君低。"

【译文】

梁简文帝有诗道："丹毂七香车。"

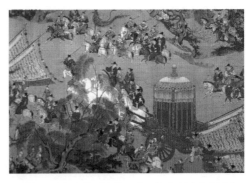

■ 明朝国宝级名作《出警入跸图》中所绘的七香车。

椒殿

唐《宫室志》有椒殿。

【译文】

唐代的《宫室志》中记载有椒殿。

椒房

应劭[1]《汉官仪》[2]曰："后宫称椒房，以椒涂壁也。"

【注释】

〔1〕应劭（约153—196）：东汉学者，现存《汉官仪》《风俗通义》等著作。

〔2〕《汉官仪》：应劭所撰，成书于东汉末年，因当时战乱不已，旧章湮没，应劭便缀集旧闻成书，作为朝廷典章制度之参考。此书宋后大部亡佚，今本两卷，为后人辑本。

【译文】

应劭《汉官仪》载："后宫称为椒房，因为用花椒来涂抹墙壁。"

兰汤

五月五日以兰汤沐浴。(《大戴礼》[1])

浴兰汤兮沐芳。(《楚词注》[2]云：芳，芷也。)

【注释】

〔1〕《大戴礼》：即《大戴礼记》，相传为西汉经学家戴德（生卒年不详，活跃于公元前 1 世纪）所撰。有现代学者认为成书时间应在东汉中期，很可能是当时大戴后学为传习《士礼》（即今《仪礼》前身）而编订的参考资料汇集。

〔2〕《楚词注》：即《楚辞补注》，宋代官员洪兴祖（1090—1155）所撰，此书系在东汉王逸《楚辞章句》的基础上补作。

【译文】

五月五日以兰草煮的汤沐浴。(《大戴礼记》)

沐浴兰草和芷草煮的汤。(《楚辞补注》说："芳，芷草"。)

兰佩

纫[1]秋兰以为佩。(《楚词注》云：佩，饰也[2]。《记》曰佩帨、茝兰。[3])

【注释】

〔1〕纫（rèn）：捻缀。

〔2〕佩，饰也：四库版《陈氏香谱》仅作"佩也"，据《楚辞补注》增"饰"字。

〔3〕《记》曰佩帨（shuì）、茝（chǎi）兰：帨，佩巾。"佩帨、茝兰"出自《礼记·内则》，全句为"妇或赐之饮食、衣服、布帛、佩帨、茝兰"。

【译文】

捻缀秋兰，佩戴在身。(《楚词补注》说：佩，饰物。《礼记》说是指佩巾、芷草和兰草。)

兰畹

既滋[1]兰之九畹[2]，又树[3]蕙之百亩。（同上）

【注释】

〔1〕滋：栽种。

〔2〕畹（wǎn）：古代面积单位，十二亩为一畹，一说三十亩为一畹。

〔3〕树：种植。

【译文】

已经栽种了兰草九畹，又种植蕙草百亩。（同上）

兰操

孔子自卫反鲁，隐谷[1]之中，见香兰独茂，喟然叹曰："夫兰当为王者香，今乃独茂，与众草为伍。"乃止车，援[2]琴鼓[3]之，自伤不逢时，托辞于幽兰云。（《琴操》[4]）

【注释】

〔1〕隐谷：幽静的山谷。

〔2〕援：持执。

〔3〕鼓：弹奏。

〔4〕《琴操》：东汉著名文学家蔡邕（133—192）所撰，全书共两卷，是现存介绍早期琴曲作品最为丰富而详尽的专著。原书已佚，经后人辑录成书。

【译文】

孔子从卫国返回鲁国，在幽静的山谷中，看见香兰独自茂盛，喟然叹气道："兰应当为王者之香，今日竟然独自茂盛，而与众草为伍。"于是停车，持琴弹奏，自伤生不逢时，以《幽兰》一曲相托。（《琴操》）

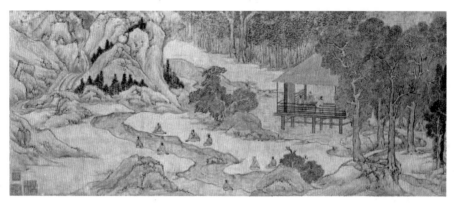

■〔明〕文征明《兰亭修禊图》

　　此图描绘东晋永和九年，王羲之、谢安等人在浙江山阴的兰亭溪上焚香修禊的故事。图中以清丽的笔法，描绘了一群士人"暮春之初，会于会稽山阴之兰亭，修禊事也"这一情景。

兰亭

　　暮春之初，会于会稽山阴之兰亭。（王逸少《叙》[1]）

【注释】

〔1〕王逸少《叙》：即王羲之《兰亭集序》。

【译文】

　　暮春之初，在会稽山北面的兰亭聚会。（王羲之《兰亭集序》）

兰室

　　黄帝传岐伯之术，书于玉版，藏诸灵兰之室。（《素问》[1]）

【注释】

〔1〕《素问》：即《黄帝内经·素问》，是现存最早的中医理论著作，相传为黄帝创作，以黄帝与岐伯等上古医学家问答的形式撰写，大约成书于春秋战国时期。

【译文】

黄帝传承了岐伯的医术，记录在玉石版上，收藏在灵兰之室。(《素问》[1])

兰台

楚襄王[1]游于兰台之宫。(《风赋》[2])

龙朔[3]中改秘书省[4]曰兰台。

【注释】

[1]楚襄王：楚顷襄王熊横（?—前263），芈姓，熊氏，名横，楚怀王之子，战国时期楚国国君，公元前298—前263年在位。

[2]《风赋》：战国末期文学家宋玉创作的文学作品。

[3]龙朔：唐高宗李治的年号（661—663）。

[4]秘书省：古代典司图籍的官署。

【译文】

楚襄王在兰台宫中游览。(《风赋》)

龙朔年间改称秘书省为兰台。

椒兰养鼻

椒兰芬苾，所以养鼻也。

前有泽芷以养鼻。

兰槐之根是为芷。注云："兰槐，香草也，其根名芷。"（并《荀子》）

【译文】

芬香的花椒和兰草，是用来滋养鼻子的。

前面有泽兰和芷草来滋养鼻子。

兰槐的根就是芷。注释说：兰槐，是一种香草，它的根叫作芷。（均出自《荀子》）

焚椒兰

烟斜雾横，焚椒兰也。（杜牧之《阿房宫赋》[1]）

【注释】

〔1〕《阿房宫赋》：唐代文学家杜牧创作的借古讽今的赋体散文，通过描写秦朝阿房宫的兴建及其毁灭，向唐朝统治者发出警告。

【译文】

烟斜雾横，是在焚烧花椒和兰草。（杜牧的《阿房宫赋》）

怀香

尚书郎[1]怀香握兰，趋走[2]丹墀[3]。（《汉官仪》）

【注释】

〔1〕尚书郎：四库版《陈氏香谱》作"尚书省"，《太平预览》《汉官六种》均作"尚书郎"，故改之。
〔2〕趋走：古礼。小步疾行，以示庄敬。
〔3〕丹墀（chí）：宫殿的赤色台阶或赤色地面。

【译文】

尚书郎怀中有香，手握兰草，小步疾走在宫殿的赤色台阶上。（《汉官仪》）

啖香

唐元载[1]宠姬薛瑶英，母赵娟幼以香啖，英故肌肉悉香。（《杜阳编》）

【注释】

〔1〕元载（?—777）：唐朝宰相。

【译文】

唐代元载宠姬薛瑶英的母亲赵娟，自薛瑶英年幼时，就以香喂养她，所以薛瑶英肌肉都是香的。(《杜阳杂编》)

【延伸阅读】

据《杜阳杂编》记载，元载的宠姬薛瑶英，自小攻读诗书，能歌善舞，玉质香肌，体轻如仙女，连赵飞燕都不能与之相比。元载将薛瑶英纳姬后，她睡的是金丝帐，盖的是"却尘褥"。却尘褥出自勾骊国，据说是却尘兽的兽毛制成的，色泽殷鲜，光软无比。穿的则是龙绡之衣，衣服的重量不到一二两，揉成一团单手握着还有富余。这是因为元载觉得，体轻的瑶英不能承受重衣，特地到国外寻求的。

薛瑶英非常会巧笑献媚，元载沉湎在她的妖娆美色之中，宰相的政务也懒得去处理。而且，薛瑶英的父母和哥哥交替出入相府，收索贿赂。他们跟贪官污吏互相勾结，不论提出什么要求，元载从来没有不点头的。当时，希望通过贿赂谋求官职的人，都依仗元载的势力，将薛家的人当作媒介和阶梯，直到元载被朝廷处死。元载死后，薛瑶英就嫁给了平民人家。

贡香

唐贞观中，勅下度支[1]求杜若，省郎[2]以谢玄晖[3]诗云"芳洲采杜若"，乃责坊州[4]贡之。(《通志》)

【注释】

〔1〕度支：户部度支使，唐代官名，掌国家财政收支。

〔2〕省郎：实指度支郎。尚书省各部郎官统称省郎。

〔3〕谢玄晖：南朝齐杰出的山水诗人谢朓(464—499)，字玄晖，与"大谢"谢灵运同族，世称"小谢"。

〔4〕坊州：州名，治今陕西黄陵东南。此所记事，讥省郎以"芳洲"与"坊州"谐音，即令坊州贡进杜若。唐人记坊州回报说："坊州不出杜若，应由谢朓诗误。"太宗闻之大笑，罢度支郎官。

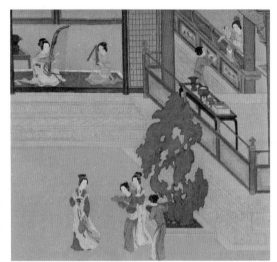

■〔明〕仇英《汉宫春晓图》(局部)

　　画作以春日晨曦中的汉代宫廷为题,描绘宫中缤妃生活和佳丽百态。画中宫人,一位手持箜篌,一位配拍板,轻快的乐声都能从画中传过来了。右侧的栏杆处有一件黑色描金高束腰条桌,桌上摆有香炉、书籍等物。

【译文】

　　唐贞观年间,唐太宗嘱咐下面的度支使寻找杜若,度支郎因为谢玄晖有诗说"芳洲采杜若",于是责令坊州贡之。(《通志》)

赐香

　　元宗[1]夜宴,以琉璃器盛龙脑香数斤赐群臣。冯谧[2]起进曰:"臣请效陈平[3]为宰[4]。"自丞相以下悉皆跪受,尚余其半,乃捧拜曰:"钦赐录事[5]冯谧。元宗笑许之。"

【注释】

　　〔1〕元宗:四库版《陈氏香谱》作"玄宗",实为"元宗"之误。元宗指南唐中主李璟(916—961),元宗为其庙号。

　　〔2〕冯谧:指五代南唐文学家冯延鲁(生卒年待考),一名谧,词人冯延巳的异母弟。

　　〔3〕陈平(?—前178):西汉丞相。

　　〔4〕宰:宰杀牲畜并分肉的人。陈平所居的村子举行社祭,陈平做主持割肉的人,他把祭肉分配得很均匀。父老乡亲们说:"好,陈家孩子真会做分割祭

肉的人！"陈平说："唉，假使让我陈平主宰天下，也会像这次分肉一样呢！"

〔5〕录事：职官名。隋初以为郡官，相当于汉时州郡主簿，唐宋因之。

【译文】

南唐元宗举行夜宴，用琉璃器皿盛装龙脑香数斤赐给群臣。冯谧起身进言道："臣请求效法陈平代为分配。"丞相以下的官员全都跪受后，香还剩余一半，于是冯谧捧香上拜说："请陛下赐给录事冯谧。"元宗笑着答应了。

熏香

庄公束缚管仲，以予齐使而以退。比^{〔1〕}至三衅三浴^{〔2〕}之。注云：以香涂身曰衅，衅为熏。（《齐语》^{〔3〕}）

魏武帝令云：天下初定，吾便禁家内不得熏香。（《三国志》）

【注释】

〔1〕比：等到。

〔2〕三衅三浴：多次沐浴并用香料涂身。

〔3〕《齐语》：即《国语·齐语》。《国语》是我国古代最早的一部国别史，记载史实的时间，上起西周周穆王征犬戎（约公元前976年），下至韩、赵、魏灭智伯，共约五百年间的历史。

【译文】

鲁庄公将管仲捆绑起来交给齐国使者，使者接受后告辞。等到了齐国，国君为管仲多次沐浴并用香料涂身。注释说：以香涂身叫作"衅"，"衅"就是"熏"。（《齐语》）

魏武帝曹操下令道：天下初定，我就禁止家里熏香。（《三国志》）

窃香

韩寿^{〔1〕}，字德真，为贾充^{〔2〕}司空掾^{〔3〕}。充女窥见寿而悦之，因^{〔4〕}婢通殷勤。寿逾垣而至。时西域有贡奇香，一着人，经月不散。帝以赐充，其女密盗以遗寿。后充与寿宴，闻其芬馥，计武帝所赐惟已及陈骞[5]，家余无，疑寿与女通，乃取左右婢考问，即以状言，充秘之以女妻寿。（《晋书》本传）

【注释】

〔1〕韩寿（？—300）：西晋时期官员。

〔2〕贾充（217—282）：魏晋时期大臣。

〔3〕掾（yuàn）：副官或官署属员的通称。

〔4〕因：四库版《陈氏香谱》作"目"，据《香乘》改。

〔5〕陈骞（201—281）：西晋太尉、大司马。

【译文】

韩寿，字德真，是贾充司空的副官。贾充之女偷偷看见韩寿，心里喜欢他，于是依靠婢女传达衷情。韩寿翻墙而至。当时西域贡献奇香，一挨着人，香气整月不散。皇帝将奇香赐给贾充，贾充之女秘密盗取送给了韩寿。后贾充与韩寿同席，闻到这种芬香，思量武帝所赐给的人只有自己和陈骞啊。家里的香也没有剩余的了，便怀疑韩寿与女儿私通，于是拿左右的婢女拷问，婢女立即说出了情况。贾充对此事秘而不宣，将女儿嫁给了韩寿。（《晋书》本传）

爱香

刘季和性爱香，常如厕还，辄过炉上。主簿张坦曰："人名公俗人，不虚也。"季和曰："荀令君至人家，坐席三日香，为我如何？坦曰：丑妇效颦，见者必走，公欲坦遁走耶？"季和大笑。（《襄阳记》）

【译文】

刘弘特别爱香，每回如厕之后回来，都要从香炉边过。主簿张坦说："别人说您是俗人，果然不假呢。"刘弘便说："荀彧拜访人家，席上坐过的地方都要香三天呢，我这样做又怎样呢？"张坦便说："丑妇人效法美人皱眉头，看见的人就都跑开了。您也要让下官跑开吗？"刘弘大笑起来。（《襄阳耆旧记》）

天女擎香

夫子当生之日，有二苍龙自天而下[1]，来附征在[2]房，因梦而生夫子，夫子当生时，有天女擎香露[3]自空而下，以沐浴征在。(《拾遗记》)

【注释】

〔1〕自天而下：四库版《陈氏香谱》作"旦而下"，据《拾遗记》改。

〔2〕征在：即颜征在（前568—前537），孔子的母亲。

〔3〕香露：四库版《陈氏香谱》仅作"香"，据《拾遗记》补"露"字。

【译文】

孔夫子当出生之日，有两条苍龙从天而下，盘附于征在的房子上，征在因此做梦而生夫子，夫子出生时，有天女手擎香露从空中降下，用香露沐浴征在。

三班吃香

三班院[1]所领使臣[2]八千余人，莅事[3]于外，其罢而在院者常数百人。每岁乾元节[4]，醵[5]钱饭僧[6]进香，合以祝圣寿，谓之香钱，京师语曰"三班吃香"。(《归田录》)

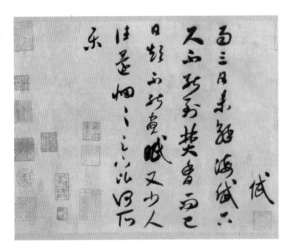

■〔宋〕米芾《焚香帖》

《焚香帖》又作《海岱帖》，草书九帖之九，为米芾知涟水军时所写之尺牍，以帖中有"焚香"二字，故取之以名。

【注释】

〔1〕三班院：宋官署名。北宋前期特有的人事管理机构。

〔2〕便臣：泛称皇帝所派遣负有专门使命的官员。

〔3〕莅事：视事，处理公务。

〔4〕乾元节：当朝皇帝的生日。

〔5〕醵（jù）：凑钱。

〔6〕饭僧：施舍饭食给僧人。

【译文】

三班院所统领的官员，有八千余人在外办事，事毕归来在院的日常有数百人。每年的乾元节，都要凑钱施舍饭食给僧人，进献香盒来庆祝皇帝的生日，称为"香钱"，京师话叫作"三班吃香"。（《归田录》）

露香告天

赵清献公抃[1]，衢州人，举进士，官至参政。平生所为事，夜必衣冠，露香[2]，九拜手[3]，告于天，应[4]不可告者，则不敢为也。（《言行录》[5]）

【注释】

〔1〕赵清献公抃：赵抃（1008—1084），北宋名臣，在朝弹劾不避权势，时称"铁面御史"，谥号"清献"。

〔2〕露香：在露天焚香。

〔3〕拜手：古代的一种跪拜礼。行礼时，跪下，两手拱合到地，头靠在手上。

〔4〕应：认为是。

〔5〕《言行录》：全称《宋名臣言行录》，南宋朱熹、李幼武所编，其中朱熹撰前集十卷，后集十四卷，李幼武撰续集八卷、别集二十六卷、外集十七卷。该书汇编了散见于笔记、碑传、行状中的宋代重要人物的事迹，共收入北宋以及南宋人物二百二十五人。

【译文】

清献公赵抃，衢州人，举进士，官至参政。平生所为之事，赵抃夜里必定穿戴衣冠，在露天点香，九行拜手礼，上告于天，认为不可告天的事，则不敢做。（《宋名臣言行录》）

焚香祝天

后唐明宗[1]每夕于宫中焚香，祝[2]天曰："某[3]为众所共推戴，愿早生圣人，为生民主。"（《五代史》帝记）

初废帝[4]入，欲择宰相于左右[5]。左右皆言卢文纪[6]及姚顗[7]有人望，帝乃悉书清要[8]姓名，内琉璃瓶中，夜焚香祝天，以箸挟之，首得文纪之名，次得姚顗，遂并相焉。

【注释】

〔1〕后唐明宗：五代十国时期后唐第二位皇帝李嗣源（867—933）。

〔2〕祝：祷告。

〔3〕某：自称，代替"我"。

〔4〕废帝：五代十国时期后唐末代皇帝李从珂（885—936），史称后唐末帝或后唐废帝。

〔5〕左右：近臣。

〔6〕卢文纪（876—951）：五代时期官员。

〔7〕姚顗（yǐ，866—940）：五代时期官员。

〔8〕清要：高显而重要的政务。

【译文】

后唐明宗每天晚上在宫中焚香，向天祷告说：我被众人共同推选和爱戴，希望圣人早日出生，成为生民的主人。（《五代史》帝纪）

废帝最初入主宫中，想从左右近臣中挑选丞相。左右近臣都说卢文纪和姚顗有名望。废帝于是将重要官员的姓名全部写下来，放进琉璃瓶中，夜晚焚香，

向天祷告，用筷子夹取。第一个得到的是卢文纪的名字，而后得到的是姚顗的名字。于是他俩都做了宰相。(《五代史》本传)

焚香读章奏

唐宣宗[1]每得大臣章奏，必盥手焚香，然后读之。(本纪)

【注释】

〔1〕唐宣宗：唐朝第十六位皇帝李忱(chén，810—859)，846—859年在位。

【译文】

唐宣宗每回拿到大臣的章奏，一定要洗手焚香，然后阅读。(本纪)

焚香读《易》

公退[1]之暇，戴华阳巾[2]，披鹤氅衣[3]，手执《周易》一卷，焚香默坐，消遣世虑。(王元之[4]《竹楼记》)

【注释】

〔1〕公退：公务完毕，离开官厅。
〔2〕华阳巾：道士所戴的一种帽子。
〔3〕鹤氅(chǎng)衣：鸟羽制成的裘，用作外套。
〔4〕王元之：北宋白体诗人、散文家、史学家王禹偁(chēng，954—1001)，字元之，其《竹楼记》全名《黄州新建小竹楼记》。

【译文】

没有公务的闲暇之际，戴上华阳巾，披上鹤氅衣，手执《周易》一卷，焚香静坐，消解世俗的焦虑。(王元之《黄州新建小竹楼记》)

焚香致水

襄国[1]城堑水源暴竭，石勒[2]问于佛图澄[3]，澄曰："今当勒龙取水。"乃至源上坐绳床[4]，烧安息香，咒数百言。水大至，隍堑[5]皆满。（载记[6]）

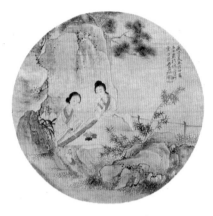

■〔清〕费丹旭《焚香抚琴图》

香充满灵性，可静气，使人集中精神，洗涤心灵，有助于操琴者进入状态。焚香、洁身、宽衣、静心，可助操琴者达到修心的境界。

【注释】

〔1〕襄国：后赵都城，今河北邢台。

〔2〕石勒（274—333）：十六国时期后赵建立者，史称后赵明帝。

〔3〕佛图澄（232—348）：西域得道高僧。

〔4〕绳床：古时一种可以折叠的轻便坐具。

〔5〕隍堑：城壕。

〔6〕载记：史书体裁之一，记载不属于正统王朝的割据政权的事迹。此处指《晋书·石勒载记》。

【译文】

襄国城的城壕水源突然枯竭，石勒问计于佛图澄，佛图澄说："现在应当令龙取水。"于是到水源上，坐绳床，烧安息香，念咒语数百言。水大量出来，城壕都满了。

降香岳渎

国朝每岁分遣驿使赍[1]御香，有事于五岳四渎[2]、名山大川，循旧典也。广州之南海，道八十里，扶胥[3]之口，黄木之湾，南海祝融之庙也。岁二月，朝遣使驰驲[4]，有事于海神。香用沉檀，具牲币[5]使初献，其亚献、终献各以官摄行[6]。三献三奏乐，主者以祝文告于前，礼毕，使以余香分给。

【注释】

〔1〕赍（jī）：把东西送给别人。

〔2〕四渎：古人对四条独流入海的大川的总称，即长江、黄河、淮水、济水。

〔3〕扶胥：扶胥镇，位于黄木湾的古港口，宋代广州外围八大镇之一，在今广州市黄埔区庙头村。

〔4〕驰驲（rì）：驾乘驿马疾行。驲，古代驿站专用的车。

〔5〕牲币：牺牲和币帛，古代用以祀日月星辰、社稷、五岳等，后泛指一般祭祀供品。

〔6〕摄行：代理行使职权。

【译文】

国朝每年分别派遣驿使分发御赐的香料，供奉五岳四渎、名山大川，乃遵循传统的制度。广州到南海，途经八十里，在黄木湾的扶胥港，有南海祝融庙。每年二月，朝廷遣使驾乘驿马疾行，来供奉海神。祭祀的香使用沉香和檀香，准备好牺牲和币帛进行第一次献祭，而后第二次、最后一次献祭则各有官员代行。献祭三次奏乐三次，司仪在前方领头，以祷文上告于天，祭礼完毕，使者将剩下的香分给各人。

焚香静坐

人在家及外行，卒遇飘风[1]、暴雨、震电[2]、昏暗、大雾，皆诸龙神经过，宜入室闭户，焚香静坐避之，不尔[3]损人。（温子皮）

【注释】

〔1〕飘风：旋风。

〔2〕震电：电闪雷鸣。

〔3〕不尔：否则。

【译文】

人在家及外出，突然遇到旋风、暴雨、电闪雷鸣、天色变暗、起大雾，都是各龙神经过，应该进入室内关闭窗户，焚香静坐以躲避，否则对人有害。（温子皮）

烧香勿返顾

南岳夫人云："烧香勿返顾[1]，忤真气，致邪应也。"（《真诰》[2]）

【注释】

〔1〕返顾：回头看。

〔2〕《真诰》：南朝道士陶弘景所撰道教经书，内容庞杂，介绍了道教上清派的历史、传记和方术等，对道教其他派别也有所涉及。

【译文】

南岳夫人说："烧香不要回头看，使真气逆行，导致感应邪气。"（《真诰》）

烧香辟瘟

枢密[1]王博文[2]每于正旦[3]四更烧丁香，以辟瘟气[4]。（《琐碎录》）

【注释】

〔1〕枢密：枢密院，唐至元的最高军事机构。

〔2〕王博文（975—1038）：北宋官员。

〔3〕正旦：农历正月初一。

〔4〕瘟气：疫疠之气。

【译文】

枢密院王博文每到正月初一的四更就烧丁香，以辟除疫疠之气。（《琐碎录》）

烧香引鼠

印香五文、狼粪少许，为细末同和匀，于净室内以炉烧之，其鼠自至，不得杀。（戏术[1]）

【注释】

〔1〕戏术：民间戏法、魔术。

【译文】

印香五文、狼粪少许，制成细末一同和匀，在干净的室内以香炉焚烧，老鼠自己过来，不得杀之。（戏术）

求名如烧香

人随俗求名，譬如烧香，众人皆闻其香，不知薰以自。焚尽则气灭，名立[1]则身绝。（《真诰》）

【注释】

〔1〕立：四库版《陈氏香谱》作"文"，据《香乘》改。

【译文】

人若随波逐流追求功名，便如同烧香，众人皆闻到香气，却不知从哪里薰过来。香焚尽则香气灭，功名立则身体亡。（《真诰》）

五色香烟

许远游[1]烧香，皆五色香烟出。（《三洞珠囊》）

【注释】

〔1〕许远游（生卒年待考）：东晋道士。

【译文】

许远游烧香，冒出的都是五色香烟。(《三洞珠囊》)

香玉辟邪

唐肃宗赐李辅国[1]香玉辟邪二，玉之香可闻数里，辅国每置之坐隅[2]。一日，辅国方巾栉[3]，一忽大笑，一忽悲啼，辅国碎之。未几，事败为刺客所杀。(《杜阳编》)

【注释】

[1] 李辅国（704—762）：唐肃宗时当权宦官，唐代第一个当上宰相的宦官，后为唐代宗派人刺杀。

[2] 坐隅：座位旁边。

[3] 巾栉（zhì）：巾和梳篦，引申为盥洗。

【译文】

唐肃宗赐给李辅国两块辟邪香玉，玉的香气数里内可闻，李辅国时常将其放置在座位旁边。一日，李辅国刚刚盥洗完毕，一块玉忽然大笑，一块玉忽然悲泣，李辅国将其粉碎。没多久，李辅国所做的罪事败露，被刺客所杀。(《杜阳编》)

香中忌麝

唐郑注[1]赴河中，姬妾百余尽熏麝，香气数里，逆于人鼻。是岁，自京兆[2]至河中所过之地，瓜尽一蒂不获。(《洪谱》)

【注释】

[1] 郑注（?—835）：唐代大臣。

[2] 京兆：京兆尹，唐代行政区，长安城周围的京畿地区。

【译文】

唐朝时郑注赴河中府，一百多名姬妾全部熏麝香，香气飘过数里，回旋于人鼻中。这一年，从京兆尹至河中府郑注所过之地，瓜蒂没有一个有收获的。(《洪氏香谱》)

被草负笈

宋景公[1]烧异香于台，有野人[2]被草负笈[3]，扣门而进，是为子韦[4]，世司天部[5]。

【注释】

〔1〕宋景公（? —前469）：春秋时期宋国国君。

〔2〕野人：农人。

〔3〕笈（jí）：书箱。

〔4〕子韦（生卒年不详）：春秋时期宋国人，担任宋景公的"司星官"，即观察天象的国师。四库版《陈氏香谱》作"子常"。

〔5〕天部：二十八宿在天空之部位。

【译文】

宋景公在台上烧异香，有农人披着草背着书箱，叩门进来，正是世代掌管天象的子常。(《洪氏香谱》)

逆风香

竺法深[1]、孙兴公[2]共听北来道人与支道林[3]瓦棺寺讲《小品》[4]。北来屡设疑问，林辨答俱爽，北道每屈。孙问深公："上人[5]当是逆风家[6]，何以都不言？"深笑而不答。曰[7]："白栴檀非不馥，焉能逆风[8]？"深夷然[9]不屑[10]。

波利质色香树，其香逆其风而闻，今返之曰白栴檀非不香岂能逆风，言深非不能难[11]，正不必难也。

【注释】

〔1〕竺法深（生卒年不详）：东晋僧人。

〔2〕孙兴公：即孙绰（314—371），字兴公，东晋诗人、书法家。

〔3〕支道林：即支遁（314—366），字道林，世称支公，也称林公，东晋高僧、佛学家、文学家。

〔4〕《小品》：《小品般若波罗蜜经》。

〔5〕上人：僧人的尊称。

〔6〕逆风家：赞誉德才超卓的人，谓其名声逆风远播。

〔7〕曰：据《世说新语》，后文乃支道林所说。

〔8〕逆风：佛家认为自然界的香气仅能顺风熏（旃檀亦不例外），只有佛家谨持戒法、具有戒德者，方能逆风熏。此处意为支道林认为竺法深不足以称"逆风家"。

〔9〕夷然：平静镇定的样子。

〔10〕不屑：认为不值得。

〔11〕难（nàn）：争辩。

【译文】

竺法深、孙兴公一起听北来道人与支道林在瓦棺寺讲《小品》。北来道人屡次设下疑问，支道林都轻松辩答，北来道人每次都理亏。孙兴公问竺法深："上人当是德才超卓的人，为什么都不说话呢？"竺法深笑而不答。支道林说："白栴檀并非不芳香，但哪里能逆风呢？"竺法深平静镇定，不予理睬。

波利质色香树的香气逆风可闻，这里反过来说白栴檀并非不香怎能逆风，是说竺法深不是不争辩，恰是不必争辩。

戒定香

释氏[1]有定香、戒香[2]，韩侍郎[3]《赠僧》诗云："一灵[4]今[5]用戒香薰。"

【注释】

〔1〕释氏：佛姓"释迦"的略称，亦指佛或佛教。

〔2〕定香、戒香：均为佛教"五分香"之一。"五分香"是佛教以香所比喻的五种功德法，即戒香、定香、慧香、解脱香和解脱知见香。定香指禅定，指当下心念清清楚楚、明明白白，不被外境困扰。戒香指戒律。

〔3〕韩侍郎：指韩偓。

〔4〕一灵：人的灵魂。

〔5〕今：四库版《陈氏香谱》作"令"，据《全唐诗》改。

【译文】

佛家有定香、戒香，韩侍郎《赠僧》一诗道："今日用戒律之香来熏爇我的灵魂。"

结愿香

省郎[1]游花岩寺岩下，见老僧前有香炉，烟穗[2]微甚，僧谓曰："此檀越[3]结愿[4]香尚在，而檀越已三生[5]矣。"

陈去非[6]诗："再烧结愿香。"

【注释】

〔1〕省郎：中枢诸省的官吏。

〔2〕烟穗：烟缕。

〔3〕檀越：指施主，即施予僧众衣食，或出资举行法会等之信众。

〔4〕结愿：了结心愿。

〔5〕三生：三世，三次轮回。

〔6〕陈去非(1090—1138)：即陈与义，字去非，北宋末南宋初诗人、词人。

【译文】

省郎游花岩寺岩下，看见老僧面前有一香炉，烟缕十分微弱。老僧人对他说："这是施主前世烧的结愿香，香尚在，而施主已经经过三世了。"

陈去非诗道："再烧结愿香。"

被中香炉

长安巧工丁缓作被中香炉，亦名卧褥香炉，本出房风[1]，其法后绝，缓始更为之。机环运转四周，而炉体常平，可置于被褥，故以为名，今之香球是也。(《杂记》[2])

【注释】

〔1〕房风：即防风氏，传说中远古防风族的首领，后为大禹所杀。

〔2〕《杂记》：即《西京杂记》。

【译文】

长安巧工丁缓制作被中香炉，又名卧褥香炉，本出防风氏，其制造方法后来失传，慢慢又开始重新制作。机环运转于四周，而炉体总保持水平，可以放置在被褥中，所以得名，即今天的香球。

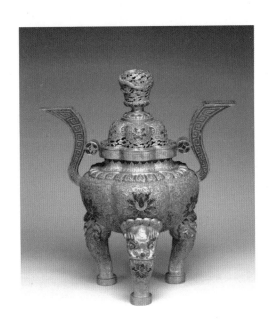

■〔清〕铜胎内填珐琅鼎式炉

薰炉

尚书郎入直[1]台中，给女侍史[2]二人，皆选端正指使[3]从直。女侍史执香炉烧熏，以从入台中，给使护衣[4]。（《汉官仪》）

【注释】

〔1〕入直：亦作"入值"，官员入宫值班供职。

〔2〕侍史：古时侍奉左右、掌管文书的人员，亦作"侍使"。古代没入官府为奴的罪犯家属中，以年少较有才智的女子为侍史。

〔3〕指使：差遣。

〔4〕护衣：披在衣服上的外罩。

【译文】

尚书郎入宫到尚书台值班，配给女侍从二人，皆选择面容端正的供差遣陪同值班。女侍史手执香炉烧香熏爇，跟着到尚书台中，侍史配给护衣。（《汉官仪》）

麒麟

晋仪礼：大朝会[1]节[2]郎，镇官以金镀九尺麒麟大炉，唐薛逢[3]诗云"兽坐金床吐碧烟"[4]是也。

【注释】

〔1〕大朝会：百官朝见天子，每逢岁首举行，是始于西周的一种礼仪规格最高的朝仪。

〔2〕节：四库版《陈氏香谱》作"郎"，为"节"之繁体"節"的抄误，据《香乘》改。

〔3〕薛逢（生卒年不详）：唐代诗人。

〔4〕兽坐金床吐碧烟：诗出薛逢《金城宫》。

【译文】

晋代礼仪："大朝会期间，镇官用金镀九尺麒麟大炉，即唐代薛逢诗中所说的'兽坐金床吐碧烟'。"

鹊尾香炉

宋玉贤，山阴人也，既禀女质，厥[1]志弥高，自童年及笄[2]，应适[3]外兄许氏，密具[4]法服[5]登车，既至大门，时及交礼[6]，更着黄巾裙，手执鹊尾香炉，不亲妇礼。宾主骇愕，夫家力不能屈，乃放还，遂出家。梁大同[7]初，隐弱溪之间。

《法苑珠林》[8]云："香炉有柄可爇者曰鹊尾香炉。"

【注释】

〔1〕厥：其。

〔2〕及笄（jí）：古代女子满15岁结发，用笄（古代的一种簪子）插发，故称女子满15岁为及笄，也指到了结婚年龄。四库版《陈氏香谱》作"及笄"，显误，改之。

〔3〕适：出嫁。

〔4〕密具：偷偷准备。

〔5〕法服：僧、道所穿的法衣。

〔6〕交礼：婚礼中的交拜礼。

〔7〕大同：南朝梁武帝萧衍的年号（535—546）。

〔8〕《法苑珠林》：唐总章元年（668）道世（？—683）所著，为佛经索引，全书概述佛教之思想、术语、法数等，博引诸经、律、论、纪、传等，具有佛教百科全书之性质。

【译文】

宋玉贤，山阴人，既已禀受女性性别，其志向更加高远。从童年到了出嫁的年龄，宋玉贤要嫁给其外兄许氏，偷偷准备了法服登上婚车，已经到了大门，至行交拜礼的时候，换上黄巾裙，手执鹊尾香炉，不近妇礼。宾客和主人十分惊愕，夫家使用强力不能使之屈服，于是放其回家，之后宋玉贤便出了家。梁朝大同年初，宋玉贤隐居于弱溪之间。

《法苑珠林》说："有柄可以焚烧的香炉，叫作鹊尾香炉。"

百宝炉

唐安乐公主[1]百宝香炉长二丈。(《朝野佥载》[2])

【注释】

〔1〕安乐公主（684—710）：即李裹儿，唐中宗李显之女。

〔2〕《朝野佥（qiān）载》：唐人张鷟（zhuó，约660—740）所撰笔记小说集，记载朝野逸闻，尤多武后朝事。

【译文】

唐代安乐公主的百宝香炉长两丈。(《朝野佥载》)

香炉为宝子

钱镇州[1]诗虽未脱五季[2]余韵，然回环[3]读之，故自[4]娓娓[5]可观。题者[6]多云"宝子"，弗知何物，以余考之，乃迦叶[7]之香炉，上有金华，华内有金台，即台为宝子，则知宝子乃香炉耳。亦可为此诗，但圆若重规[8]然，岂汉丁缓被中之制乎？（黄长睿[9]）

【注释】

〔1〕钱镇州：即钱惟治（949—1014），宋代诗人，擅长写回文诗（举任何一个字为起点，顺读、逆读都押韵成诗）。

〔2〕五季：即后梁、后唐、后晋、后汉、后周五代。

〔3〕回环：循环。

〔4〕故自：尚自。

〔5〕娓娓：言词动听。

〔6〕题者：题名之人，即作者。

〔7〕迦叶：摩诃迦叶，佛陀十大弟子之一。

〔8〕重规：规（画圆的工具）与规相重。

〔9〕黄长睿（1079—1118）：北宋官员，文人。

【译文】

钱镇州的诗虽然没有脱去五代的余韵，但是循环读起来，尚还动听可观。题诗者多称"宝子"，不知是何物，据我考证，乃是迦叶的香炉，上面有金花，花内有金台，台上即为宝子，便知宝子乃香炉。宝子也可以做回文诗，只是圆如重规的样子，难道是汉代丁缓被中香炉的制式吗？（黄长睿）

香炉堕地

侯景[1]呼东西南北皆谓为厢。景幕[2]床东无故堕，景曰："此东厢香炉那忽下地？"识者以为湘东[3]军下之征云。（《南史》）

【注释】

〔1〕侯景（503—552）：北魏军阀，后投降梁武帝，公元551年篡位自立为皇帝，改国号为"汉"，称南梁汉帝，史称"侯景之乱"。

〔2〕幕：古代战争期间将帅办公的地方。

〔3〕湘东：即梁元帝萧绎（508—555），曾封湘东王，平侯景之乱后称帝。

【译文】

侯景把东西南北都称为厢。侯景幕床东边的香炉无故坠地，侯景问："此东厢香炉为什么忽然落地呢？"知道的人认为这是湘东王军队到来的征兆。（《南史》）

熏笼

晋《东宫故事》云："太子纳妃，有衣熏笼。"当亦秦汉之制也。（《事物记原》[1]）

【注释】

〔1〕《事物记原》：即《事物纪原》。

【译文】

晋《东宫故事》载："太子纳妃，有熏衣笼。"应该也是秦汉的制度。(《事物纪原》)

传

天香传

香之为用，从上古矣，所以奉神明，所以达蠲洁[1]。三代禋享[2]，首惟馨之荐[3]，而沉水、熏陆无闻焉。百家传记萃芳[4]之美，而萧、艾、郁鬯[5]不尊焉。

《礼》云："至敬不享味，贵气臭也。"[6]是知其用至重。采制初略，其名实繁而品类丛脞[7]矣。观乎上古帝皇之书，释道经典之说，则记录绵远，赞颂严重[8]，色目[9]至众，法度殊绝[10]。

西方圣人[11]曰："大小世界，上下内外，种种诸香。"又曰："千万种和香，若香、若丸、若末、若涂，以至华香、果香、树香、天合和之香。"又曰："天上诸天之香。"[12]又佛土国名众香，其香比于十方人天之香，最为第一。"[13]仙书[14]云上圣[15]焚百宝香，天真皇人[16]焚千和[17]，黄帝以沉榆、莫荚为香[18]。又曰真仙所焚之香皆闻百里，有积烟成云，积云成雨。然则与人间所共贵者，沉香、熏陆也。故经云："沉水坚株。"又曰："沉水香，圣降之夕，神导从，有捧炉香者，烟高丈余，其色正红，得非天上诸天之香耶[19]？"

《三皇宝斋》香珠法[20]，其法杂而末之，色色[21]至细，然后丛聚杵之三万，缄[22]以良器，载蒸载和，豆[23]分而丸之，珠贯而曝之，且曰此香焚之，上彻诸天。盖以沉香为宗，熏陆副之也。是知古圣钦崇之至厚，所以备物宝妙之无极，谓奕世[24]寅[25]奉香火之笃[26]，鲜有废日。然萧茅之类，随其所备，不足观也。

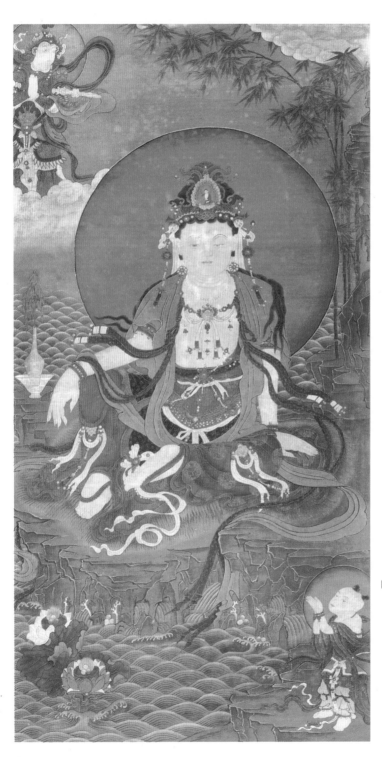

■ 佚名《观世音
菩萨像》

　　画中观世
音菩萨呈羸弱
清高之态，开
相端庄安详，
体态丰盈婀
娜，被香气环
绕，为绘画中
的经典之作。

【注释】

〔1〕蠲（juān）洁：清洁，明洁。

〔2〕禋（yīn）享：禋，燔柴升烟以祭天；享，贡献祭品。

〔3〕荐：进献。

〔4〕萃芳：百花。

〔5〕萧、芗、郁鬯：萧，艾蒿；芗（xiāng），紫苏类香草；郁鬯（chàng），古代祭祀用酒，用郁金草酿黑黍而成。

〔6〕至敬不享味，贵气臭（xiù）也：出自《礼记·郊特牲》。原句作"至敬不飨味，而贵气臭也。"意思是：最尊贵的神不享用食物的味道，而是看重其香气。

〔7〕丛脞（cuǒ）：繁杂琐细。丛，众多、繁杂；脞，原义为碎肉，引申为琐碎。

〔8〕赞颂严重：赞美称颂之词严谨持重。

〔9〕色目：种类。

〔10〕法度殊绝：使用法则差别极大。

〔11〕西方圣人：释迦牟尼。

〔12〕以上出自《妙法莲华经·法师功德品》："三千大千世界、上下内外种种诸香……及千万种和香，若末、若丸、若涂香，持是经者，于此间住，悉能分别。又复别知众生之香，象香、马香、牛羊等香，男香、女香、童子香、童女香，及草木丛林香，若近、若远、所有诸香，悉皆得闻，分别不错。持是经者，虽住于此，亦闻天上诸天之香……如是等天香、和合所出之香，无不闻知。"本文所论沉香，即列为诸天之香的一种。

〔13〕此句出自《维摩诘经·香积佛品》："有国名众香。佛号香积。今现在。其国香气比于十方诸佛世界人天之香最为第一。"

〔14〕仙书：道教论神仙之书。

〔15〕上圣：有大智慧的人。

〔16〕天真皇人：道教信奉的前劫修真获得极道的远古仙人。

〔17〕千和：千和香。

〔18〕沉榆、蓂荚：黄帝以沉榆为香在《拾遗记》中有记载："（黄帝）诏使百辟群臣受德教者，先列珪玉于兰蒲席上，燃沉榆之香，舂杂宝为屑，以沉榆之胶和之为泥，以涂地，分别尊卑华戎之位也。"蓂荚为古代传说中的一种瑞草，从每月初一至十五，每日结一荚，从十六至月终，每日落一荚。所以从荚数多少，可以知道是何日。

〔19〕耶：四库版《陈氏香谱》作"非"，据《香乘》改。

〔20〕《三皇宝斋》香珠法：即《太上三皇宝斋神仙上录经》，记载了上元香珠的合成方法。"用沉香三斤，熏陆一斤，青木九两，鸡舌五两，玄参三两，雀头六两，詹香三两，白芷二两，真檀四两，艾香三两，安息胶四两，木兰三两。凡一十二种，别捣，绢筛之毕，纳乾枣十两，更捣三万杵，纳白器中，密盖蒸香一日。毕，更蜜和捣之，丸如梧桐子，以青绳穿之，日曝令乾，此三皇真元之香珠也。"

〔21〕色色：种种。

〔22〕缄：封。

〔23〕豆：古代计重单位。十六黍为一豆，六豆为一铢，二十四铢重一两，十六两为一斤。

〔24〕奕世：累世。

〔25〕寅：敬。

〔26〕笃：忠实。

【译文】

香的运用，从上古就有了，可以供奉神明，可以使周遭明亮洁净。夏商周三代举行祭天仪式贡献祭品，最重要的便是要向神明奉香，而此时沉水香和熏陆香还没有听说。各家著述记载了百花的香美，而萧草、芎草和郁鬯酒却未被推崇。

《礼记》载："最尊贵的神不享用食物的味道，而是看重其香气。"这是知道香有极其重要的作用。经简单初步的收集整理，香的名称确实繁杂，品种也多而琐碎。查阅上古帝皇的书籍和佛道经典的学说，有关香的记录十分悠久，赞颂之辞严谨持重，所载品种极多，用法亦差别极大。

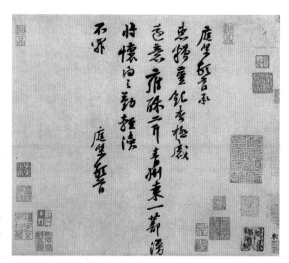

■〔宋〕黄庭坚《制婴香方帖》

　　《制婴香方帖》亦称《药方》，
行草书，纸本。该帖无书写时间，
从笔法、书风判断，应是早年所
书，大约书于北宋元祐年间。钤
有"安氏仪周书画之章"等印记。

　　佛祖说，"大千世界到处充满了各种香"，又说"有千万种和香，比如原料
香、丸香、粉末香、涂抹香，还有花香、果香、树香等自然合成的香"，还说"有
天上诸天界的香，还有一个名叫众香国的佛国，其香与十方人界天界的香比起
来，是最最好的"。仙书载："上圣焚的是百宝香，天真皇人焚的是千和香，黄
帝则以沉榆、蕙荪作香。"又说："真仙焚的香百里之内都能闻到，冒出的烟聚
集成云，聚集的云又降落成雨。然而仙人与人间均引以为贵的，是沉香和熏陆
香。"所以经书上说沉香坚固。又说沉香是"圣人降临之夜，有神导跟随，其
中有手捧炉香的，烟高丈余，其色正红"。这不正是天上护法诸神之香吗？

　　《三皇宝斋》记载了香珠合成方法，方法复杂，要将种种原料磨到最细，
然后汇聚到一起，用杵子捶三万次，再用好的器具密封，又是蒸又是和，每粒
按一豆的重量分好制成丸，再像佛珠一样串起来晾晒。又说焚燃此香，香气可
上达诸天。所以人们都以沉香为主，以熏陆为辅。由此可知古代圣人对沉香的
恭敬和推崇是十分深厚的，置办宝物的方法有着无穷的精妙，被世世代代敬奉
香火的人忠守，几乎没有一日间断。然而萧、茅这类植物，则置备随意，不值
得留意了。

祥符初[1]，奉诏充天书扶持使[2]，道场科醮[3]无虚日[4]，永昼达夕，宝香不绝。乘舆[5]肃谒[6]则五上为礼。（真宗每至玉皇、真圣、祖位前，皆五上香也）馥烈之异，非世所闻，大约以沉香、乳香为末，龙香和剂之。此法累，禀[7]之圣祖[8]，中禁[9]少知者，况外司[10]耶？八年掌国，计两镇旄钺[11]，四领枢轴[12]，俸给颁赉[13]，随日而隆，故苾芬之著[14]，特与昔异。袭庆奉祀日[15]，赐供内乳香一百二十斤（入内副都知张继能[16]为使）。在宫观密赐新香，动以百数（沉、乳、降真等香），由是私门之沉乳足用。

有唐杂记言，明皇时异人云："醮席[17]中，每爇乳香；灵祇[18]皆去。"人至于今惑之。真宗时，新禀圣训[19]："沉、乳二香，所以奉高天上圣[20]，百灵不敢当也。无他言。"上圣[21]即政之六月，授诏罢相，分务西洛，寻迁海南。忧患之中，一无尘虑，越惟永昼[22]晴天，长霄[23]垂象[24]，炉香之趣[25]，益增其勤[26]。

【注释】

〔1〕祥符初："大中祥符"的省称，是宋真宗的第三个年号（1008—1016），祥符初年即1008年。

〔2〕天书扶持使：宋真宗在"天书"运动中封予丁谓的官号。祥符元年，北宋皇宫有黄帛现于宫门，上书"赵受命，兴于宋，付于恒（即宋真宗赵恒）"等文字，被认为是天书现世。随后，真宗一朝围绕天书开展了泰山封禅、祭拜老子等一系列盛大的祭祀活动。"天书"运动实为真宗及部分官员自编自导，多受世人诟病，但客观上在重振本土宗教、增强北宋皇室合法性以及从文化上震慑契丹等方面起到了一定积极作用。

〔3〕科醮（jiào）：道士设坛念经做法事。

〔4〕虚日：空闲的日子。

〔5〕乘舆：天子和诸侯所乘坐的车子。借指帝王。

〔6〕肃谒（yè）：恭敬地谒见。

〔7〕禀：承受。

〔8〕圣祖：即财神赵公明。大中祥符五年（1012年），宋真宗追尊他为上灵高道九天司命保生天尊大帝，庙号圣祖。

〔9〕中禁：禁宫以内。

〔10〕司：政府机构。

〔11〕旄（máo）钺（yuè）：白旄和黄钺，借指军权。丁谓曾任平江军（今苏州）节度使和保信军（今合肥）节度使，此为"两镇旄钺"。

〔12〕枢轴：机关运转的中轴，喻指相位。丁谓曾两次出任参知政事（副宰相），后升任枢密使（中央最高军事机构长官）、同中书门下平章事（宰相），此为"四领枢轴"。

〔13〕赉（lài）：赐予。

〔14〕苾（bì）芬之著：对香的了解。苾，馨香。著，明了。

〔15〕袭庆奉祀日：再次庆祝奉祀成功的那天。袭，重、又。祥符二年春，宋真宗为庆祝封禅成功，犒赏群臣，载于《宋史本纪卷七·真宗二》："二年春正月癸亥，以封禅庆成，赐宗室、辅臣袭衣、金带、器币。"

〔16〕张继能：《四库》本作"张淮能"，据《香乘》改。

〔17〕醮席：为祭祀或祈祷神祇所设的台。

〔18〕灵祇（qí）：天地诸神。灵为天神，祇为地神。

〔19〕圣训：皇帝的诏令。

〔20〕高天上圣：即玉皇大帝。

〔21〕上圣：指宋仁宗。丁谓贬至海南时，宋真宗已驾崩。

〔22〕永昼：漫长的白天。

〔23〕长霄：长天云霄。

〔24〕垂象：显示征兆。

〔25〕趣（cù）：同"促"，急促。此处不宜释为"趣味"，因前文"永昼""长霄"等词常见于表达负面心绪。

〔26〕勤：辛劳。

【译文】

祥符初年，我奉召担任天书扶持使期间，皇宫设立道场做法事，一日也不间断，每天从早到晚，供香不绝。陛下恭敬地谒见诸圣，则施行五上之礼（真宗每到玉皇大帝、真圣和祖先牌位前，都要上五次香），香气浓烈异常，是世

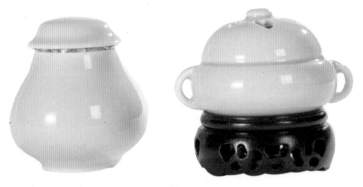

■ 玉香炉

人所没有见识过的，大体是将沉香乳香制成粉末，以龙脑香加以调和。其繁复的方法乃承自圣祖赵公明，禁宫中知道的人都很少，更何况禁宫外的各个机构呢？我主持国政八年，两度执掌军权，四次受命于宰相之位，俸禄赏赐予日俱增。所以对香的了解，也与以往大不相同。当再次庆祝祭祀活动成功的那天，陛下赐给内供的乳香有一百二十斤（入内副都知张继能担任使者）。陛下又常在宫观内私下赐些新制的香品，动辄数以百计（沉香、乳香、降真香等），从此沉香和乳香便足够自家使用了。

有唐代的杂记称，唐明皇时一位奇人曾说："在祭坛上只要焚起乳香，天地诸神仙都会离开。"人们至今对此疑惑不解。真宗在位时，我领受他的圣旨是："沉香、乳香两种香，是用来供奉玉皇大帝的，百神自觉承受不起。没有其他的解释了。"当今圣上即位当年的六月，颁布诏书令我罢去相位，分派西京洛阳，不久又贬任海南岛。处在贬谪的忧愁患难中，完全没有俗事可考虑。于是晴朗的白昼变得漫长，星象垂现的夜晚亦为漫漫。炉上的香烧得很快，更添忧苦之情。

素闻海南出香至多，始命市[1]之于闾里[2]间，十无一有假，板官[3]裴鹗者，唐宰相晋公中令公[4]之裔孙也，土地所宜悉究本末，且曰：琼管[5]之地黎母山，峝之四部境域皆枕山麓，香多出此山，甲于天下。然取之有时，售之有主，盖黎人皆力耕治业，不以采香专利。闽越海贾[6]惟以余杭船即[7]市香，每岁冬季，黎峒[8]俟[9]此船，方入山寻采。州人従[10]而贾贩，尽归船商，故非时不有也。

香之类有四：曰沉、曰栈、曰生结、曰黄熟。其为状也十有二，沉香得其八焉。曰乌文[11]格，土人以木之格，其沉香如乌文木之色而泽，更取其坚格，是美之至也；曰黄蜡，其表如蜡，少刮削之，鬓[12]紫相半，乌文格之次也；曰牛目与角及蹄，曰雉头洎髀若骨[13]，此沉香之状，土人别曰牛眼、牛角、牛蹄、鸡头、鸡腿、鸡骨。曰昆仑梅格，栈香也，此梅树也，黄黑相半而稍坚，土人以此比栈香也。曰虫镂，凡曰虫镂其香尤佳，盖香兼[14]黄熟，虫蛀及攻，腐朽尽去，菁英独存者也。曰伞竹[15]格，黄熟香也。如竹色黄白而带黑，有似栈也。曰茅叶，如茅叶至轻，有入水而沉者，得沉香之余气也，燃之至佳，土人以其非坚实，抑之黄熟也。曰鹧鸪斑，色驳杂如鹧鸪羽也，生结香也，栈香未成沉者有之，黄熟未成栈者有之。

凡四名十二状，皆出一本，树体如白杨、叶如冬青而小。肤表也，标末[16]也，质轻而散，理疏以粗，曰黄熟。黄熟之中，黑色坚劲者，曰栈香。栈香之名相传甚远，即未知其旨。惟沉香为状也，骨肉[17]颖脱[18]，芒角锐利，无大小，无厚薄，掌握之有金玉之重，切磋之有犀角之劲，纵分断琐碎而气脉滋益[19]，用之与臭块[20]者等。鹗云：香不欲绝大，围尺以上虑有水病[21]。若斤以上者中含两孔，以下浮水即不沉矣[22]。又曰，或有附于柏栟[23]，隐于曲枝，蛰藏深根，或抱贞木本[24]，或挺然结实[25]，混然成形：嵌[26]如岩石，屹若归云，如矫首龙，如峨冠[27]凤，如麟植趾[28]，如鸿铩翮[29]，如曲肱[30]，如骈指[31]。但文理密致，光彩明莹，斤斧之迹，一无所及，置器以验，如石投水，此宝香也，千百一而已矣。夫如是，自非[32]一气[33]粹和之凝结，百神祥异之含育，则何以群木之中，独禀灵气，首出庶物[34]，得奉高天也？

【注释】

〔1〕市：买。

〔2〕闾（lǘ）里：泛指民间。古代二十五家为一闾，也称一里。

〔3〕板官：大臣自己聘用的属官，在木板上写聘书，谓之"板官"。

〔4〕晋公中令公：即裴度（765—839），中唐政治家、文学家，因讨伐割

据势力封晋国公,后又因拥立唐文宗有功,进位中书令。

〔5〕琼管:宋代琼州府的别称。

〔6〕贾(gǔ):商人。

〔7〕即:靠近。

〔8〕峒(dòng):古代黎族的社会组织。每一宗姓为一峒,类似于村。

〔9〕俟(sì):等待。

〔10〕從(cóng):同"从",跟随。

〔11〕曰乌文:曰为助词,无意义;乌文,指条纹乌木,一种柿属乔木,心材黑或栗褐色,间带浅色条纹。

〔12〕黳(yī):黑。

〔13〕雉(zhì)头洎(jì)髀(bì)若骨:雉头和雉腿和雉骨。雉,野鸡。髀,大腿。"洎""若"此处均取"及"义,与前句"牛目与角及蹄"相对应。

〔14〕兼:胜过。

〔15〕伞竹:也叫伞草、风车草,因其叶子的形状如同张开的伞骨而得名。

〔16〕标末:树梢。

〔17〕骨肉:喻指树木心材。

〔18〕颖脱:颖,锥尖。将锥放在囊中,终将全部脱出,故颖脱比喻内在精华将充分显露。

〔19〕益:古同"溢",溢出。

〔20〕臭块:可能为香块的别称。香块即块状香。

〔21〕水病:水肿病。

〔22〕"若斤……不沉矣"句:四库版《陈氏香谱》作"若斤以上者合两以下者,中浮水即不沉矣",据《香乘》改。此处"浮水"意为"潜水"。

〔23〕柏枿(niè):枿,树木被伐后重新生出的东西。柏枿,指柏枝受到伤害后长出的树瘤,此处泛指树瘤。

〔24〕抱贞木本:在树干中保持着本性,意为沉香藏在树干中不外露。

〔25〕挺然结实:凸出来像结了果实的样子。

〔26〕嵌:岩石张开的样子。

〔27〕峨冠：高帽。

〔28〕植趾：使脚直立。

〔29〕铩（shā）翮（hé）：翅膀受伤。铩，损害。翮，翅膀。

〔30〕曲肱：弯着的胳膊。

〔31〕骈（pián）指：并排的手指。

〔32〕自非：假如不是。

〔33〕一气：太一浑然之气。

〔34〕庶物：万物。

【译文】

平素听闻海南岛出产香料非常多，便命人在市井之间购买，买十个也没有一个假的。我的板官裴鹗，是唐代宰相裴度的后裔，土地出产什么他都考察得一清二楚。他说琼州之地有黎母山，四方部落酋长的领地都靠近山麓，香大多产自此山，品质为天下第一。不过，当地人取香有固定的时间，售卖则有固定的买主，这是因为黎族人民皆以努力耕作为业，而不通过采香来专门谋利。福建、浙江一带从事海上贸易的商人，只有余杭船过来买香。每年冬季，黎族的村民等此船到来，才进山寻找采集沉香。琼州人随之购买，并全部卖给船商，所以不到固定时间是没有香的。

香的种类有四种：沉香、栈香、生结香、黄熟香。形状有十二种，沉香占了其中的八种。乌文格，是当地人比照乌文木的特性来进行归类的，不仅因为这种沉香颜色和光泽如同乌文木，更因其有坚实的品质，这是最好的一种。黄蜡，其表面如蜡，刮削少许，则一半黑色一半紫色，仅次于乌文格。牛目、牛角和牛蹄，雉头、雉髀和雉骨，这些形状的沉香当地人分别称为牛眼、牛角、牛蹄、鸡头、鸡腿、鸡骨。昆仑梅格，属于栈香，这种梅树色半黄半黑，质地较为坚固，当地人用其来形容栈香。虫镂，凡叫虫镂的香都特别好，香气胜过黄熟香，经过虫子的蛀蚀加工，树木腐朽的部分全部去除，只剩下了精华。伞竹格，属于黄熟香，其形如竹，颜色黄白而带有黑色，有的接近栈香。茅叶，像茅叶一样极轻，也有入水下沉的，这是得沉香余气的缘故，燃起来极好。但当地人认为其不够坚实，将其贬为黄熟香。鹧鸪斑，颜色斑驳错杂如同鹧鸪的羽毛，属于生结香，有的是未结成沉香的栈香，有的是未结成栈香的黄熟香。

　　所有四种品名和十二种形状，都出自同一种植物。沉香树体如白杨，叶如冬青但较小。沉香树的皮表和树梢质地轻散，纹理疏粗，是黄熟香。黄熟香里面黑色而坚硬的是栈香。栈香的名字流传已久，现已不清楚其意思。至于沉香的形状，则心材显露，棱角锐利，无论大小厚薄，握在掌中皆如同金、玉一般重，切磨起来则有犀角的坚劲，即使分割零碎，亦香气横溢，用起来和香块差不多。裴铏说：香不需要非常大，围起来超过一尺的就要担心患有水病，如果超过一斤的香中间有两个洞，那么将它放在水中就不会下沉了。裴铏又说，有的香附着在树瘤中，隐匿在弯曲的树枝中，潜藏在根部的深处，有的在树干里保持着本来的样子，有的像结了果实一样凸出来，不知不觉形成各种形状：有的像岩石一样张开，有的如行云一样高耸，有的若抬头之龙，有的同顶冠之凤，有的仿佛直立的麒麟，有的貌似翅损的鸿雁、弯着的胳膊或又如并拢的手指。只要纹路致密，有着明亮莹洁的光彩，没有一丝斧斫的痕迹，放在器皿中检验如同石头投入水中，那便是宝香了，千百个沉香中也只有一个啊。如此宝香，若不是凝聚了太一浑然之气的精纯和美，若不是得到吉祥神妙的各路仙灵之涵养和培育，怎么可能从群木之中独自禀受灵气，在万物之中脱颖而出，并得以供奉上苍呢？

　　占城所产栈、沉至多，彼方贸迁[1]，或入番禺[2]，或入大食。大食贵重沉栈香，与黄金同价。乡耆[3]云：比岁[4]有大食番舶，为飓风所逆，寓此属邑，首领以富有自大，肆筵设席[5]，极其夸诧[6]。州人私相顾曰："以赀[7]较胜，诚不敌矣，然视其炉烟蓊郁[8]郁不举，干而轻，瘠[9]而焦，非妙也。"遂以海北岸者，即席而焚之，其烟杳杳[10]，若引东緄[11]，浓腴[12]湆湆[13]，如练[14]凝漆，芳馨之气，特久益佳。大舶之徒，由是披靡[15]。

　　生结者，取不俟其成，非自然者也。生结沉香，品与栈香等。生结栈香，品与黄熟等。生结黄熟，品之下也，色泽浮虚[16]，而肌质散缓，然[17]之辛烈，少和气，久则溃败[18]，速用之即佳，不同栈、沉，成香则永无朽腐矣。

雷、化、高、窦[19]亦中国出香之地，比海南者，优劣不侔[20]甚矣。既所禀不同，而售者多，故取者速也。是黄熟不待其成栈，栈不待其成沉，盖取利者，戕贼之深也。非如琼管，皆深峒黎人，非时不妄剪伐，故树无夭折之患，得必皆异香。曰熟香、曰脱落香，皆是自然成者。余杭市香之家，有万斤黄熟者，得真栈百斤，则为稀矣；百斤真栈，得上等沉香十数斤，亦为难矣。

【注释】

〔1〕贸迁：贸易运输。

〔2〕番禺：今广州。

〔3〕乡耆（qí）：乡里年高德劭的人。

〔4〕比岁：近年。

〔5〕肆筵设席：铺列竹席，设立座位，指置办酒席。肆，陈列。筵，竹席。席，座位。

〔6〕夸诧：奢侈夸耀。夸，奢侈。诧，夸耀。

〔7〕赀（zī）：价格。

〔8〕蓊（wěng）郁：浓郁。

〔9〕瘠：瘦薄。

〔10〕杳（yǎo）杳：幽暗深远的样子。

〔11〕絚（gēng）：绥带、衣带。

〔12〕浓腴（yú）：浓厚肥美。

〔13〕湒湒（jí）：水沸腾的样子。

〔14〕练：白绢。

〔15〕披靡：士气低落而四散。

〔16〕浮虚：华而不实。

〔17〕然：同"燃"。

〔18〕溃败：散乱腐败。四库版《陈氏香谱》作"渎败"，据《香乘》改。

〔19〕雷、化、高、窦：雷州、化州、高州和窦州。在宋代，此四州辖境约相当于今广东省茂名市和湛江市。

〔20〕侔（móu）：相等。

【译文】

占婆国出产的栈香和沉香是最多的，那里的货物运输，有的到广州，有的到大食。大食人认为沉香和栈香非常贵重，可与黄金同价。乡里的老人说：几年前有大食来的外国船被飓风阻逆，留宿在琼州下面的属县上。大食的首领借着富有而自大，办起酒席来奢侈浮夸到了极致。州里有人私下瞧了说道："以价格定胜负的话，确实是比不上的。然而看那香炉冒出的烟，颜色浓郁又升不太高，干而轻虚，薄而枯焦，不怎么好。"于是带着海南岛北岸所产的沉香，入席焚之，只见其烟幽暗深远，犹如牵着衣带飘向东方，烟质浓厚肥润似水翻腾，仿佛漆料凝干的绢缎，香气芬芳远闻，时间长了更佳。大食船上的人于是纷纷服输。

生结香，不待结香完满便取之，不是自然形成的。生结的沉香，品质和栈香相等。生结的栈香，品质和黄熟香相等。生结的黄熟香，则为下品，色泽华而不实，木质疏散宽松，燃起来气味辛烈缺少调和，时间一长就会朽败，尽早使用为好。不像栈香和沉香，只要成香便永远不会腐朽。

雷州、化州、高州、窦州也是国内产香之地，与海南所产比较优劣，差得就太多了。先天条件已然不同，又销售得多，那么取香就快了。所以黄熟等不及成为栈香，栈香等不及成为沉香，可见谋利者伤害之深。不像琼州，取香的都是深山村里的黎人，不到时间不随意砍伐，树木没有夭折之祸，所以得到的一定都是特别好的香。熟结香、脱落香都是自然天成的。余杭来买香的商家，万斤黄熟香中，能得一百斤真栈香的，是极少数了。一百斤真栈香里，要得到十几斤上等的沉香，也是很难的。

熏陆、乳香长大而明莹者，出大食国。彼国香树连山络野，如桃胶松脂，委[1]于石地，聚而敛之，若京坻[2]香山，多石而少雨，载询番舶[3]则云："昨过乳香山下，彼人云：'此山不雨已三十年。'"香中带石末者，非滥伪也，地无土也。然则此树若生于涂泥[4]，则香不得为香矣，天地植物其有旨[5]乎？

赞[6]曰："百昌[7]之首，备物之先。于以相禋，于以告虔。孰歆[8]至德？

孰享芳焰？上圣之圣，高天之天！"

【注释】

〔1〕委：集聚。

〔2〕京坻（chí）：京，高丘。坻，水中的小块高地。京坻连用，形容丰年堆积如山的谷物。

〔3〕载询番舶：登上外国商船打听。

〔4〕涂泥：湿润的泥土。

〔5〕旨：意志。

〔6〕赞：文章结尾对主题的评论性文字，以颂扬为主，是传记文体常见的格式。

〔7〕昌：生物最重要的。

〔8〕歆（xīn）：祭祀时魂神享受祭品的香气。

【译文】

身形长大、明亮光洁的熏陆香和乳香出自大食国。在那个国家，香树漫山遍野，如同桃胶和松脂堆积在石地上，聚集起来，像丰年如山的谷堆。香树生长的山上多石而少雨，到外国商船上打听，船上的人说："过去我们经过乳香山，那里的人说：'那座山已有三十年不下雨了。'"香中若夹带有石头粉末，不是假货，而是地里没有泥土。但是这种树如果长在湿润的泥土里，那么就不能成为香了。天地之间的植物难道也有意志吗？

有赞文称：人世间草木的元首，置办器物是要先备下祭祀器物，用以焚烧祭天、上告诚虔。谁喜欢崇高品德？谁享用芳香火焰？是至圣的圣神，是最高的上天。

【延伸阅读】

上古以来，"香"便承担着一种神秘的功能，作为连接人和天的法器，它是地上的人向至高的神发送的信号。那时人们以为：神住在人类无法企及的天界，唯有香气可以乘烟而上，向天帝报告人间的行为和祈愿。除了可以叩响天帝神的门，香还能够禀明祭祀者的德行，因为古人笃信上苍能通过气味辨识出

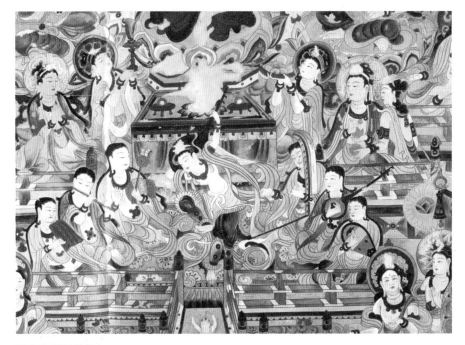

■敦煌壁画(局部)

人间的状况。例如五谷象征着丰收，向天帝祭献五谷意在表明人间君王励精图治，带领臣民勤劳奋发，故而能向上苍供奉"稷黍馨香"。所以"芳焰"和"至德"是同一的，表面上是在传播一种气味，实际表达的却是人类各尽其职的德行。相反，如果人间充斥酒池肉林的熏味，上天便会像对待商纣王那样降下惩罚。

因此，尽管后来香的运用逐渐形式化，但在"民—君—天"的世界结构中，香始终占据着"备物之先"的重要地位。也基于此，烟气能否致高闻远上达天听，香气是否中正淳厚以表人德，成为鉴香者非常重视的标准，因为那关系香能否胜任天人使者的角色。

序

和香序[1]

麝本多忌，过分必害。沉实易和，盈斤无伤。零藿燥虚，詹糖黏湿。甘松、苏合、安息、郁金、捺多和罗[2]之属，并被[3]于外，固无取于中土。又枣膏昏蒙[4]，甲煎[5]浅俗，非惟[6]无助于馨烈，乃当弥增于尤疾也。

此序所言，悉以比类朝士[7]。麝本多忌[8]，比庾仲文[9]；枣膏昏蒙，比羊玄保[10]；甲煎浅俗，比徐湛之[11]；甘松苏合，比慧琳道人[12]；沉实易和，盖自比也。

【注释】

〔1〕和香序：作者范晔（398—445），南朝宋史学家、文学家，著有《后汉书》。

〔2〕捺多和罗：其香待考。

〔3〕被：及，到达。

〔4〕昏蒙：昏暗模糊，引申为糊涂。

〔5〕甲煎：即甲煎。

〔6〕非惟：非但。

〔7〕朝士：朝廷之士，泛称中央官员。

〔8〕麝本多忌：四库本《陈氏香谱》作"麝木多忌"，据上文改之。

〔9〕庾仲文：四库本《陈氏香谱》作"庾憬之"，据《南史》改。

〔10〕羊玄保（371—464）：南朝刘宋官员。

〔11〕徐湛之（410—453）：南朝刘宋官员。

〔12〕慧琳道人（生卒年不详）：南朝刘宋时僧人，受宋文帝赏识参与朝廷机要，权势极大，时人以其着黑色僧衣称之为"黑衣宰相"。四库本《陈氏香谱》作"惠休道人"，据《南史》改。

【译文】

麝香本来忌多，过量一定有害。沉香确实平易温和，超过一斤也没有坏处。零陵香、藿香干燥轻虚，詹糖香黏湿。甘松香、苏合香、安息香、郁金香，捺多和罗之类，都来自海外，原来不取自中土。而枣膏昏暗模糊，甲煎浅俗，非但无助于香气久远，而且使香气消失得更快了。

此篇序言所提到的香，都是用来比喻朝廷官员的。麝本多忌，比喻庾仲文；枣膏昏蒙，比喻羊玄保；甲馞浅俗，比喻徐湛之；甘松苏合，比喻慧琳道人；沉实易和，则是作者自比。